高等职业教育教材

药用基础化学

上册

阮乔 主编

化学工业出版社

·北京·

内容简介

《药用基础化学（上册）》依据高等职业教育药学、药品生产技术和药品经营与管理等相关专业的指导性教学计划和各专业对有机化学及其相关的无机化学知识要求编写。全书共十五章。第一章主要介绍无机化学概述。第二章至第四章是无机化学基础知识，包括原子和分子结构及常见元素。第五章是有机化学概述，主要介绍有机化合物的特性和研究方法。从第六章开始，按官能团体系讲授各种有机化合物的结构、性质，强化各类有机化合物的结构特征和结构及性质之间的关系；同时设置实训，理实结合，巩固理论知识学习。

本书内容简洁易懂，知识点难度较低，案例选取贴合实际生产生活、注重体现党的二十大精神内容，并配套提供教学课件、复杂知识点配套动画等数字资源，更便于学生学习理解。

本书为高等职业院校药学类及药品生产技术和药品经营与管理等相关专业教材，也可供其他相关专业选用。

图书在版编目（CIP）数据

药用基础化学. 上册 / 阮乔主编. -- 北京：化学工业出版社，2024. 8. -- ISBN 978-7-122-46004-2

Ⅰ. R914

中国国家版本馆 CIP 数据核字第 2024YP4650 号

责任编辑：王　芳　蔡洪伟　　　　文字编辑：邢苗苗
责任校对：李雨晴　　　　　　　　装帧设计：关　飞

出版发行：化学工业出版社
　　　　　（北京市东城区青年湖南街13号　邮政编码100011）
印　　装：河北延风印务有限公司
787mm×1092mm　1/16　印张13　字数287千字
2024年8月北京第1版第1次印刷

购书咨询：010-64518888　　　　　售后服务：010-64518899
网　　址：http://www.cip.com.cn
凡购买本书，如有缺损质量问题，本社销售中心负责调换。

定　　价：38.00元　　　　　　　　　版权所有　违者必究

前言

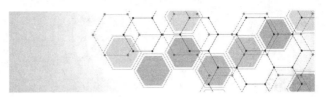

《药用基础化学(上册)》依据高等职业教育药学、药品生产技术和药品经营与管理等相关专业的指导性教学计划和各专业对无机化学及有机化学知识要求编写。

本教材紧扣新时代高等职业教育人才培养目标,坚持以学生为中心,以能力培养为导向,体现知识、技能、素质并重的培养初衷。注重紧密联系行业实际,并将理论知识与实践相结合,培养学生解决实际问题的能力。编写过程中坚持"实用为主,避免过度"的原则,适当降低了知识点的难度,简化过深过难的纯理论知识。通过学习,本教材能为药学类、药品类及相关专业的学生学习基础课、专业课(比如药物化学、药物分析等课程)打下基础,并有利于学生的可持续性发展。为了满足教学信息化的需要,充分利用信息化技术和手段提高教学效果,本教材配套提供教学课件、动画、微课等数字资源。

本书由重庆化工职业学院阮乔博士主编,并负责编写第一章、第二章第一节~第三节、第四章第六节、第五章、第八章。其他参加编写的还有(按章节顺序)重庆化工职业学院黄中(第二章第四节、第三章第一节、第十一章、第十三章)、重庆化工职业学院陆丹(第三章第二节、第六章、第七章)、重庆化工职业学院谭晓丽(第四章第一节和第二节、第十二章)、重庆化工职业学院李佩纹(第四章第三节、第四节、第十四章、第十五章)、重庆化工职业学院王欣巧(第四章第五节、第六节、第十章)、重庆化工职业学院罗婷(第九章)。全书由阮乔拟订编写大纲,并完成统稿和定稿。重庆化工职业学院孔庆新教授和曾祥燕副教授担承本书主审。

编写教材过程中,参考了相关文献资料,同时得到了各位编者、学院相关院校领导、专家等多方的大力支持和帮助,在此深表感谢。

《药用基础化学(上册)》的文字力求简洁、具体、重点突出,在内容上做出了一些尝试,但由于编者水平有限,时间仓促,难免有不当之处,敬请广大读者批评指正,在此谨表真诚的谢意。

编者
2024 年 1 月

目录

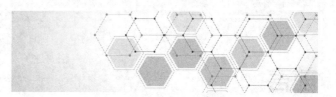

第一章　无机化学概述 / 001

一、化学与医药 / 001
二、无机化学研究对象 / 001
三、无机化学学习方法和要求 / 002

第二章　原子结构 / 003

第一节　原子的构成 / 003
第二节　原子核外电子的运动状态 / 004
　一、原子核外电子的运动 / 004
　二、原子核外电子运动状态的描述 / 004
第三节　原子核外电子的排布规律 / 006
　一、近似能级图 / 006
　二、核外电子的排布规律 / 007
　三、分子轨道 / 009
第四节　元素周期表与元素周期律 / 010
　一、原子的电子层结构与元素周期律 / 010
　二、元素基本性质的周期性变化规律 / 011
【练习思考】 / 015

第三章　分子结构 / 016

第一节　化学键 / 016
　一、离子键 / 017
　二、共价键 / 018
第二节　分子间作用力和氢键 / 023
　一、分子的极性 / 023
　二、分子间作用力 / 024
　三、氢键 / 025
【练习思考】 / 028

第四章　常见元素及其重要化合物 / 029

第一节　卤族元素 / 029
　一、卤素单质 / 030
　二、重要的含卤素化合物 / 031
第二节　氧元素 / 031
　一、氧单质 / 031
　二、重要的含氧化合物 / 032
第三节　氮元素 / 032
　一、氮单质 / 032
　二、重要的含氮化合物 / 033
第四节　碳元素 / 034
　一、碳单质 / 034
　二、重要的含碳化合物 / 035
第五节　碱金属 / 036
　一、钠、钾的物理性质和化学性质 / 036
　二、钠和钾的重要化合物 / 037
第六节　碱土金属 / 038

一、镁、钙的物理性质和化学性质 / 038
二、镁、钙的化合物 / 038
【练习思考】 / 040

第五章 有机化学概述 / 042

第一节 有机化学和药物合成 / 042
第二节 有机化合物的基本知识 / 043
 一、有机化合物的概念 / 043
 二、有机化合物的结构特点 / 043
 三、有机化合物的分类 / 044
 四、有机化合物的表达方式及同分异构现象 / 046
 五、有机化合物的反应类型 / 048
第三节 有机化学实训的一般知识 / 049
 一、有机化学实训室基本要求 / 049
 二、有机化学实训室安全知识 / 050
 三、常用试剂的规格 / 051
 四、有机化学常用仪器及其使用 / 051
 五、有机化学实训预习报告、实训记录和实训报告的书写 / 054
【练习思考】 / 056

第六章 饱和烃 / 057

第一节 烷烃 / 057
 一、烷烃的定义、通式、同系列和同系物 / 058
 二、烷烃的结构 / 058
 三、烷烃的命名 / 060
 四、烷烃的物理性质 / 062
 五、烷烃的化学性质 / 063
第二节 环烷烃 / 064
 一、环烷烃的分类、命名和结构 / 065
 二、单环烷烃的性质 / 066
【练习思考】 / 068
实训一 熔点的测定 / 069

第七章 不饱和烃 / 071

第一节 烯烃 / 071
 一、烯烃的定义和分类 / 071
 二、烯烃的结构和异构现象 / 072
 三、烯烃的命名 / 073
 四、烯烃的物理性质 / 073
 五、烯烃的化学性质 / 073
第二节 炔烃 / 075
 一、炔烃的定义 / 075
 二、炔烃的结构和异构现象 / 076
 三、炔烃的命名 / 076
 四、炔烃的物理性质 / 077
 五、炔烃的化学性质 / 077
【练习思考】 / 080
实训二 重结晶 / 081

第八章 芳香烃 / 084

第一节 苯的结构 / 085
 一、凯库勒式 / 085
 二、苯结构的现代概念 / 085
第二节 芳烃的分类和命名 / 086
 一、单环芳烃的分类和命名 / 086
 二、多环芳烃的命名 / 087
第三节 苯及其同系物 / 088
 一、苯及其同系物的物理性质 / 088

二、苯及其同系物的化学性质 / 088
第四节　苯环上取代基的定位效应 / 090
　　一、定位效应 / 090
　　二、定位效应的应用 / 091
第五节　稠环芳烃 / 092
　　一、萘 / 092
　　二、蒽和菲 / 093
【练习思考】 / 095
实训三　水蒸气蒸馏（松节油） / 096

第九章　卤代烃 / 099

第一节　卤代烃的分类、命名及同分异构现象 / 099
　　一、卤代烃的分类 / 099
　　二、卤代烃的命名 / 100
　　三、卤代烃的同分异构现象 / 101
第二节　卤代烃的物理化学性质 / 101
　　一、卤代烃的物理性质 / 101
　　二、卤代烃的化学性质 / 102
第三节　重要卤代烃在药品生产中的实际应用 / 105
　　一、二氯甲烷 / 105
　　二、三氯甲烷 / 105
　　三、氯乙烷 / 105
　　四、氟烷 / 105
　　五、四氟乙烯 / 106
　　六、全氟碳类血液代用品 / 106
【练习思考】 / 107
实训四　碘水中碘的萃取 / 108

第十章　醇、酚、醚 / 111

第一节　醇 / 112
　　一、醇的结构、分类和命名 / 112
　　二、醇的物理性质 / 114
　　三、醇的化学性质 / 114
第二节　酚 / 116
　　一、酚的分类和命名 / 116
　　二、酚的物理性质 / 117
　　三、酚的化学性质 / 117
第三节　醚 / 119
　　一、醚的分类和命名 / 119
　　二、醚的物理性质 / 120
　　三、醚的化学性质 / 120
【练习思考】 / 123
实训五　乙醇的蒸馏 / 124

第十一章　醛、酮 / 126

　　一、醛和酮的结构 / 126
　　二、醛和酮的分类与命名 / 127
　　三、醛和酮的物理性质 / 129
　　四、醛和酮的化学性质 / 129
　　五、重要的醛和酮 / 134
【练习思考】 / 136
实训六　醛和酮的性质（碘仿反应） / 138

第十二章　羧酸及其衍生物 / 140

第一节　羧酸及取代羧酸 / 140
　　一、羧酸的分类和命名 / 140

二、羧酸的结构 / 142

三、羧基的性质 / 142

四、取代羧酸 / 145

第二节 羧酸衍生物 / 148

一、羧酸衍生物的分类和命名 / 148

二、羧酸衍生物的物理性质 / 149

三、羧酸衍生物的化学性质 / 149

四、重要的羧酸衍生物 / 151

【练习思考】 / 152

实训七 苯甲酸的制备 / 153

第十三章 含氮化合物 / 155

第一节 胺类化合物 / 155

一、胺的结构、分类和命名 / 155

二、胺的物理性质 / 157

三、胺的化学性质 / 158

四、季铵盐和季铵碱 / 161

第二节 酰胺 / 163

一、酰胺的命名 / 163

二、酰胺的物理性质 / 163

三、酰胺的化学性质 / 163

【练习思考】 / 164

实训八 乙酰苯胺合成 / 165

第十四章 杂环化合物及生物碱 / 169

第一节 杂环化合物 / 169

一、杂环化合物的分类及命名 / 169

二、五元杂环化合物 / 170

三、六元杂环化合物 / 172

四、稠杂环化合物 / 174

第二节 生物碱 / 175

一、生物碱概述 / 175

二、与医药学相关的生物碱 / 176

【练习思考】 / 179

实训九 从茶叶中提取咖啡因 / 180

第十五章 糖类化合物 / 183

第一节 单糖 / 183

一、单糖的结构 / 183

二、单糖的化学性质 / 185

三、重要的单糖及其衍生物 / 188

第二节 低聚糖 / 189

一、蔗糖 / 189

二、乳糖 / 189

三、麦芽糖 / 190

第三节 多糖 / 190

一、淀粉 / 191

二、糖原 / 192

三、纤维素 / 192

【练习思考】 / 194

实训十 糖的性质 / 196

参考文献 / 198

元素周期表

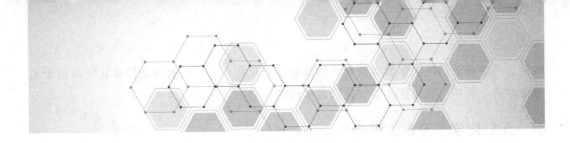

第一章
无机化学概述

化学是一门极具实用价值的基础学科。化学的发展不断推动着科学技术的进步，为人类面临的各种困难提供了重要的解决手段和方法。从人类早期的金属冶炼、陶瓷烧制及火药应用到如今的生命奥秘探索、新药筛选和合成、新能源开发、功能材料研究等都与化学密不可分。化学贯穿人类的衣、食、住、行，在促进人类文明可持续发展中发挥着日益重要的作用。

一、化学与医药

化学与医药关系密切。人体的生理现象和物质转换都以化学反应为基础。从化学角度看，人体就是一个化学系统，每时每刻都发生着化学反应。人体的各种组织都是由糖、脂肪、蛋白质、无机盐和水等物质组成，这些物质在体内的代谢也遵循着化学的基本原理和规律。药物的药理作用和疗效与其化学结构密切相关。要使药物达到治疗疾病的目的，就必须对各种药物的组成成分、化学结构、理化性质及其在人体内的变化过程有全面的认识。药物的制备、调配、储存、使用等都需要化学知识。所以化学是药学不可缺少的基础课程之一。

二、无机化学研究对象

化学是一门以实践为基础的学科，是在原子和分子水平上研究物质的组成、结构、性质、变化和应用的一门科学。化学研究对象涉及自然界物质的变化。它不仅包括对自然界中已存在的物质变化的研究，还包括对与生命相关的化学变化的探索。生命过程中发生着众多化学变化。例如，生物体内的代谢反应、遗传信息的传递等都与化学密切相关。

化学在发展过程中，依照研究对象、目的、任务的不同，衍生出不同分支。传统主要分支包括无机化学、有机化学、分析化学和物理化学四大分支。无机化学是研究所有元素的单质和化合物（不包括碳氢化合物及其衍生物）的组成、结构、性质、变化规律的学科。无机化学的研究对象是元素及无机化合物。无机化合物是指除碳氢化合物及其衍生物（有机化合物）外的一切元素和化合物，简称无机物。例如盐酸、氢氧化钠、碳酸盐、硫酸盐等。绝大多数含碳化合物都属于有机化合物，只有少数简单化合物属于无机化合物，例如一氧化碳、二氧化碳、碳酸盐等。

三、无机化学学习方法和要求

无机化学学习与其他学科要求类似，要对基本概念、基础知识和基础理论准确理解、牢固掌握，并应用于实际中。要学会用辩证的观点来分析化学反应的现象和本质，认识物质发生变化的条件和变化规律，掌握各种物质的本质区别、内在联系以及相互间转化的关系。

实验是学习无机化学和探究化学过程的重要途径。用直观的感性材料进行实验，通过实验过程理解和掌握课程内容，巩固科学实验方法，培养动手能力。

药用基础无机化学的学习没有捷径可循，但有科学的学习方法可以优化学习效果。

1. 课前预习

养成良好的学习习惯，课前快速阅读、浏览整章内容，对本章重难点做到有的放矢。争取主动，安排好学习计划，提高学习效率。

2. 积极参与课堂活动

积极主动参加课堂活动，紧跟教师思路，积极思考才能产生共鸣。在老师的帮助下，理解重点，化解难点，适当做笔记。

3. 注重复习，学会小结

药用基础无机化学理论性强，有部分概念、原理比较抽象，需要反复理解和应用才能及时消化和掌握。因此，需要通过及时复习和小结，配合适当习题练习，总结规律，举一反三才能提高分析问题和解决问题的能力。

4. 培养自学能力

当今教育提倡的是终身教育。知识的更新速度非常快，学校学习期间收获的知识远不能满足各行各业所需。需要不断学习，不断更新知识来适应社会发展并解决实际问题。自学能力的培养是非常重要的。知识的掌握是自学能力的基础，增强自学能力又是掌握新知识的必要条件，两者缺一不可。

5. 培养实践能力

化学是一门实践的学科。学习过程中要充分认识到实践能力的重要性。注重实践技能训练，注重实验环节，认真做好实验记录、实验结果分析和评价，通过实验培养实事求是、严谨治学的科学态度。

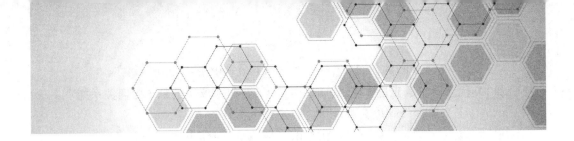

第二章 原子结构

任务目标 >>>

❖ **知识目标**

1. 掌握：原子的组成；核外电子运动状态；核外电子排布规律；化学键的形成与特点。
2. 熟悉：元素周期表的结构；元素周期律；分子间作用力。
3. 了解：价键理论和杂化轨道理论；多电子原子的能级交错现象。

❖ **能力目标**

1. 能完成短周期元素的基态核外电子排布书写。
2. 能独立完成元素周期表查阅。

❖ **素质目标**

1. 启发学生对化学元素的探索热情，培养学生联系科学知识与生活常识的能力。
2. 教授学生对科学体系的认知，培养对科学探索的兴趣和创新精神。

第一节 原子的构成

科学实验证明原子是一种电中性的微粒（直径约 10^{-10} m），由带正电荷的原子核和带负电荷的核外电子组成。原子核则由带正电荷的质子和电中性的中子组成。原子是化学反应的基本单位，在发生化学变化时，原子的核外价层电子发生变化，而原子核保持不变。同一个原子中，质子所带正电荷数（核电荷数）、核内质子数、核外电子数三者相等。质子的质量主要集中在原子核上，电子的质量忽略不计，把一个原子的核内所有质子和中子的相对质量取整数相加就是原子的质量数，用字母 A 表示。

原子的质量数(A)＝质子数(Z)＋中子数(N)

例如^A_ZX代表原子的质量数为A、质子数为Z，组成原子的粒子之间关系如下：

核电荷数＝核内质子数＝核外电子数

$$原子\begin{cases}核外电子：每个电子带一个单位负电荷\\原子核\begin{cases}质子：每个质子带一个单位正电荷\\中子：不带电\end{cases}\end{cases}$$

由于一个质子和一个中子相对质量取近似整数值时均为1，所以质量数(A)＝质子数(Z)＋中子数(N)。例如氧原子的原子核内质子数和中子数皆为8，故其质量数为16，与其实际原子量15.9994极为接近。同种元素的质子数相同，而中子数可能不同，即存在多种核素。同种元素的核素互称同位素。例如氢有三种同位素，H 氕、D 氘（又叫重氢）、T 氚（又叫超重氢），三者质子数相同而中子数分别为1,2,3。

第二节　原子核外电子的运动状态

一、原子核外电子的运动

原子核所带的正电荷与核外电子所带的负电荷相等，因此整个原子呈电中性。原子核的质量占原子总质量的99.9％以上，核外电子受原子核的作用在核外直径为10^{-10}m的空间高速运动。

原子核外电子的运动状态

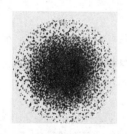

图2-1　氢原子电子云示意图

电子在原子核外做高速运动，无法准确地测定某一瞬间电子所处的具体位置。为了形象地表示电子在原子中的运动状态，常用密度不同的小黑点来表示，黑点密集的地方表示电子出现的概率大，黑点稀疏的地方表示电子出现的概率小，这种用小黑点的疏密形象地描述电子在原子核外空间出现概率的密度分布图称为电子云。电子云能直观形象地显示出电子出现概率的密度分布，但电子云只是核外电子运动行为的一种形象化比喻，并不代表原子核外电子的数量。如图2-1所示。

氢原子的电子云为球形对称，离氢原子核越近小黑点密度越大，离氢原子核越远，密度越小，即表示氢原子核外的电子在离核越近的空间内出现的概率越大，在离氢原子核越远的空间内出现的概率越小。

二、原子核外电子运动状态的描述

原子中的电子在核外的一定区域内做高速运动，由于其运动状态比较复杂，有一系列可能的运动状态。根据量子力学可知，量子数是用来描述微观粒子运动状态的一些特定数字，确定某一核外电子的运动状态，则需要 4 种量子数来进行描述。

1. 主量子数（n）

主量子数是用来描述电子离核距离的远近，在描述时通常将原子核外的主量子数进行分层描述，用 n 表示。n 的取值是从"1"开始的自然数，即 1、2、3、4、5⋯。n 越小表示电子离核越近，其能量越低；n 越大表示电子离核越远，其能量越高。n 是决定电子能量的主要量子数。n 又代表电子层数，不同的电子层用不同的符号表示，主量子数与电子层的关系见表 2-1。

表 2-1　主量子数与电子层的关系

n	1	2	3	4	5	6	7
电子层符号	K	L	M	N	O	P	Q
电子层	1	2	3	4	5	6	7
能量高低	低──────────────────────────→高						

2. 角量子数（l）

角量子数（l）是描述电子所处能级的参数，它决定原子轨道或电子云的形状，取值受主量子数限制，只能取小于 n 的正整数和零，即 0、1、2、⋯、($n-1$)，有 n 个。光谱学中常用小写字母 s、p、d、f 表示。

每一个 l 值对应着一个电子亚层，当 $l=0$、1、2、3 时可分别用符号 s、p、d、f 表示。例如，当 $n=4$ 时，l 有 s、p、d、f 四个亚层，它们分别代表核外第 4 层电子的 4 种电子云形态不同的电子亚层。

根据 n 的取值不同，对应不同的亚层数目和种类，以 $n=1\sim4$ 为例。

$n=1$：含 1 个亚层，s 亚层，电子云形状为球形；

$n=2$：含 2 个亚层，s、p 亚层，电子云形状为球形和哑铃形；

$n=3$：含 3 个亚层，s、p、d 亚层，电子云形状为球形、哑铃形和花瓣形；

$n=4$：含 4 个亚层，s、p、d、f 亚层，电子云形状更复杂。

通常将在 s、p、d、f 亚层上的电子分别称为 s 电子、p 电子、d 电子、f 电子。

3. 磁量子数（m）

磁量子数用来描述电子云在空间的生长方向，用 m 表示。其值取决于角量子数（l），当 l 确定时，m 取从 $-l$ 至 $+l$（包括 0）在内的所有整数，即 $m=0$、±1、±2、⋯、$\pm l$，共取 $2l+1$ 个值，每个 m 值代表电子云的一种伸展方向。具有一定形状和伸展方向的电子云所占据的空间，又称为原子轨道。

原子轨道是核外电子运动的主要区域，s、p、d、f 电子亚层，分别有 1、3、5、7 个轨道。

$l=0$ 时，s 电子云是球形对称的，没有方向性，$m=0$，如图 2-2 所示。

$l=1$ 时，m 有 -1，0，1 等 3 个值，说明 p 电子云在空间里有 3 种伸展方向，分别沿 x、y、z 轴分布，见图 2-3。

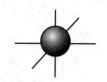

图 2-2 s 电子云示意图

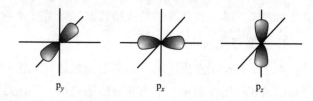

图 2-3 p 电子云示意图

$l=2$ 时,有 -2,-1,0,$+1$,$+2$ 等 5 个值,即 d 电子云在空间有 5 种,伸展方向可以有 5 个 d 轨道。

主量子数和角量子数相同的轨道,简称简并轨道或等价轨道,它们之间的能量相等。前 4 层中,每个电子层可能含有的最多轨道数应为 n^2。

4. 自旋量子数(m_s)

电子不仅围绕着原子核运动,而且也绕着自身的轴转动。其运动状态类似于地球围绕太阳公转以及自身自转。电子绕着自身的轴转动,称为电子的自旋,用自旋量子数 m_s 表示,电子的自旋方向只有两个,即顺时针方向和逆时针方向,因此 m_s 的取值也只有 $+1/2$ 和 $-1/2$ 两种,通常用"↑"和"↓"表示自旋方向相反的两个电子。

综上所述,电子在原子核外的运动状态是相当复杂的,必须由其所处的电子层、电子亚层、电子云的伸展方向和电子的自旋 4 个因素来描述,其中前三个因素决定电子所处的原子轨道及电子活动的主要空间区域。

第三节　原子核外电子的排布规律

一、近似能级图

多电子原子中原子轨道的能量由主量子数 n 和角量子数 l 决定,根据光谱实验结果,鲍林提出了多电子原子的原子轨道近似能级图,将原子轨道按照能量从低到高分为 7 个能级组,如图 2-4 所示。能量相近的能级划为一个能级组,图 2-4 中的每个方框为一个能级组,每个小圆圈代表一个原子轨道。

多电子原子中原子轨道及能级高低的基本规律如下:

① n 相同,l 越大,原子轨道的能量越高。即 $E_{ns}<E_{np}<E_{nd}<E_{nf}$。

② l 相同,n 越大,原子离核越远,电子能量越高。即 $E_{1s}<E_{2s}<E_{3s}<E_{4s}$,$E_{1p}<E_{2p}<E_{3p}<E_{4p}$。

③ 由于屏蔽效应和钻穿效应,某些主量子数 n 大的原子轨道的能量低于某些主量子数 n 小的原子轨道的能量,这种现象称为能级交错,如 $E_{3d}>E_{4s}$,$E_{4f}>E_{6s}$ 等。

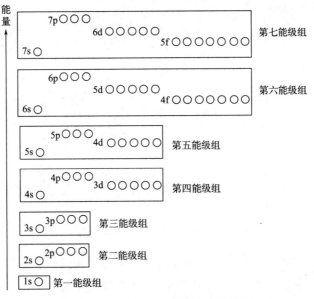

图 2-4　多电子原子轨道的近似能级图

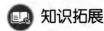 知识拓展

屏蔽效应和钻穿效应

对于多原子电子来说，外层电子既受到原子核的吸引又受到其他电子的排斥，前者使电子靠近原子核，后者使电子远离原子核。对于某一电子来说，其他电子的存在势必削弱原子核对该电子的吸引力，这样相当于抵消了一部分核电荷。这种现象，称为屏蔽效应。该效应使得原子核对电子的吸引力减小，电子的能量增大，离原子核越近的电子对外层电子的屏蔽作用越强，离原子核越远的电子受到其他电子的屏蔽效应越强。

离原子核较远的电子具有可以钻入离原子核较近的空间，从而更靠近原子核的现象，称为钻穿效应，电子钻穿的结果可以避开其他电子的屏蔽效应，起到增加有效核电荷降低能量的作用。

二、核外电子的排布规律

原子核外有多个电子存在时，其运动状态各不相同，原子在核外的排布遵循以下三个规律。

原子核外电子的排布规律

1. 能量最低原理

能量越低越稳定，这是自然界的一个普遍规律，原子中的电子排布也是如此。根据多电子原子的近似能级图和能量最低原则可以确定电子填入各轨道的先后顺序，如图 2-5 所示。

2. 泡利不相容原理

物理学家泡利在 1925 年提出在同一原子中不可能有运动状态完全相同的两个电子

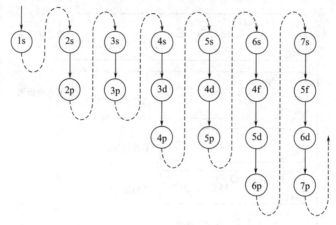

图 2-5　原子核外电子填充的顺序图

同时存在。一个原子中没有任何两个电子可以拥有完全相同的量子态。原子中电子的状态由主量子数 n、角量子数 l、磁量子数 m 以及自旋量子数 m_s 所描述，所以电子的自旋量子数为 +1/2 或 -1/2。即每一个原子轨道中最多只能容纳两个自旋方向相反的电子，因此一个 s 轨道最多只能容纳 2 个电子，p 轨道最多可容纳 6 个电子。按照这个原理，可归纳出第 n 个电子层中最多可以容纳电子的总数目为 $2n^2$，这个原理称为泡利不相容原理。常利用电子排布式来表示核外电子的排布情况。例如 17 号元素氯的电子排布方式为 $1s^2 2s^2 2p^6 3s^2 3p^5$。原子核外各亚层的分布情况表示按电子填充顺序能级由低到高进行排列，其中亚层符号前面的数字代表第几层电子，亚层符号右上角的数字代表该亚层中填充电子的数目。

3. 洪德规则

德国物理学家洪德根据光谱实验总结出，在同一亚层各轨道中，电子尽可能分占不同的轨道，且自旋方向相同。同原子的同一亚层轨道，能量相等，被称为等价轨道或简并轨道，如 p 亚层的三个 p 轨道称为等价轨道。电子尽可能地分占不同等价轨道且自旋方向相同。等价轨道电子全充满（p^6、d^{10}、f^{14}）、半充满（p^3、d^5、f^7）或全空（p^0、d^0、f^0）的状态比较稳定，如 Cr、Cu，原子的核外电子排布式分别为：

　　　　Cr：$1s^2 2s^2 2p^6 3s^2 3p^6 3d^5 4s^1$　　　Cu：$1s^2 2s^2 2p^6 3s^2 3p^6 3d^{10} 4s^1$

实验表明，当电中性的原子失去电子形成阳离子时，总是首先失去最外层电子（价层电子），内层电子结构一般保持不变。为避免电子排布式书写过长，用稀有气体的元素符号来表示原子的内层电子结构，称为原子实。

原子中除价电子外其他内层电子与原子核一起组成原子实，原子实通常与对应惰性元素具有相同的封闭电子构型。例如钠（Na）的核外电子排布为：$1s^2 2s^2 2p^6 3s^1$，其中第 1、2 电子层与原子核组成原子实，此原子实与氖 Ne（$1s^2 2s^2 2p^6$）的结构相同，钠的核外电子排布也可写作 [Ne]$3s^1$。钾 K 的电子排布为：$1s^2 2s^2 2p^6 3s^2 3p^6 4s^1$，其中 $1s^2 2s^2 2p^6 3s^2 3p^6$ 恰好是 Ar 原子的核外电子排布式，因此 K 的核外电子排布也可写作 [Ar]$4s^1$。再比如 Cr 的核外电子排布为：$1s^2 2s^2 2p^6 3s^2 3p^6 3d^5 4s^1$，也可以书写为

[Ar]$3d^54s^1$。

总之,原子核外电子排布必须遵循能量最低原理、泡利不相容原理和洪德规则。这种能量最低的状态称为原子的基态,其他状态均为原子的激发态。同一原子的激发态有多种,而基态只有一种。部分原子基态电子构型见表2-2。

表 2-2 部分原子基态电子构型

原子序数	元素	电子构型	原子序数	元素	电子构型	原子序数	元素	电子构型
1	H	$1s^1$	11	Na	[Ne]$3s^1$	24	Cr	[Ar]$3d^54s^1$
2	He	$1s^2$	12	Mg	[Ne]$3s^2$	25	Mn	[Ar]$3d^54s^2$
3	Li	[He]$2s^1$	13	Al	[Ne]$3s^23p^1$	26	Fe	[Ar]$3d^64s^2$
4	Be	[He]$2s^2$	14	Si	[Ne]$3s^23p^2$	29	Cu	[Ar]$3d^{10}4s^1$
5	B	[He]$2s^22p^1$	15	P	[Ne]$3s^23p^3$	30	Zn	[Ar]$3d^{10}4s^2$
6	C	[He]$2s^22p^2$	16	S	[Ne]$3s^23p^4$			
7	N	[He]$2s^22p^3$	17	Cl	[Ne]$3s^23p^5$			
8	O	[He]$2s^22p^4$	18	Ar	[Ne]$3s^23p^6$			
9	F	[He]$2s^22p^5$	19	K	[Ar]$4s^1$			
10	Ne	[He]$2s^22p^6$	20	Ca	[Ar]$4s^2$			

三、分子轨道

分子中的电子能级称为分子轨道。分子轨道是由组成分子的原子轨道相互作用形成的。原子轨道必须满足下面三条原则才能有效地组成分子轨道。

(1)对称性匹配原则 两个原子轨道的对称性匹配时它们才能够组成分子轨道。将两个原子轨道的角度分布图进行两种对称性操作,即旋转和反映操作,"旋转"是绕键轴(以 x 轴为键轴)旋转180度,"反映"是包含键轴的某一个平面(xy 或者 xz)进行反映。若操作以后它们的空间位置、形状等均没有发生改变称为旋转或者反映操作对称,若有改变称为反对称。两个原子轨道"旋转""反映"两种对称性操作均为对称或者反对称就称为两者"对称性匹配"。

(2)能量近似原则 当参与组成分子轨道的原子轨道之间能量相差太大时,不能有效地组成分子轨道。原子轨道之间的能量相差越小,组成的分子轨道成键能力越强,称为"能量近似原则"。

(3)最大重叠原则 原子轨道发生重叠时,在可能的范围内重叠程度越大,形成的成键轨道能量下降就越多,成键效果就越强,即形成的化学键越牢固,这就叫最大重叠原则。例如两个原子轨道各沿 x 轴方向相互接近时,由于 p_y 和 p_z 轨道没有重叠区域,所以不能组成分子轨道;s 与 s 以及 p_x 与 p_x 之间有最大重叠区域,可以组成分子轨道;而 s 和 p_x 轨道之间只要能量相近也可以组成分子轨道。

当形成了分子时,原来处于分子的各个原子轨道上的电子将按照泡利不相容原理、能量最低原理、洪德规则这三个原则进入分子轨道。这点和电子填充原子轨道规则完全相同。

第四节 元素周期表与元素周期律

一、原子的电子层结构与元素周期律

元素在周期表中的序号被称为原子序数,其数值上等于原子核的核电荷数,例如碳的原子序数是 6,它的核电荷数也是 6。元素的性质随着原子序数(核电荷数)的递增而呈现周期性的变化规律称为元素周期律。元素的化学性质主要取决于原子最外层电子的结构,而最外层电子的结构又是由核电荷数和核外电子排布规律所决定的,因此元素的性质呈现周期性的变化。元素周期律是原子的电子构型随着核电荷数的递增而呈现周期性变化的反应。

1. 原子的电子层结构和周期的划分

对应于电子层数 n 的每个取值,都对应着 1 个能级组,每个能级组又对应于 1 个周期。周期表共有 7 行,相应分为 7 个周期,恰好与鲍林能级图中的能级组对应。周期与能级存在着一一对应的关系,见表 2-3。如 18 号元素氩(Ar),电子层结构 $1s^2 2s^2 2p^6 3s^2 3p^6$,包含 3 个能级组,即有 3 个电子层,为 3 周期元素;19 号元素钾(K),因能级交错,增加的电子进入第 4 能级组的 4s,电子层结构为 $1s^2 2s^2 2p^6 3s^2 3p^6 4s^1$,有 4 个电子层,为第 4 周期元素。因此元素所在的周期数等于该元素原子的电子层数。各能级组中轨道所容纳的电子总数和相应周期包含的元素的数目相等。如第 4 周期对应的第 4 能级组有 9 个轨道(1 个 4s,5 个 3d,3 个 4p),可容纳 18 个电子,故有 18 种元素。元素周期表中,从上到下每个周期所包含的元素数目分别为 2、8、8、18、18、32、32。其中,前 3 个周期为短周期,从第 4 周期开始为长周期。

表 2-3 能级组与周期的关系

周期	能级组	起止元素	含元素数目	能级组内各亚层电子填充次序
1(特短周期)	1	$_1H \rightarrow {_2}He$	2	$1s^{1\sim 2}$
2(短周期)	2	$_3Li \rightarrow {_{10}}Ne$	8	$2s^{1\sim 2} \rightarrow 2p^{1\sim 6}$
3(短周期)	3	$_{11}Na \rightarrow {_{18}}Ar$	8	$3s^{1\sim 2} \rightarrow 3p^{1\sim 6}$
4(长周期)	4	$_{19}K \rightarrow {_{36}}Kr$	18	$4s^{1\sim 2} \rightarrow 3d^{1\sim 10} \rightarrow 4p^{1\sim 6}$
5(长周期)	5	$_{37}Rb \rightarrow {_{54}}Xe$	18	$5s^{1\sim 2} \rightarrow 4d^{1\sim 10} \rightarrow 5p^{1\sim 6}$
6(特长周期)	6	$_{55}Cs \rightarrow {_{86}}Rn$	32	$6s^{1\sim 2} \rightarrow 4f^{1\sim 14} \rightarrow 5d^{1\sim 10} \rightarrow 6p^{1\sim 6}$
7(特长周期)	7	$_{87}Fr \rightarrow {_{118}}Og$	32	$7s^{1\sim 2} \rightarrow 5f^{1\sim 14} \rightarrow 6d^{1\sim 10} \rightarrow 7p^{1\sim 6}$

由表 2-3 可知,元素在周期表中所处的周期序数为电子填充的最高能级组序数。

2. 原子的电子层结构和族的划分

将原子的价电子结构相似的元素排在同一列,即元素周期表的纵行,称为族。周期表共分 18 列，其中 8、9、10 列合成一族，其余每一列为一族，共计 16 个族，包括 8 个 A 族和 8 个 B 族。

（1）A 族　包含长、短周期元素的各列称为 A 族（也称主族），在族号罗马数字后加"A"表示。从 ⅠA 到 ⅧA 共 8 个族，ⅧA 族也称为 0 族。

主族元素的族序数＝元素的最外层电子数

例如，元素 S 的电子排布式为 $1s^22s^22p^63s^23p^4$，价电子数构型为 $3s^23p^4$，故为 ⅥA 族元素。0 族元素是稀有气体，其最外层均已填满，呈稳定结构。

（2）B 族　只含有长周期元素的各列称为 B 族（也称为副族），在族号罗马数字的后面加"B"表示。周期表中从 ⅠB 到 ⅧB 共有 8 个副族。ⅧB 族也是Ⅷ族，位于周期表的中间，共有 3 个纵行。ⅢB～ⅦB 族元素的价电子总数等于其族数。

3. 周期表的分区

根据核外电子构型的特点，常把周期表中的元素划分为 s 区、p 区、d 区、ds 区、f 区元素，见表 2-4。

表 2-4　周期表中元素的分区

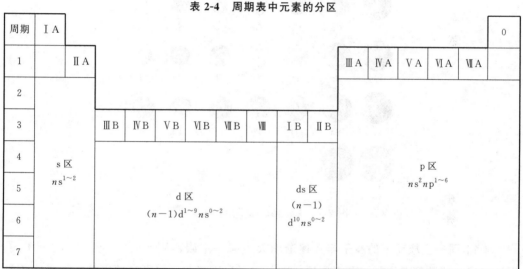

从能级组看，除第一周期外每一周期的元素都是从活泼的碱金属元素（ns^1）开始逐渐过渡到活泼的非金属元素卤素（ns^2np^5），最后以稀有气体（ns^2np^6）结束。

二、元素基本性质的周期性变化规律

元素的基本性质包括原子半径、电离能、电负性等，这些性质都与原子结构密切相关。由于元素的原子结构呈现周期性变化，元素的基本性质也呈现周期性变化。

1. 原子半径

原子半径（一般）是指单质分子（或晶体）中相邻原子核间平衡距离的一半，原子半径常用的有三种，当单质物质是由金属键结合的金属晶体时，金属半径就是原子半径；当单质物质是由共价键结合成的非金属时，分子内的共价半径就是其原子半径；而单质分子间是由范德瓦耳斯力相结合的，范德瓦耳斯半径就是其原子半径。通常情况下，范德瓦耳斯半径都比较大，而金属半径比共价半径大一些。在比较某些元素的某些性质时，原子半径最好采用同一种数据。

原子的半径取决于电子层数、有效电荷数和电子构型。原子半径的变化有如下规律（如图2-6）。

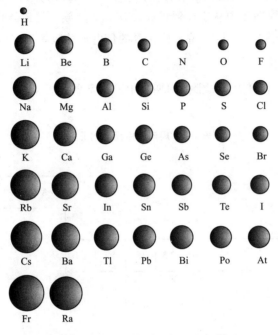

图 2-6　主族元素原子半径的变化

（1）**同一主族元素的原子半径逐渐增大**　同一主族，从上至下，元素原子的电子层数和核电荷数都在增加，前者因原子核外电子层数增加，电子离原子核的距离逐渐变远，故原子半径逐渐增大，后者因核电核数增加，核对核外层电子的吸引力增强，故原子半径逐渐减小。但前者是主要影响因素，所以同一主族元素原子半径逐渐增大。

（2）**同一周期元素的原子半径依次减小**　同一周期元素的电子层数相同，而随着元素的原子序数逐渐增大，核电荷逐渐增加，原子对核外电子的吸引力逐渐增强，故原子半径依次减小。但最后一个稀有气体的原子半径变大，这是由于稀有气体的原子半径采用范德瓦耳斯半径所致。原子半径的这种变化在短周期中表现得较为突出。

2. 电离能

核外运动的电子受原子核的静电引力作用，电子要摆脱原子核的束缚，就需要消耗能量以克服核电荷的吸引力。元素的1个气态原子在基态时失去1个电子成为气态的一价阳离子时所消耗的能量，称为该元素的第一电离能，用符号"I_1"表示，常用单位kJ/mol。气态的一价阳离子再失去1个电子成为气态的二价阳离子所消耗的能量，称为第二电离能，用符号"I_2"表示。依次类推，通常各级电离能的大小顺序 $I_1 < I_2 < I_3 \cdots$。

电离能的大小可表示原子失去电子的倾向，从而可说明元素的金属性强弱。电离能越小表示原子失去电子所消耗能量越少，越易失去电子，则该金属的金属性越强。元素的电离能在周期表中呈现明显的周期性变化。一般常用第一电离能进行比较（如图 2-7）。

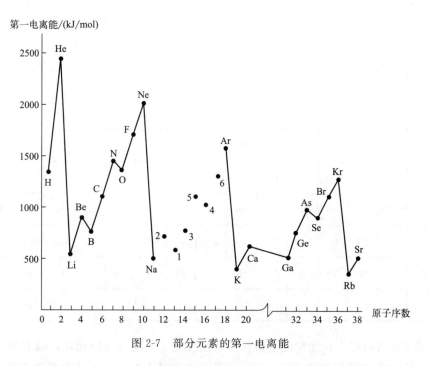

图 2-7 部分元素的第一电离能

（1）**同一主族元素，自上而下电离能逐渐减小** 同一主族元素的价电子构型相同，但随着有效核电荷的增加，原子半径逐渐增大，核对外层电子的吸引力逐渐减小，失去电子的倾向逐渐增大，因此第一电离能逐渐减小。

（2）**同一周期元素，从左到右电离能变化总体呈增加趋势** 这是由于有效核电荷增加而原子半径减小，导致核对外层电子的引力增强，使电子不易失去，第一电离能逐渐增大。另外，当具有稳定的构型（如半满、全满、全空）时，对应的第一电离能较大，而出现某些特例，这体现了电子构型对电离能的影响。

3. 元素的电负性

为全面衡量分子中各原子间争夺电子能力的大小，1932 年鲍林（F. Pauling）首先提出了元素电负性的概念。元素电负性是指原子在分子中吸引电子的能力。鲍林指定氟的电负性为 4.0，并依此通过对比求出了其他元素的电负性数值。部分元素的电负性数值，见表 2-5。

电负性从吸引电子能力的强弱方面全面地描述了金属性和非金属性的强弱。电负性越大，表示原子在分子中吸引电子的能力越强，元素的非金属性越强，金属性越弱；电负性越小，表明原子在分子中吸引电子的能力越弱，元素的金属性越强，非金属性越弱。非金属元素的电负性一般大于2.0，金属元素的电负性一般小于2.0。应注意的是元素的金属性与非金属性之间并没有严格的界限，如表2-5所示。

表2-5 部分元素的电负性

H 2.1																
Li 1.0	Be 1.6											B 2.0	C 2.6	N 3.0	O 3.4	F 4.0
Na 0.9	Mg 1.3											Al 1.6	Si 1.9	P 2.2	S 2.6	Cl 3.2
K 0.8	Ca 1.0	Sc 1.4	Ti 1.5	V 1.6	Cr 1.7	Mn 1.6	Fe 1.8	Co 1.9	Ni 1.9	Cu 1.9	Zn 1.7	Ga 1.8	Ge 2.0	As 2.2	Se 2.6	Br 3.0
Rb 0.8	Sr 1.0	Y 1.2	Zr 1.3	Nb 1.6	Mo 2.2	Tc 1.9	Ru 2.2	Rh 2.3	Pd 2.2	Ag 1.9	Cd 1.7	In 1.7	Sn 2.0	Sb 2.0	Te 2.1	I 2.7
Cs 0.8	Ba 0.9	La 1.1	Hf 1.3	Ta 1.5	W 2.4	Re 1.9	Os 2.2	Ir 2.2	Pt 2.3	Au 2.5	Hg 2.0	Tl 2.0	Pb 2.3	Bi 2.0	Po 2.0	At 2.2

从表2-5可以看出，元素的电负性呈周期性变化，同一周期元素，随着原子序数的增加，从左到右电负性逐渐增大；同一主族元素，从上到下元素的电负性逐渐减小。但副族元素的电负性及金属性变化不太规律。

知识框架

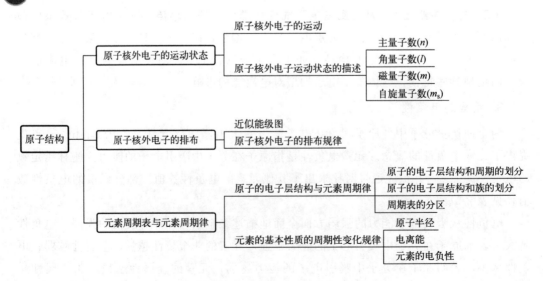

练习思考

一、单项选择题

1. 主量子数 $n=4$ 能层的亚层数为（　　）。
   A. 2　　　　B. 3　　　　C. 4　　　　D. 5

2. d 亚层的轨道数为（　　）。
   A. 1　　　　B. 3　　　　C. 5　　　　D. 7

3. 主量子数 $n=3$，自旋量子数的取值正确的是（　　）。
   A. ± 1　　　B. ± 2　　　C. $\pm 1/2$　　　D. 0

4. 19 号元素 K 在元素周期表中属于（　　）。
   A. 第三周期，ⅠA　　　　　　B. 第三周期，ⅡA
   C. 第四周期，ⅠA　　　　　　D. 第四周期，ⅡA

5. 元素周期表第三周期 Na 到 Ar 原子的电离能总变化趋势是（　　）。
   A. 从小变大　　　　　　　　B. 从大变小
   C. 逐渐增大，部分相邻原子有减小趋势　　D. 没有多大变化

6. 下列关于多电子原子核外电子排布规律描述错误的是（　　）。
   A. 能量最低原理　　　　　　B. 泡利不相容原则
   C. 洪德规则　　　　　　　　D. 能量相近原理

7. 下列关于元素周期表分区说法错误的是（　　）。
   A. 根据核外电子的构型特点分为 s、p、d、ds、f 几个区
   B. 主族元素分布在 s、p、d 三个区
   C. 副族元素分布在 d 区和 ds 区
   D. 镧系元素和锕系元素分布在 f 区

8. 下列说法错误的是（　　）。
   A. n 和 l 是多电子原子中决定原子轨道能量的量子数
   B. 自旋量子数 m_s 的取值不影响原子轨道能量
   C. n 的取值大的原子轨道能量一定比 n 的取值小的原子轨道能量高
   D. 每个原子轨道中最多只能容纳两个电子

二、简答题

1. 已知三种元素的原子的价电子层电子结构为：① $3s^1$；② $2s^2 2p^5$；③ $3d^5 4s^2$。它们在周期表中各处于哪一周期？哪一族？

2. 完成下表

原子序数	电子排布式	周期	族	区
6				
9				
17				
24				

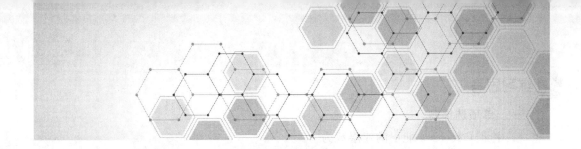

第三章
分子结构

任务目标 >>>

❖ 知识目标

1. 掌握：离子键的特性和影响离子键强度的因素。
2. 熟悉：离子键的形成和离子晶体的分类。
3. 了解：分子结构与化学键的关系。

❖ 能力目标

能够理解分子结构与原子结构的关系，能够掌握化学键的分类。

❖ 素质目标

1. 启发学生对分子结构的组成和元素与化学键联系的思考，培养学生联系科学知识与生活常识的能力。

2. 培养学生对科学探索的兴趣和创新精神，激发学生勇于探索、科学求知的品质。

第一节　化学键

原子既能结合成分子，原子之间必然存在相互作用，这种相互作用不仅存在于相邻原子间，也存在于分子内非直接相邻原子间。相邻原子间的相互作用比较强，破坏它所需能量较大，它是原子互相联结成分子的主要因素。这种相邻的两个或多个原子之间强烈的相互作用，叫作化学键。按照原子相互作用的方式和强度的不同，化学键可分为离子键、共价键和金属键。原子通过化学键结合在一起形成分子，原子的空间排布决定了分子的几何构型。分子的几何构型不同，分子的某些性质也不同。以下仅对离子键、共价键及杂化轨道理论解释分子的空间结构等内容进行初步讨论。

一、离子键

1. 离子键的形成

1916年，德国化学家科塞尔（W. Kossel）根据大量化合物的组成元素都具有稀有气体原子电子结构的事实，提出当电负性差值较大的两种不同原子相互靠近时，可通过电子转移（得失电子）形成具有稀有气体稳定的电子结构的阴、阳离子，这些带相反电荷的离子通过静电作用形成化合物。这种由阴、阳离子之间通过经典作用形成的化学键称为离子键，由离子键形成的化合物称为离子型化合物。

如氯化钠的形成。当金属钠和氯气发生反应时，钠原子最外层上的1个电子，转移到氯原子的最外电子层上，分别形成Na^+和Cl^-。Na^+和Cl^-通过静电引力，相互吸引彼此接近，而形成了稳定的化学键。

$$nNa \quad 2s^22p^63s^1 - ne \longrightarrow 2s^22p^6 \quad nNa^+$$
$$nCl \quad 3s^23p^5 + ne \longrightarrow 3s^23p^6 \quad nCl^-$$
$$nNa^+ + nCl^- \longrightarrow nNaCl$$

离子键易在活泼金属和活泼非金属元素之间形成。一般情况下，形成离子键的原子间的电负性数值要相差1.7以上，如NaCl、MgO、CaF_2等都是由离子键形成的化合物。

2. 离子键的特性

① 离子键是由原子得失电子后，形成的正、负离子之间通过静电吸引作用而形成的化学键。所以，离子所带的电荷越多，离子的半径越小，离子间引力越强，所形成的离子键越强。而离子键的强弱对离子型化合物的性质影响很大。

② 由于离子的电荷分布是球形对称的，可以在空间任何方向上与带有相反电荷的离子互相吸引，所以离子键没有方向性。

③ 无论是阴离子，还是阳离子，只要离子周围的空间允许，某个离子可以同时与尽可能多的带相反电荷的离子相互作用，因此离子键没有饱和性。例如，实验证明在氯化钠晶体中，每个Na^+周围等距离地排列着6个Cl^-，同样的每个Cl^-周围等距离地排列着6个Na^+。

3. 离子晶体

晶体主要分为离子晶体、分子晶体、金属晶体和原子晶体。在离子晶体的晶格结点上交替排列组合正离子和负离子。正、负离子之间靠静电引力（离子键）作用。由于离子键没有饱和性和方向性，每个离子可在各个方向上吸引尽量多的异号电荷离子。所以，在离子晶体中，配位数一般都较高。例如，从NaCl晶体来看，Na^+和Cl^-数目比为1∶1，化学式NaCl只表明两种离子的比值，不表示1个NaCl分子的组成。

属于离子晶体的物质通常是活泼金属的盐类和氧化物。由于离子键较强，离子晶体有较大的硬度，较高的熔、沸点，延展性很小，熔融后或溶于水能导电。在离子晶体中，正、负离子电荷越多，离子半径越小时，所产生的静电场强度越大，与异号电荷离子的作用力也越强。因此，该离子晶体的熔、沸点较高，硬度越大。例如，NaF和MgO都属NaCl晶体，他们的硬度和熔点却有很大差别。NaF：硬度3.6，熔点995℃；

MgO：硬度 4.5，熔点 2800℃。

二、共价键

1. 价键理论

（1）**共价键的形成** 1916 年美国化学家路易斯（Lewis）提出共价学说，建立经典共价键理论。他认为同种元素的两个原子间是以共用电子对吸引两个相同的原子核形成分子，共用电子对后每个原子都达到稀有气体稳定的电子结构。

经典共价键理论初步揭示了共价键不同于离子键的本质，对分子结构的认识前进了一步。但是依然存在着局限性，如它不能解释一些分子的中心原子的最外层电子数少于 8 或多于 8 时仍能稳定存在，也不能解释共价键的本质和电子对的形成等。1927 年，德国化学家海特勒（Heitler）和伦敦（London）首先用量子力学处理氢分子结构获得成功，1930 年鲍林等人将海特勒和伦敦对氢分子形成的研究成果扩展到其他分子，建立了现代价键理论。其基本要点如下：

① 电子配对原理。若 A，B 两个原子相互接近时，只有自旋相反的未成对电子可相互配对，使原子核间电子云密度增大，体系能量降低，形成稳定的共价键。一个原子中有几个未成对电子，就只能和几个自旋相反的电子配对形成共价键，因此共价键具有饱和性。电子配对以后会放出能量，放出能量越多，化学键越稳定。

以氢分子的形成过程为例。若两个氢原子是具有自旋方向相同的未成对电子相互接近，两个氢原子间会发生排斥，两原子核间的电子云密度减小，系统的能量大于两个独立氢原子的能量之和，这种状况下，两个氢原子之间不能稳定结合。

当两个氢原子是具有自旋方向相反的未成对电子相互接近时，虽然存在核与核、电子与电子之间的排斥作用，但此时氢原子的原子核与另一个氢原子的电子之间的吸引力起主要作用。随着核间距离的减小，两个氢原子的原子轨道相互重叠，两核间的电子云密度增大，从而减小了两核间的正电排斥力，体系能量降低，形成稳定的氢分子。氢分子中两个未成对电子已配对，再不能结合第三个氢原子的电子，故不存在 H_3 分子。

② 最大重叠原理。形成共价键时，成键电子的原子轨道一定要在对称性一致的前提下发生重叠，原子轨道的重叠程度越大，两原子核间电子云的密度越大，形成的共价键就越稳，即共价键的形成遵循原子轨道最大重叠原理。

（2）**共价键的特性** 根据价键理论的两个基本要点，决定了共价键具有饱和性和方向性。

① 饱和性。共价键的饱和性是指每个原子成键的总数或以单键相连的原子数目是一定的。共价键形成的一个重要条件是成键原子必须具有未成对电子，自旋相反的两个未成对电子可以配对形成一个共价键。成键原子的未成对电子数目是一定的，就只能和同数目的自旋方向相反的未成对电子配对成键。例如，N 原子 2p 轨道上有 3 个未成对的电子，因此两个 N 原子之间最多只能形成三键结合成 N_2，一个 N 原子也可以和三个 H 原子分别共用一对电子结合成 NH_3，形成三个单键。

② 方向性。原子轨道中，除 s 轨道呈球形对称外，p、d、f 轨道都有一定的空间取

向，它们在成键时，原子轨道间的重叠只能沿着一定的方向达到最大程度的重叠才能保证成键原子轨道对称性的一致，这就是共价键的方向性，见图 3-1。例如，HCl 分子中共价键的形成，假如 Cl 原子的 p 轨道中的 $3p_x$ 有一个未成对电子，H 原子的 1s 轨道中自旋方向相反的未成对电子只能沿着 x 轴方向与其相互靠近，才能达到原子轨道最大程度的重叠。

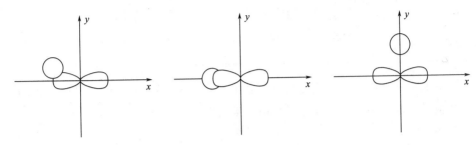

图 3-1　共价键的方向性

（3）共价键的类型　根据成键原子间原子轨道重叠方式的不同，共价键一般分为 σ 键和 π 键两种类型。

① σ 键。成键时两原子轨道沿着两原子核连线（或键轴）方向以"头碰头"的形式进行最大程度重叠，形成的共价键称为 σ 键。该键的特点是重叠部分集中于两核之间，并沿键轴对称分布。形成 σ 键的电子称为 σ 电子，见图 3-2。

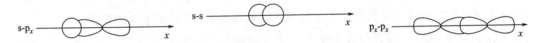

图 3-2　原子轨道重叠形成 σ 键示意图

② π 键。成键时两原子轨道垂直于两原子核连线，以"肩并肩"的形式重叠，形成的共价键称为 π 键。π 键的特点是重叠部分分布在键轴的两侧，形成 π 键的电子称为 π 电子，见图 3-3。

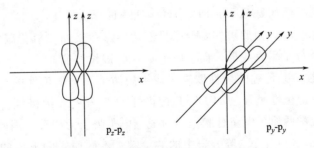

图 3-3　原子轨道重叠形成 π 键示意图

当两原子形成双键或三键时，既有 σ 键又有 π 键。例如，N_2 分子的 2 个 N 原子之间以三对共用电子对结合在一起，就是一个（且只能有一个）σ 键和两个 π 键。N 原子的价层电子构型是 $2s^2 2p^3$，三个未成对的 2p 电子分布在三个互相垂直的 $2p_x$、$2p_y$、$2p_z$ 原子轨道上。当两个 N 原子的 $2p_x$ 轨道以"头碰头"方式重叠形成一个 σ 键，而 $2p_y$

和 $2p_y$ 轨道，$2p_z$ 和 $2p_z$ 轨道则分别以"肩并肩"方式重叠，形成 π 键，见表 3-1。由于重叠方式不同，π 键的重叠程度比 σ 键小，因而不如 σ 键稳定，在化学反应中容易被打开。

表 3-1 σ 键与 π 键的比较

项目	σ 键	π 键
成键轨道	s-s,s-p,p-p	p-p,p-d
成键方式	"头碰头"重叠	"肩并肩"重叠
存在形式	存在于单键、双键或三键	仅存在双键或三键
键的性质	重叠程度大，键能大，稳定性高；成键原子可以沿轴自由旋转	重叠程度小，键能小，稳定性低；成键原子不能自由旋转

因此，如果两个原子可形成多重键，其中必有一个 σ 键，其余为 π 键；如只形成一个键，那就是 σ 键，共价分子立体构型由 σ 键决定。

2. 共价键参数

描述化学键性质的物理量称为键参数。例如，用共价键的键能表征键的强弱，用键长和键角描述分子的空间结构等。

（1）**键能（E）** 键能是衡量化学键强弱的物理量，常用单位 kJ/mol。通常把在 101.3kPa，298.15K 条件下，将 1mol 理想气态双原子分子 AB 解离为气态原子 A 和 B，所需要的能量称为 A—B 键的解离能，单位 kJ/mol。

对于多原子分子，键能指各个键解离能的平均值。单键、双键、三键，键能越来越大。一般键能越大，表明键越牢固，由该化学键形成的分子也越稳定。例如：H—F、H—Cl、H—Br、H—I 键长渐增，键能渐小，故推论：HI 分子不如 HF 稳定。

（2）**键长（L）** 键长是分子中两原子核间的平衡距离，常用单位是 pm。共价键的键长越短，键能越大，键就越牢固。H—F、H—Cl、H—Br、H—I 键长依次增大，键的强度依次减弱，热稳定性递减。相同成键原子所组成的单键和多重键的键长并不相等。如碳原子之间可形成单键、双键、三键，键长依次缩短，键的强度逐渐增加。

（3）**键角（Q）** 键角是指分子中相邻键和键之间的夹角，它是反映分子空间构型的参数。一般来说，如果知道了一个分子的所有键长和键角数据，那么这个分子的几何形状也就确定了。例如氨分子，已知键角∠HNH 是 107°18′，且 3 个 N—H 键的键长相等，均为 101.5pm，由此可知氨分子呈三角锥形；又如二氧化碳中键角∠OCO 等于 180°，二氧化碳分子呈直线形，而且两个 C═O 键长相等。

（4）**键的极性** 共价键的极性取决于成键的两个原子电负性的差值，两原子电负性差值越大，共价键极性越强。如 H—F 键极性大于 H—Cl 键极性。相同原子间形成的共价键，由于成键两原子电负性相同，对成键电子吸引力相等，因此形成的键称为非极性共价键，如 H_2、O_2、N_2 等分子中的共价键；不同原子间形成的共价键，成键两原子电负性不同，成键共用电子对偏向电负性大的原子一端使之带有部分负电荷，电负性小的原子带有部分正电荷，因此形成的键称为极性共价键。例如，H—Cl 键是极性键，共用电子对偏向 Cl 原子一端，使 Cl 原子带部分负电荷，H 原子带部分正电荷。

3. 杂化轨道理论

现代价键理论能够很好地解释共价键的形成过程和本质，以及共价键的方向性和饱和性，但是对于分子的空间构型无法解释。为了解释多原子分子体系的价键形成和几何构型，1931年鲍林提出了杂化轨道理论，该理论丰富和发展了现代价键理论。1953年，我国化学家唐敖庆等统一处理s-p-d-f轨道杂化，提出杂化轨道一般方法，进一步丰富了杂化轨道理论的内容。

（1）**杂化轨道理论要点**

① 杂化与杂化轨道。多原子在成键形成分子时，由于原子间的相互影响，同一原子中一定数目、能量相近的不同类型的原子轨道重新组合，形成数目相等的新的原子轨道，这种轨道重新组合的过程称为杂化。杂化后形成的新轨道称为杂化轨道。

② 杂化轨道数目。有几个原子轨道参与杂化，即形成几个杂化轨道，因此杂化轨道的数目等于参加杂化的原子轨道的总数。

③ 杂化轨道形状。由于成键原子轨道杂化后，轨道角度分布图的形状发生了变化，变为了一头膨大，一头缩小的形状，成键时沿较大一端发生重叠有利于形成更大的重叠，因此杂化轨道比原有的原子轨道成键能力更强，形成的共价键更牢固。形成的杂化轨道之间应尽可能地满足化学键间排斥力越小，体系越稳定的最小排斥力原理，因此杂化轨道之间的夹角应达到最大，体系更稳定。分子的空间构型主要取决于分子中σ键形成的骨架，而杂化轨道形成的键为σ键，因此杂化轨道的类型与分子的空间构型相关。

（2）**杂化轨道的类型** 根据参加杂化的原子轨道种类不同，轨道的杂化主要有s-p和s-p-d两种类型。按杂化后形成的几个杂化轨道的能量是否相同，轨道的杂化可分为等性杂化和不等性杂化两种类型。本章主要介绍s-p杂化，这种类型有三种，即sp杂化、sp^2杂化和sp^3杂化。

① sp杂化。能量相近的1个ns轨道和1个np轨道杂化，可形成2个能量、形状完全相同的sp杂化轨道，每个sp轨道中含1/2的s轨道成分和1/2的p轨道成分，轨道形状一头大一头小，两sp杂化轨道之间夹角为180°，如图3-4所示。形成的分子呈直线形构型。

以气态$BeCl_2$分子的形成为例。基态Be原子的外层电子构型为$2s^2$，无未成对电子，按价键理论不能形成共价键，但Be的2s轨道上的一个电子可激发进入2p轨道，通过sp杂化形成两个等价的sp杂化轨道，分别与两个Cl的3p轨道沿键轴方向重叠，生成两个（sp-p）σ键，因为杂化轨道间的夹角为180°，故$BeCl_2$分子空间构型呈直线形。其杂化过程如图3-4所示。

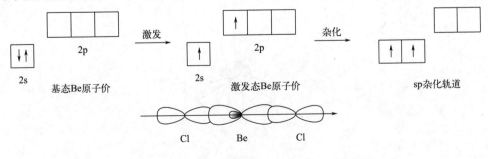

图3-4　sp杂化轨道及$BeCl_2$分子构型示意图

② sp^2 杂化。同一原子的1个ns轨道和2个np轨道之间进行杂化的过程。形成的3个杂化轨道叫作sp^2杂化轨道。每个sp^2杂化轨道中含有1/3的s轨道成分和2/3的p轨道成分,两个轨道的夹角为120°,呈平面三角形。如气态BF_3中B的价层电子构型为$2s^22p^1$,B原子的杂化形成3个sp^2杂化轨道,分别与3个F原子的2p轨道重叠生成3个(sp^2-p)σ键,因此BF_3分子的空间构型为平面三角形,如图3-5所示。

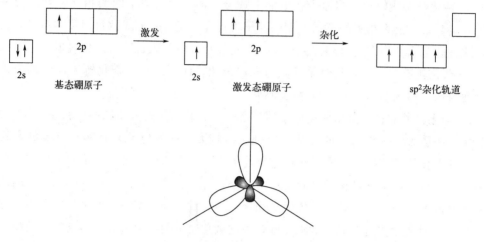

图3-5　sp^2杂化轨道及BF_3分子构型示意图

③ sp^3 杂化。同一原子的1个ns轨道和3个np轨道之间进行杂化的过程。sp^3杂化形成4个等价的sp^3杂化轨道。每个杂化轨道中含有1/4的s轨道成分和3/4的p轨道成分,两个轨道的夹角为109°28′,呈正四面体。如CH_4中C的价层电子构型为$2s^22p^2$,C原子以夹角均为109°28′的4个完全等价的sp^3杂化轨道分别与4个H原子的1s轨道重叠后,形成4个(sp^3-s)σ键,即4个完全等同的C—H键,因此CH_4分子的空间构型为正四面体,如图3-6所示。

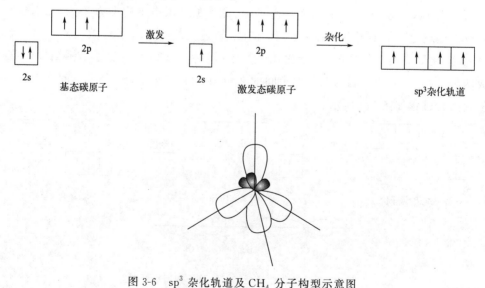

图3-6　sp^3杂化轨道及CH_4分子构型示意图

4. 原子晶体

若是在晶格结点上排列的是原子，原子之间通过共价键结合而形成的晶体为原子晶体。典型的原子晶体有金刚石（C）、单质硅（Si）、单质硼（B）、碳化硅（SiC，俗称金刚砂）、石英（SiO_2，俗称水晶）、立方氮化硼等。这类晶体的主要特点是：占据晶格结点的是原子；连接原子间的化学结合力是共价键，非常牢固。

例如，在金刚石晶体中，每个碳原子都被相邻的 4 个碳原子包围（配位数为 4），处在 4 个碳原子的中心，以 sp^3 杂化轨道与相邻的 4 个碳原子结合，成为正四面体的结构。由于每个碳原子都形成四个等同的 C—C 键（σ 键），晶体内所有的碳原子联结成一个整体，因此在金刚石内不存在独立的小分子，要破坏晶体结构，需要打开晶体中所有的共价键，需消耗很高的能量。故原子晶体熔点高、硬度大。这类晶体中不存在离子，也不存在独立的小分子，晶体有多大，分子就有多大，因此不溶于一切溶剂中，且熔融状态不导电，也没有确定的分子量。

第二节 分子间作用力和氢键

水有固态、液态、气态三种聚集状态，水蒸气可以凝聚成水、水可以凝固成冰，而冰融化成水、水汽化成水蒸气则需要从外界吸收能量，这表明分子间存在作用力。早在 1873 年荷兰物理学家范德瓦耳斯（J. D. van der Waals）就指出了这种力的存在，所以通常把分子间的作用力称为范德瓦耳斯力。分子间的作用力虽然远远小于化学键的强度，但是在原子结合成分子后，分子间主要通过分子间作用力结合成物质，物质的三态变化等物理性质均与分子间的作用力有关。分子间作用力属于静电引力，是影响物质的熔点、沸点、溶解度等物理性质的主要因素，与分子的极性密切相关。

一、分子的极性

对于共价化合物分子来说，尽管整个分子是电中性的，但由于共价键的极性，分子内部仍然存在电荷分布的问题。如果分子内部的正、负电荷分布均匀，正负电荷中心重叠，这样的分子没有极性，称为非极性分子。如果分子内部的正、负电荷分布不均匀，正负电荷中心不重叠，这样的分子有极性，称为极性分子。

分子的极性与键的极性有关，分为以下几种情况。

① 对双原子分子来说，分子的极性与化学键的极性一致。若分子中化学键有极性则为极性分子，例如 HF、HCl、CO 等都是极性分子。分子中化学键为非极性共价键则为非极性分子。例如双原子分子 H_2、O_2、Cl_2 等。

② 对于多原子分子来说，分子的极性不仅与键的极性有关，还与分子的空间构型有关。若多原子分子具有对称结构，使得键的极性互相抵消，分子就是非极性分子；若多原子分子的空间构型不对称，共价键之间的极性不能互相抵消，分子就是极性分子。

例如，在水分子中，两个 O—H 键之间的夹角约为 $104°45'$，O—H 键为极性键，共用电子对偏向 O 原子，使 O 原子带部分负电荷，2 个 H 原子带部分正电荷，整个水分子正电荷中心落在 2 个 H 原子连线的中点上，负电荷中心在 O 原子上，正负电荷中心不重合，所以水分子是极性分子。CO_2 分子的空间构型为直线形 O—C—O，分子中 C—O 为极性键，共用电子对偏向 O 原子，2 个 O 原子带部分负电荷，C 原子带部分正电荷，分子的正、负电荷中心重合，所以 CO_2 分子为以极性键相结合的非极性分子。

总之，共价键有无极性，取决于成键原子的电负性差值，即原子间的共用电子对是否偏移。分子有无极性，取决于分子中正、负电荷中心是否重合。

二、分子间作用力

范德瓦耳斯力是分子间作用力，属于静电引力。它的能量只是化学键能量的 1/100～1/10。

按其产生的原因和特点，将其分为取向力、诱导力和色散力三种。

1. 取向力

存在于极性分子之间的一种作用力。当两个极性分子相互接近时，因为同极相斥、异极相吸的作用，分子将会发生相对转动，使异极尽可能处于相邻位置，导致分子按一定的方向排列，如图 3-7 所示。这种靠极性分子固有偶极的取向而产生的分子间的相互作用力称为取向力。分子的极性越强，分子间的取向力就越强。

2. 诱导力

极性分子与非极性分子之间，当极性分子和非极性分子相互接近时，由于极性分子偶极所产生电场的作用，诱导非极性分子使其正、负电荷中心发生分离，产生诱导偶极。诱导偶极与极性分子的固有偶极间的相互作用力称为诱导力，如图 3-8 所示。诱导偶极反过来作用于极性分子，可以增加极性分子的偶极，从而增强分子间的作用力。此外，极性分子相互之间因固有偶极的相互作用也会产生诱导力，故在极性分子与极性分子之间也存在着诱导力。

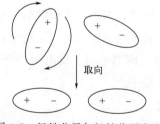

图 3-7 极性分子与极性分子产生取向力示意图

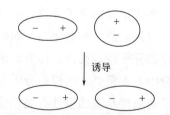

图 3-8 极性分子与非极性分子产生诱导力示意图

诱导力的大小与极性分子的极性有关，也与非极性分子的可极化性有关。极性分子极性越大，非极性分子的可极化程度越大，诱导力越大。极性分子之间除了产生取向力外，也存在诱导力。

3. 色散力

在非极性分子之间也存在相互作用力,这是因为分子内部的原子核和电子在不断运动中,在某瞬间,正、负电荷中心发生相对位移,分子产生瞬间偶极,当2个以上分子相互接近时,就会因瞬间偶极而发生异极相吸的作用。这种由瞬间偶极所产生的作用力称为色散力,如图3-9所示。

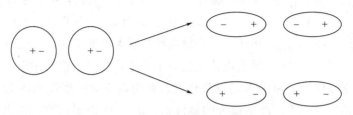

图 3-9 非极性分子之间产生色散力示意图

虽然这种瞬间偶极是短暂的,但原子核和电子在不断运动中,瞬间偶极就会时刻出现,因此所有分子间始终会存在这种作用力。色散力的大小主要与非极性分子的变形性强弱有关,变形性越强,色散力越大。

综上所述,在非极性分子之间只有色散力,在极性分子和非极性分子之间有诱导力和色散力,在极性分子和极性分子之间有取向力、诱导力和色散力。

分子间作用力越强,破坏分子结构所需能量就越高,分子型物质的熔点、沸点就随之升高。例如,卤素单质 F_2、Cl_2、Br_2、I_2,常态下由气体(F_2、Cl_2)到液体(Br_2),再到固体(I_2),熔、沸点逐渐升高,这是由于它们的分子量依次增大,色散力依次增强,固体熔化或液体汽化时需要消耗更多能量。人们近似地由经验得出溶解度的规律"相似相溶",溶质易溶于极性与之相似的溶剂中,如卤化氢、氨等都易溶于水中,这是因为极性分子间有着强的取向力,可以相互溶解;I_2 和 CCl_4 都是非极性分子,分子之间的色散力较大,I_2 易溶于 CCl_4 中;而 CCl_4 与 CCl_4 分子之间、H_2O 与 H_2O 分子之间的作用力大于 CCl_4 和 H_2O 分子间的作用力,所以,CCl_4 很难溶解在 H_2O 中。

三、氢键

按分子间作用力对不同物质的物理性质的差异所提供的理论解释,分子间作用力随分子量增加而增大,物质的熔点、沸点也随着分子量增加而升高。但氧族元素的氢化物中,H_2O 的分子量最小,分子间作用力应该最弱,熔、沸点本应小于 H_2S、H_2Se、H_2Te;但实验事实表明,相对于同族其他元素的氢化物,水的沸点(℃)和水的熔点(℃)均呈现反常的特别高的数值,其余三个氧族元素的氢化物的熔、沸点变化均符合上述一般规律。同样的反常现象还出现在卤素元素氢化物中的 HF 和氮族氢化物中的 NH_3。碳族元素的氢化物中甲烷的沸点并未出现反常。表明它们的分子间除范德瓦耳斯力之外,还存在着另一种特殊的引力,这就是氢键。

1. 氢键的形成

以 HF 分子为例,氢原子核外只有一个电子。当氢原子与电负性很大、半径较小的

F 原子形成 H—F 键时，共用电子对强烈地偏向 F 原子一方，使 H 原子几乎成为"裸露"的质子。这个半径很小、无内层电子、带有部分正电荷的氢原子很容易与附近另一个 HF 分子中含有孤对电子并带有部分负电荷的 F 原子充分靠近而产生吸引作用，这种静电吸引作用叫作氢键，如图 3-10 所示。

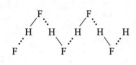

图 3-10 HF 分子氢键示意图

氢键是指在分子中与电负性大、原子半径很小的原子 X（一般为 N、O、F）以共价键相连的 H 原子（带接近一个单位的正电荷），和另一分子中（或同一分子邻近基团中）一个电负性特别大的原子 Y（一般为 N、O、F，所带负电荷接近一个单位）之间的相互作用。

在共价键 X—H 中，由于 X 的电负性大，共用电子对强烈偏向 X 原子，使氢原子几乎成为"裸露"的质子，产生很大的偶极矩。由于 H 原子只有一个电子层，且只有一个电子，无内层电子保护，在与 X 成键后，可与另一个电负性大、半径较小的带有孤对电子的 Y 原子产生静电吸引而形成氢键。通常用 X—H…Y 表示，其中"…"表示氢键。

2. 氢键的特点

氢键属于静电作用力，键能比化学键键能小，比分子间作用力略大，是一种既不同于化学键，又不同于范德瓦耳斯力的作用力。氢键具有以下特点：

（1）**饱和性** 由于氢原子特别小，原子 X、Y 比较大，所以 X—H 中的氢原子只能和一个 Y 原子形成氢键，这就是氢键的饱和性。

（2）**方向性** 分子间氢键是直线型的（使带负电原子间的斥力最小），形成氢键的三个原子在一条直线上时最稳定，而分子内氢键由于受环状结构的限制往往不能在同一直线上。

3. 氢键的分类

氢键既可存在于同一种分子内，称为分子内氢键，如硝酸、水杨醛、邻苯二酚、邻硝基苯酚等芳环化合物；也可存在于不同分子之间，称为分子间氢键，如 HF、H_2O、甲酸、对硝基苯酚等；还可存在于晶体中，如 $NaHCO_3$ 等。

4. 氢键对物质性质的影响

（1）**对熔、沸点的影响** 分子间氢键的存在，使物质在固体熔化或液体汽化时，除了需要克服分子间作用力外，还必须破坏氢键，所以需要多消耗能量，熔点、沸点就会升高；HF、H_2O、NH_3 的熔、沸点反常升高，就是分子间存在氢键的缘故。

如果化合物分子内形成氢键，会使分子极性下降，熔点、沸点不但不会上升，反而会下降。例如，邻硝基苯酚可形成分子内氢键，其熔点为 44~45℃，沸点为 216℃；而对硝基苯酚只能形成分子间氢键，不能形成分子内氢键，其熔点为 114~116℃，沸点为 279℃。

（2）**对溶解度的影响** 水是极性较强的分子，水分子既可以为形成氢键提供 H 原子，又有能提供孤对电子的 O 原子，容易与溶质间产生氢键作用。因此若溶质分子与溶剂分子之间形成氢键，则溶质的溶解度增大，如 HF、NH_3 均极易溶于水；乙醇、乙酸、甘油等可以与水以任意比例互溶。

若溶质分子内形成氢键，如邻硝基苯酚，在极性溶剂中溶解度就会减小，在非极性溶剂中溶解度就会增大。

（3）**对密度的影响**　水在 4℃时密度最大，因为在 4℃以上时，分子的热运动是主要的，使水的体积膨胀，密度减小；而当水结成冰后，由于冰分子间氢键的作用，使分子发生定向有序排列，分子间的空隙增大，导致冰的密度反而低于 4℃的水。

知识框架 >>>

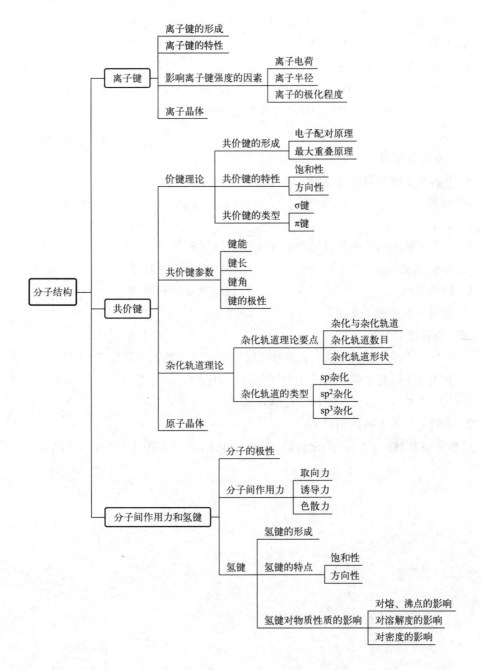

练习思考

一、单项选择题

1. 下列物质中存在分子间氢键的是（　　）。
   A. CH_4　　　B. HCl　　　C. HF　　　D. CO_2

2. 碳原子的基态电子构型为 $1s^2 2s^2 2p_x^2 2p_y^2 2p_z^2$，违背了（　　）。
   A. 能量最低原理　　　　　　B. 泡利不相容原则
   C. 洪德规则　　　　　　　　D. 能量相近原理

3. H_2O 熔点比氧组其他元素氢化物熔点高，原因是分子间存在（　　）。
   A. 键能高　　　B. σ键　　　C. 氢键　　　D. π键

4. 共价键的类型描述正确的是（　　）。
   A. 碳碳双键　　　B. σ键　　　C. 碳氮三键　　　D. 碳氢单键

5. 已知 CH_4 是正四面体，则 C 的杂化方式是（　　）。
   A. sp 杂化　　　B. sp^2 杂化　　　C. sp^3 杂化　　　D. $d\text{-}sp^2$ 杂化

二、多项选择题

1. 下列属于键参数的是（　　）。
   A. 键能　　　B. 键长　　　C. 氢键　　　D. 键角
   E. σ键

2. 多电子原子核外电子排布的填充应遵循的原则有（　　）。
   A. 能量最低原理　　　　　　B. 泡利不相容原理
   C. 洪德规则　　　　　　　　D. 勒夏特列原理
   E. 能量守恒原理

三、简答题

1. 分析 $BeCl_2$、BF_3、CH_4 形成时采用的杂化方式及其空间构型。

2. 下列分子间存在何种形式的分子间作用力？
   ①HCl 气体；②苯和乙醇；③乙醇和水

3. 说明下列概念的区别。
   ①离子键和氢键；②sp 杂化轨道和 sp^2 杂化轨道；③原子晶体和离子晶体

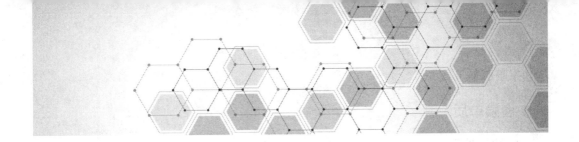

第四章
常见元素及其重要化合物

任务目标

❖ **知识目标**

1. 掌握：卤素、氧、氮、碳等常见非金属元素单质及其化合物的性质和变化规律。
2. 熟悉：常见元素及其重要化合物的性质和应用。
3. 了解：钠、钾、钙、镁、铝、铁等常见金属元素单质及其化合物的性质。

❖ **能力目标**

1. 通过常见元素及其重要化合物的转化关系的教学，培养学生的归纳能力。
2. 通过常见元素的"结构—性质"关系的教学，培养学生分析问题的能力和归纳能力。

❖ **素质目标**

1. 通过学生讨论、归纳、设计实验、探索结论，激发学生的学习兴趣，培养学生的严谨求实、团结合作的精神。
2. 通过认识常见元素的原子结构与其性质的关系，使学生感悟到事物的现象与本质的辩证关系；通过常见元素及其重要化合物的特殊性的归纳，认识事物的一般与特殊的关系。

第一节 卤族元素

卤族元素位于元素周期表中第ⅦA族，包括氟（F）、氯（Cl）、溴（Br）、碘（I）、砹（At）5种元素，是典型的非金属元素，其中，砹为放射性元素。卤素原子的最外层都有7个电子，价电子构型为ns^2np^5，极易获得一个电子形成氧化数为-1的化合物，故卤素单质都是氧化剂。

一、卤素单质

1. 物理性质

卤素单质都是双原子分子，且均为非极性分子，难溶于水，易溶于乙醇、三氯化碳、四氯化碳等有机溶剂。Cl_2、Br_2、I_2 单质的水溶液分别称为氯水、溴水、碘水。另外，碘单质易升华，利用碘的这一性质，可以精制、提纯碘。卤素单质的熔点和沸点随着原子序数增大而升高，在常温下，氟和氯是气体，溴是液体，碘是固体。卤素单质的物理性质如表 4-1 所示。

表 4-1 卤素单质的物理性质

单质分子式	常温下颜色	常温下状态	毒性	溶解度（常温 100g 水）	熔点/℃	沸点/℃
F_2	浅黄绿色	气体	剧毒	反应	-219.2	-188.1
Cl_2	黄绿色	气体	有毒	$226cm^3$	-101	-34.6
Br_2	深棕红色	液体	有毒	4.17g	-7.2	58.8
I_2	紫黑色	固体	有毒	0.029g	113.5	184.4

2. 化学性质

卤素单质具有氧化性，氧化性的强弱次序为：$F_2 > Cl_2 > Br_2 > I_2$。

（1）**与金属反应** 卤素单质和金属反应生成金属卤化物。氟可以和所有金属反应生成氟化物。氯可以与大多数金属反应生成氯化物，反应相对剧烈。溴和碘可与除贵金属以外的大多数金属反应，但反应较慢。

（2）**与氢气反应** 卤素都能与氢气直接化合，生成卤化氢（HX），但反应的剧烈程度以及生成卤化氢的稳定性按氟、氯、溴、碘顺序依次递减。卤化氢的水溶液称为氢卤酸，氢卤酸均为挥发性的酸，氢氯酸即为盐酸，氢氟酸为弱酸，其他酸均为强酸，具有酸的通性。氢卤酸（HX 水溶液）酸性强弱顺序为：$HI > HBr > HCl > HF$。

（3）**与水反应** 卤素都能与水反应，反应程度由氟到碘逐步减弱。氟遇水剧烈反应，使水分解。氯气溶于水形成氯水，氯气和水生成的次氯酸具有杀菌消毒和漂白作用。

$$Cl_2 + H_2O \rightleftharpoons HCl + HClO$$

次氯酸不稳定，容易分解放出氧气，当受到日光照射时，次氯酸分解加快。

$$2HClO \xrightleftharpoons{光照} 2HCl + O_2 \uparrow$$

溴、碘也可与水反应生成对应的氢卤酸和次卤酸，反应相对较弱。

（4）**与碱反应** Cl_2 与碱反应生成次氯酸盐和氯化物。所以实验室制取氯气时，常用碱液来吸收多余的有害氯气。

$$Cl_2 + 2NaOH \rightleftharpoons NaCl + NaClO + H_2O$$

次氯酸盐比 HClO 稳定，容易保存，且有强氧化性，也常用作漂白剂。工业上用氯气和消石灰反应，生成的混合物为漂白粉。漂白粉的有效成分是次氯酸钙，漂白粉遇水可产生次氯酸，有漂白、杀菌作用。

$$2Cl_2+2Ca(OH)_2 \rightleftharpoons Ca(ClO)_2+CaCl_2+2H_2O$$

溴和碘也可以与碱发生反应。

（5）卤素单质间的置换反应 实验证明，氯能把溴和碘分别从溴化物、碘化物中置换出来，溴可以把碘从碘化物中置换出来，依此检验 Cl^-、Br^-、I^- 的存在。

$$2KBr+Cl_2 \rightleftharpoons 2KCl+Br_2$$
$$2KI+Cl_2 \rightleftharpoons 2KCl+I_2$$
$$2KI+Br_2 \rightleftharpoons 2KBr+I_2$$

（6）与淀粉的反应 淀粉遇碘呈蓝色或蓝紫色，反应非常灵敏，这是碘的特性，可以这一特性检验碘或淀粉的存在。

二、重要的含卤素化合物

卤素和电负性较小的元素作用后，生成的化合物叫作卤化物。元素周期表中除 He、Ne 和 Ar 外，所有元素都能生成卤化物。卤素和金属生成的金属卤化物应用广泛。

（1）氯化钠（NaCl） 可配成 9g/L 生理盐水，常用作等渗溶液，也用于出血过多、严重腹泻等所引起的缺水症和洗涤伤口等。

（2）氯化钾（KCl） 临床常用的电解质平衡调节药，可治疗各种原因引起的钾缺乏症和低钾血症。

（3）氯化钙（$CaCl_2$） 可用于钙缺乏症，也可用作抗过敏药。

（4）碘化钾（KI） 溶于水，其水溶液久置空气中易被氧化而析出碘变黄，在医药上可用于治疗甲状腺肿大。碘化钾也是配制碘酊的助溶剂，由于 I_2 易溶于 KI 溶液中，与 I^- 形成碘三离子（I_3^-），I_2 的溶解度越大，溶液颜色越深。

第二节 氧元素

氧族元素位于元素周期表中第ⅥA族，包括氧（O）、硫（S）、硒（Se）、碲（Te）、钋（Po）5 种元素，其中钋为放射性元素。氧族元素的价电子层结构为 ns^2np^4，氧元素常见氧化数 -2。

一、氧单质

（1）单质氧（O_2） O_2 为无色、无臭、无味气体，液态氧为蓝色液体，氧在水中溶解度很小，25℃氧分压为101kPa 时，1L 水溶解 49.1mL 氧气，这是水生动植物赖以生存的基础。

（2）臭氧（O_3） 臭氧因具有一种特殊的腥臭味而得名，O_3 常温下为淡蓝色气体，比 O_2 易液化，比 O_2 易溶于水，不稳定，易分解为氧气。臭氧有较强的氧化性，可用作氧化剂、漂白剂和消毒剂，作用强、速度快，而且不会造成二次污染。

二、重要的含氧化合物

过氧化氢（H_2O_2）：纯 H_2O_2 为淡蓝色的黏稠液体，极性比水强，可与水以任意比例混溶，其水溶液称双氧水，含量为 3%～30%，双氧水具有消毒、防腐、漂白作用。H_2O_2 有较强的氧化性，对皮肤及黏膜有较强的腐蚀作用，医疗上常用 3% 双氧水治疗口腔炎、清洗疮口。纯 H_2O_2 比较稳定，但在光照、受热时分解，重金属离子对其分解有催化作用，使分解加剧。

$$2H_2O_2 \xrightleftharpoons{\triangle} 2H_2O + O_2$$

H_2O_2 为极性分子，分子中含一过氧键（—O—O—），O 的氧化数为 -1，因此 H_2O_2 既有氧化性又有还原性。作氧化剂的突出优点是氧化性强，且不引入杂质。

$$H_2O_2 + 2I^- + 2H^+ \rightleftharpoons I_2 + 2H_2O$$
$$2MnO_4^- + 5H_2O_2 + 6H^+ \rightleftharpoons 2Mn^{2+} + 5O_2\uparrow + 8H_2O$$

第三节 氮元素

一、氮单质

氮（N）是元素周期表中第ⅤA族的元素，氮族元素包括氮（N）、磷（P）、砷（As）、锑（Sb）、铋（Bi），其中氮、磷和砷是非金属元素，锑、铋为金属元素，性质是由典型的非金属元素过渡到典型的金属元素。氮族元素中，磷在地壳中含量较多，氮主要以氮气（N_2）的形式存在于大气中，约占大气体积的 78%。其他元素在地壳中含量均较少。

氮原子的电子构型为 $1s^2 2s^2 2p^3$，价层电子数为 5，能够生成 +5、+4、+3、+2、-3 等多种氧化值的共价化合物，例如 NO_2、NO、NH_3 等。氮也能和活泼金属生成离子型氮化物，如 Na_3N。氮的氧化物溶于水后可以生成相应的酸，其中硝酸（HNO_3）是强酸，且具有很强的氧化性。

氮气（N_2）为无色无味的气体，微溶于水，熔点为 -209.8℃，沸点为 -195.6℃，医学上常用液态氮来冷冻细胞等。氮气在常温常压下性质很稳定，是由于 N≡N 键能高，破坏起来很困难，而且分子的对称性好，无极性，因此可以用氮气作为惰性保护气体。工业上用分馏液态空气的方法来制备氮气，产品通常储存在钢瓶中。实验室若要制备少量氮气，可以用加热亚硝酸铵的方法，其中亚硝酸铵也可以用 NH_4Cl 和 $NaNO_2$ 的浓混合液加热得到。

$$NH_4NO_2 \xrightarrow{\triangle} N_2 + 2H_2O$$

二、重要的含氮化合物

1. 氮的氢化物

（1）**氨** NH_3 的分子构型为三角锥形，是极性分子，极易溶于水，无色，有特殊的刺激性气味。实验室一般用铵盐和强碱共热来制取氨，工业上则多采用合成的方法制取。

氨在水中溶解时会与水结合，形成一水合氨，显出弱碱的性质，电离出少量氢氧根。

$$NH_3+H_2O \rightleftharpoons NH_4^+ + OH^-$$

氨的化学性质较为活泼，能够发生取代反应、氧化还原反应，也可以和某些金属离子形成配合物，例如 NH_3 和银离子、铜离子可以分别形成 $[Ag(NH_3)_2]^+$、$[Cu(NH_3)_4]^{2+}$ 的配离子。

（2）**铵盐** 氨与无机酸作用能够得到相应的铵盐，铵盐的性质与碱金属盐的性质类似，也可以将铵根离子看作一种特殊的碱金属离子。氯化铵、硫酸铵等强酸与氨形成的铵盐为强酸弱碱盐，在水溶液中显酸性，是因为铵根离子会结合部分水分子发生水解，从而电离出 H^+。

$$NH_4^+ + H_2O \rightleftharpoons NH_3 \cdot H_2O + H^+$$

固体铵盐易受热分解，分解情况会因酸根的性质不同而不同。

$$(NH_4)_2CO_3 \xrightarrow{\Delta} 2NH_3\uparrow + H_2O + CO_2\uparrow$$

$$(NH_4)_2SO_4 \xrightarrow{\Delta} NH_3\uparrow + NH_4HSO_4$$

$$NH_4NO_3 \xrightarrow{\Delta} N_2O\uparrow + 2H_2O$$

铵盐中硝酸铵和硫酸铵被大量用在农业中，用于农作物的氮肥。由于硝酸铵受热易分解，产生大量的气体和热，因此也被用于炸药制造中。

2. 氮的氧化物

氮的氧化物有很多种，按氮的氧化值从 +1 到 +5 为一氧化二氮（N_2O）、一氧化氮（NO）、三氧化二氮（N_2O_3）、二氧化氮（NO_2）、五氧化二氮（N_2O_5）。NO 为无色气体，NO_2 为红棕色气体，均有毒性。NO_2 与水反应生成硝酸与 NO，与强碱溶液生成硝酸盐与亚硝酸盐的混合物。

$$3NO_2 + H_2O \longrightarrow 2HNO_3 + NO$$

$$2NO_2 + 2NaOH \longrightarrow NaNO_3 + NaNO_2 + H_2O$$

3. 氮的含氧酸

（1）**硝酸及其盐** 硝酸是一种重要的无机酸，在工业上用途广泛。目前工业上普遍采用氨催化法制取硝酸。纯的硝酸是无色的黏稠液体，实验室常用的浓硝酸含 HNO_3 约 69%。由于硝酸具有较强的挥发性，当 HNO_3 含量超过 86% 时会产生白烟，被称作发烟硝酸。浓硝酸不稳定，受热或光照情况下会发生分解，因此浓硝酸中会溶解分解的 NO_2 从而带有黄色或红棕色。

$$4HNO_3 \longrightarrow 4NO_2\uparrow + O_2\uparrow + 2H_2O$$

硝酸是一种强酸，但是具有强的氧化性，因此不能用硝酸来制取氢气。硝酸可以把很多非金属单质氧化为对应的氧化物或含氧酸，例如碳单质被硝酸氧化为二氧化碳。

$$3C + 4HNO_3 \longrightarrow 3CO_2\uparrow + 4NO\uparrow + 2H_2O$$

金属与硝酸的反应情况比较复杂，与金属的种类和硝酸的浓度都会有关系。铁（Fe）、铝（Al）等金属可以溶于稀硝酸但是不溶于浓硝酸，是因为浓硝酸会氧化这些金属的表面，形成一层致密的氧化膜，使金属单质不能再接触到硝酸而继续发生反应，这被叫作浓硝酸的钝化作用。Cu与不同浓度的硝酸反应方程式如下。

$$Cu + 4HNO_3(浓) \longrightarrow Cu(NO_3)_2 + 2NO_2\uparrow + 2H_2O$$
$$3Cu + 8HNO_3(稀) \longrightarrow 3Cu(NO_3)_2 + 2NO\uparrow + 4H_2O$$

硝酸盐在工业和农业中很常用，如硝酸钾、硝酸钙、硝酸铵等。固体硝酸盐高温时分解出氧气，与可燃物混合可制备炸药，也可利用不同金属的焰色反应将硝酸盐应用于焰火中。

（2）亚硝酸盐　亚硝酸很不稳定，常以亚硝酸盐的形式存在。亚硝酸盐大多是无色或白色的，有毒，是致癌物质，在腌制肉制品、泡菜及变质的蔬菜中含量较多。亚硝酸钠可用于生产有机染料。

第四节　碳元素

一、碳单质

碳是元素周期表中第ⅣA族的元素，是碳族元素中最常见、分布最广的元素，也是有机物所必需的元素。碳族元素包括碳、硅、锗、锡、铅，除碳、硅是非金属元素外，其他元素为金属元素。

碳元素

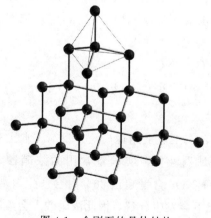
图4-1　金刚石的晶体结构

碳原子的电子构型为$1s^2 2s^2 2p^2$，价层电子数为4，因此能够生成氧化值为+4和+2的化合物，例如CO_2、CO，有时候也能生成氧化值为-4的化合物。这些化合物主要是共价型的。

在自然界中以单质存在的碳有金刚石和石墨，它们是碳的最常见的两种同素异构体。金刚石是原子晶体，其C—C键长为155pm，键能为347.3kJ/mol。其晶体结构如图4-1所示。

最常见的金刚石晶形是八面体和菱形十二面体，无色、透明或微带蓝、黄、褐、灰、黑等色。灰或黑色的圆粒金刚石称为黑金刚石。

质量最好的金刚石密度可达 3.53g/cm³，莫氏硬度 10，是已知物质中硬度最高的。金刚石自古就是最名贵的宝石，以透明、无瑕疵、无色或微蓝为上品。其加工成品称为钻石。除少量宝石级晶体外，金刚石主要用作精细研磨材料、高硬切割工具、各类钻头和红外光谱仪部件等。金刚石加热到 1000℃时，可缓慢转化为石墨。

石墨由堆叠的石墨烯层组成，是标准条件下最稳定的碳单质形式，可用于制造铅笔、电极、润滑剂等。在每一层石墨烯中，碳原子排列成蜂窝状晶格，C—C 键长为 142pm，面间距为 335pm，层与层之间靠着较弱的范德瓦耳斯力结合，使得石墨烯层很容易相互滑过并分离，从而造就了其顺滑的性质。石墨的声学和热学特性是高度各向异性的，石墨的高热稳定性、导电性和导热性使其广泛用作高温材料加工应用中的电极和耐火材料。在高温高压下，石墨可以转化为金刚石。石墨的晶体结构如图 4-2 所示。

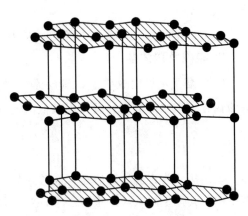

图 4-2 石墨的晶体结构

知识拓展

金刚石与石墨的相互转化

通常情况下，石墨较金刚石更加稳定，金刚石在 1000℃的高温下可以自发缓慢地向石墨转化，并释放出一定的热量。而若要将石墨转化为金刚石，则需要更高的温度（2700℃）和极高的压力（13GPa）。如果在催化剂（如 Fe，Cr，Pt 等）存在的情况下，也需要 2000℃的高温及 500MPa 的压力。金刚石和石墨的相互转化是一种化学变化，但是并不是因为分子结构发生变化，它们是原子晶体，所以是晶体结构发生了变化。由于天然金刚石的产量十分有限，尽管人工合成金刚石的难度很大，产量也不高，但也是金刚石的重要来源之一。

二、重要的含碳化合物

1. 一氧化碳和二氧化碳

一氧化碳（CO）和二氧化碳（CO_2）都是碳的常见氧化物，均为无色无味的气体。CO 是碳在氧气不充分的条件下燃烧生成的，当氧气充足时则会生成 CO_2，其反应方程式如下：

$$C(s) + 1/2 O_2(g) \longrightarrow CO(g)$$
$$C(s) + O_2(g) \longrightarrow CO_2(g)$$

CO 具有一定的还原性，可以用来将金属氧化物还原为金属单质。

$$CO + CuO \longrightarrow CO_2 + Cu$$

CO 也可以燃烧生成 CO_2，是一种重要的化工原料和燃料。CO 的毒性很大，它能够与血液中的血红蛋白结合生成稳定的配合物，使血液失去输送氧气的能力，并且其结合能力远强于氧气，从而导致中毒缺氧，甚至心肌坏死，直至死亡。

CO_2 是大气中自然存在的气体，含量约为 0.03%（体积分数）。固态的 CO_2 俗称干冰，是分子晶体，常用于食物的低温保存。点燃的金属镁可以与 CO_2 反应生成氧化镁和碳单质。

$$2Mg+CO_2 \longrightarrow 2MgO+C$$

2. 碳酸及碳酸盐

CO_2 溶于水可生成碳酸，碳酸是一种二元弱酸，在水中分步电离出少量氢离子。碳酸仅存在于水溶液中，且仅以较低浓度存在，一旦浓度增大便会分解出游离的 CO_2。

$$H_2CO_3 \rightleftharpoons HCO_3^- + H^+$$

$$HCO_3^- \rightleftharpoons CO_3^{2-} + H^+$$

碳酸盐分为正盐（碳酸盐）和酸式盐（碳酸氢盐）两种类型。碱金属碳酸盐一般易溶于水，其他金属碳酸盐难溶于水，对于难溶的碳酸盐，通常其酸式盐的溶解度会较大一些，而易溶的盐则反之。常见的碳酸盐有碳酸钠（纯碱）、碳酸氢钠（小苏打）、碳酸钙（石灰石）、碳酸铵等。

一般来说，碳酸、碳酸盐、碳酸氢盐的热稳定性顺序是：

$$碳酸盐 > 碳酸氢盐 > 碳酸$$

3. 碳的卤化物

碳的卤化物可以用 CX_4 来表示，X 可以指代 F、Cl、Br、I，其中 CF_4 是气体，CCl_4 是液体，CBr_4 和 CI_4 是固体。化学实验中常用 CCl_4 作为溶剂，可以溶解很多非极性或低极性的物质，也可以用于洗除油脂。同时 CCl_4 不能燃烧，也可以用作灭火剂。

4. 碳化物

大多数碳化物是碳和金属在高温反应下生成的，常见的如 CaC_2，可以与水反应生成乙炔。

$$CaC_2 + 2H_2O \longrightarrow Ca(OH)_2 + C_2H_2 \uparrow$$

第五节　碱金属

碱金属元素位于周期表的 ⅠA 族，包括锂（Li）、钠（Na）、钾（K）、铷（Rb）、铯（Cs）、钫（Fr）6 种元素，由于它们的氧化物的水溶液呈强碱性，所以通称为碱金属。

碱金属和碱土金属

一、钠、钾的物理性质和化学性质

钠和钾都具有银白色的金属光泽，焰色反应时，钠为黄色，钾为紫色（隔着蓝色钴玻璃观察）。它们的密度比水小，可浮在水面上；硬度也较小，可用刀切割，新切开的金属表面呈银白色，均具有良好的导电性。钠和钾的熔点和沸点较低。

钠和钾具有很强的化学活泼性，钾的活泼性比钠更强。

1. 与非金属反应

钠在干燥的空气中燃烧生成过氧化钠。

$$2Na + O_2 \xrightarrow{\text{燃烧}} Na_2O_2$$

常温下钠和钾能与氯气、硫等非金属猛烈反应，生成相应的氯化物、硫化物等。

2. 与水反应

钠和钾与水均剧烈反应并放出氢气。

$$2K + 2H_2O == 2KOH + H_2\uparrow$$

$$2Na + 2H_2O == 2NaOH + H_2\uparrow$$

因此通常将钠和钾保存在干燥的煤油中。

二、钠和钾的重要化合物

1. 过氧化物

过氧化钠是淡黄色固体，过氧化钾是白色固体。它们都能与水反应，生成相应的氢氧化物，并放出氧气。例如：

$$2Na_2O_2 + 2H_2O == 4NaOH + O_2\uparrow$$

过氧化钠和过氧化钾与稀酸反应生成过氧化氢，过氧化氢不稳定，分解放出氧气。例如：

$$Na_2O_2 + H_2SO_4(\text{稀}) == Na_2SO_4 + H_2O_2$$

$$2H_2O_2 == 2H_2O + O_2\uparrow$$

过氧化钠可用于呼吸面具中作为氧气的来源，潜水艇在紧急情况时也可用过氧化钠来供氧。

$$2Na_2O_2 + 2CO_2 == 2Na_2CO_3 + O_2\uparrow$$

2. 硫代硫酸钠

硫代硫酸钠（$Na_2S_2O_3$）俗称海波或大苏打。$Na_2S_2O_3$ 是中等强度的还原剂，与 I_2 作用时，能定量地生成 $Na_2S_4O_6$。这一反应是分析化学氧化还原定量分析的基本反应。

$$2Na_2S_2O_3 + I_2 == Na_2S_4O_6 + 2NaI$$

$Na_2S_2O_3$ 主要用作氰化物和卤素中毒时的解毒剂，也可用作药物制剂中的抗氧化剂。

$$Na_2S_2O_3 + NaCN == Na_2SO_3 + NaSCN$$

$S_2O_3^{2-}$ 有很强的配位作用，$Na_2S_2O_3$ 是常用的配合剂，可作为重金属中毒时的解毒剂。

$Na_2S_2O_3$ 水溶液不稳定，配制 $Na_2S_2O_3$ 水溶液时应使用新煮沸过的冷蒸馏水，并

加入少量 Na_2CO_3 使溶液呈微碱性。

3. 焦亚硫酸钠

焦亚硫酸钠（$Na_2S_2O_5$）常用作药物制剂的抗氧化剂，分析化学和药物分析中可用剩余滴定方式测定其含量。

第六节 碱土金属

碱土金属包括铍（Be）、镁（Mg）、钙（Ca）、锶（Sr）、钡（Ba）、镭（Ra）6 种元素，位于周期表中的ⅡA族。由于钙、锶、钡的氧化物在性质上介于碱性和土性之间，因此又称为碱土金属元素。

一、镁、钙的物理性质和化学性质

镁和钙都是银白色金属，属于轻金属，熔点和沸点较高；都是较活泼的金属元素，表现出较强的还原性，易与氧气、水等化合。

镁的主要用途是制取轻合金，这种合金的特点是硬度和韧性都很大，而密度却很小，广泛用于飞机、导弹和汽车制造工业。另外，镁是很好的还原剂，如铀的冶炼就是用镁作还原剂。钙也可用于制造合金，如含1%钙的铅合金可作轴承材料。镁和钙都是人体必需的元素。

二、镁、钙的化合物

1. 硫酸镁

硫酸镁（$MgSO_4$）又称为泻盐，内服用作缓泻剂和十二指肠引流剂。$MgSO_4$ 注射剂主要用于抗惊厥。

2. 硫酸钙

硫酸钙（$CaSO_4 \cdot 2H_2O$）俗称石膏，加热到160～200℃时，失去大部分结晶水而变成熟石膏。

$$2CaSO_4 \cdot 2H_2O == (CaSO_4)_2 \cdot H_2O + 3H_2O$$

熟石膏粉与水混合成糊状后，很快凝固和硬化，重新变成 $CaSO_4 \cdot 2H_2O$。利用这种性质，熟石膏可以铸造模型和雕像，在医疗外科上用作石膏绷带。

《中华人民共和国药典》（简称《中国药典》）中收录的钙盐类药物主要有葡萄糖酸钙、磷酸氢钙、乳酸钙和氯化钙，用于治疗急性钙缺乏症和慢性钙缺乏症、抗炎、抗过敏，以及作为镁中毒时的拮抗剂。

知识框架

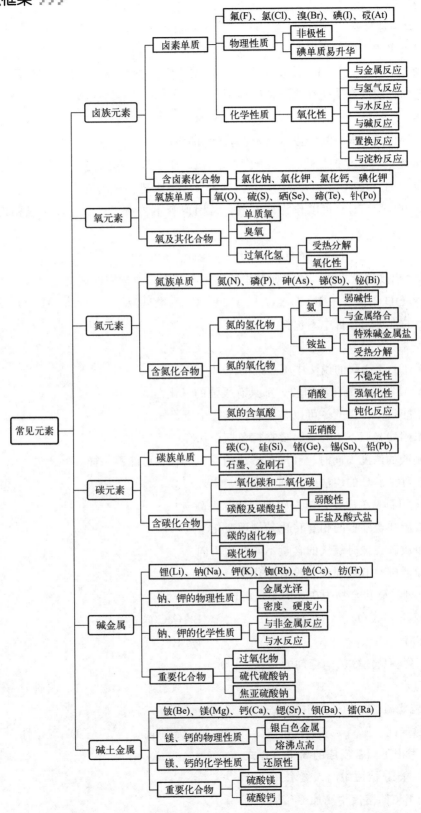

第四章 常见元素及其重要化合物

练习思考

一、单项选择题

1. 双氧水避光保存是因为其具有（　　）。
   A. 强酸性　　B. 挥发性　　C. 不稳定性　　D. 强还原性

2. 下列物质既有氧化性又有还原性的是（　　）。
   A. Na_2S　　B. Na_2SO_4　　C. H_2O　　D. H_2O_2

3. 过氧化氢与 $KMnO_4$ 或 KI 反应时所起的作用是（　　）。
   A. 氧化剂、氧化剂
   B. 还原剂、还原剂
   C. 氧化剂、还原剂
   D. 还原剂、氧化剂

4. 氯仿（$CHCl_3$）可以作为麻醉剂，常因保管不善被空气氧化，生成剧毒物质光气（$COCl_2$）：

$$2CHCl_3 + O_2 \longrightarrow 2HCl + 2COCl_2$$

为防止出现医疗事故，使用前要检验其是否变质，应选用的试剂是（　　）。
   A. NaOH 溶液　　B. 溴水　　C. 酚酞试液　　D. $AgNO_3$ 溶液

5. 氮的常见化合价中不包括（　　）。
   A. -3　　B. $+2$　　C. $+5$　　D. $+6$

6. 下列关于硝酸的说法中不正确的是（　　）。
   A. 硝酸有稀硝酸和浓硝酸，都具有很强的氧化性
   B. 硝酸是一种强酸，可以与金属铁反应生成氢气
   C. 浓硝酸光照下不稳定，要在棕色瓶中保存
   D. 硝酸的浓度不同时，和同种金属的反应产物也可能不一样

7. 下列关于 C 的说法中正确的是（　　）。
   A. 金刚石是单质碳，单质碳的硬度都很高
   B. 石墨和金刚石的相互转化是物理变化
   C. 单质碳燃烧时氧气的含量不同产物不同
   D. 单质碳只有还原性，没有氧化性

8. 下列含碳化合物中在水中不可溶的是（　　）。
   A. $(NH_4)_2CO_3$　　B. $CaCO_3$
   C. $NaHCO_3$　　D. K_2CO_3

9. 下列物质能作为消毒剂的是（　　）。
   A. 氨水　　B. 氮气　　C. 双氧水　　D. 明矾

10. 硫代硫酸钠的性质不包括（　　）。
    A. 稳定性　　B. 氧化性　　C. 还原性　　D. 配位性

二、写出下列各反应的离子方程式

1. 在 NaBr 溶液中滴入氯水。
2. 向 $FeCl_3$ 溶液中滴加 KI 溶液。

3. 在 $FeBr_2$ 溶液中通入少量 Cl_2 气体。

三、简答题

1. 在制备 HBr 和 HI 时能否使用浓硫酸？为什么？应如何改进？
2. N 的常见化合价是哪些？你能各举例出一个化合物吗？

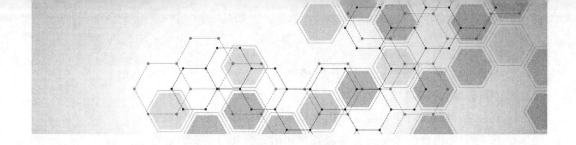

第五章
有机化学概述

任务目标

❖ 知识目标

1. 掌握：有机化合物的特性、分类、表达方式、反应类型。
2. 熟悉：化学和药学的关系。
3. 了解：有机化学的起源和发展。

❖ 能力目标

能独立完成有机化合物结构的书写，正确判断有机反应的类型。

❖ 素质目标

1. 学习科学家的钻研精神和知难而进的品质。
2. 培养学生认真的态度和"咬定青山不放松"的精神。

第一节 有机化学和药物合成

有机化学这一名词由贝采利乌斯（Berzelius）在1806年首次提出。当时普遍认为有机化合物来源于生物体，不能人工合成，无机物也不可能转化成有机化合物，这就是著名的"生命力学说"。

1828年德国化学家维勒（F. Wöhler）无意中发现把氰酸铵溶液加热，很容易得到能从哺乳类动物尿中分离而得的尿素，证实了实验室条件下可以使氰酸铵转化为尿素。实验推翻了"生命力学说"，促进了有机化学的巨大发展。1845年德国化学家科尔贝（Kolbe，A. W.）合成了乙酸，此后一系列有机化合物相继合成。虽然有机化合物被证实并非仅来源于生物体，但有机化学一词沿用至今。

有机化学的不断发展和新的有机物不断合成出来，推动了药物合成的发展。有机化学在医药领域有着举足轻重的地位。在老药改造方面，利用新的组合手段和合成技术，实现药物效果的进一步提升，例如，在前列腺疾病的治疗中，尼鲁米特就是一种运用较早的合成药物。在后来的药物研发过程中，相关技术人员将尼鲁米特当中的硝基进行了合理的替换，使之变成了氰基之后，便出现了一种新型药物——比卡鲁胺。而就针对目前的实际情况来看，恩杂鲁胺作为一种新型的前列腺癌治疗药物，就是通过对尼鲁米特与比卡鲁胺的结构改造研发出来的。因此，通过运用有机化合技术，进行老药的优化改造，能提高药物的疾病治疗效果。

在抗癌药物的研发上，有机合成技术通过选择性地靶向抑制癌细胞的扩散，使抗癌药物的研发实现了重大突破。例如舒尼替尼是利用有机合成实现靶向抑制肿瘤细胞生长的创新药物，它独特的化学结构既可以有效阻断肿瘤生长所需的血液和营养物质，也可以杀死肿瘤细胞，实现病症的缓解，除此之外有机合成技术的市场化运行也使得该药物能够实现大批量生产，从而为新的抗癌药物的研发奠定了基础。

在抗病毒药物的研发领域，现阶段有机合成技术更多是对病毒复制的遏制，有效地避免病毒的侵袭。在抗菌药药物研发领域，合成抗菌类药物能够通过消灭病原性微生物，治疗细菌感染类疾病，例如利奈唑胺作为一种创新抗菌药物，其作用机制是与细菌亚基上的核糖体相结合，并组织形成复合物，从而抑制细菌蛋白质的合成，该药物对于耐药葡萄球菌、万古霉素敏感或耐药肠球菌、青霉素敏感或耐药肺炎链球菌等可以起到很好的抗菌作用。

第二节 有机化合物的基本知识

一、有机化合物的概念

有机化合物的分子中都含碳，多数含氢，常含有氧、氮、卤素、硫、磷等原子。通常把只含碳氢两种元素的化合物称为碳氢化合物或烃，把同时含有其他元素的化合物视为烃类化合物的衍生物。因此，有机化合物定义为碳氢化合物及其衍生物。此外，某些含碳化合物如 CO、CO_2、碳酸盐和金属氰化物等，因其性质类似无机化合物而被归为无机化合物。

二、有机化合物的结构特点

1. 碳原子的共价键

碳元素位于元素周期表第二周期第ⅣA族，处于金属元素和非金属元素的交界位置，最外层有4个电子，电子排布式为 $1s^2 2s^2 2p^2$，因此既不容易得到也不容易失去4个电子形成离子键。碳往往通过与其他元素共用电子对形成四个共价键，再构成化合物。因此，有机化合物中的化学键主要是共价键。

2. 共价键的种类

共价键分为σ键和π键两种类型，区别在于轨道重叠方式不同。σ键的成键轨道沿键轴方向重叠，轴对称，可以沿键轴旋转；σ键轨道重叠程度较大，可以单独存在，键能较大，较稳定；σ键的极化度小。π键的成键轨道平行重叠，面对称，不能沿键轴旋转；π键轨道重叠程度较小，不能单独存在，键能较小，不稳定；π键的极化度较大。

3. 碳原子成键方式

碳原子可以与其他原子如 H、O、N 等原子形成共价键，还能通过共享一对到三对电子与另一个碳原子形成碳碳单键、碳碳双键或碳碳三键。例如：

C—C	C=C	C≡C	C=O
碳碳单键	碳碳双键	碳碳三键	碳氧双键

4. 有机化合物的特性

碳是组成有机化合物的基本元素，由于碳原子的成键特性使得有机化合物的结构和性质具有特殊通性，与无机化合物相比其特点见表 5-1。

表 5-1 有机化合物和无机化合物的一些特点比较

项目	有机化合物	无机化合物	原理	举例
可燃性	大多易燃	不易燃	有机化合物都含有碳	有机物一般在空气中燃烧生成二氧化碳和水
熔、沸点	较低	较高	有机化合物固体多为分子晶体；无机化合物多为离子晶体	环己烷的熔点为6.4℃，沸点为80℃；氯化钠的熔点为801℃，沸点为1465℃
水溶性	难溶于水，易溶于有机溶剂	一般水溶性好	相似相溶；有机物化学键为共价键，无机物多为离子键	有机物多易溶于乙醇、乙醚、丙酮、苯等弱极性或非极性溶剂
导电性	一般不导电	水溶液一般导电	有机化合物为共价键，熔化或水溶液中难以电离或成离子；无机物为离子键，水溶液中易电离	蔗糖溶液、葡萄糖溶液不导电；氯化钠溶液导电
反应速度	反应速度慢	反应速度较快	有机化合物共价键不易解离，速度慢；无机化合物多为离子键断裂和生成，速度快	铁制品生锈；盐酸和氢氧化钠溶液反应
产物复杂性	产物多样，结构复杂	产物单一	有机化合物碳原子之间成键方式等不同，产物分子式相同结构不同；无机化合物分子组成与结构一一对应	有机反应有主产物和很多副产物；无机反应产物较单一

三、有机化合物的分类

有机化合物结构复杂、数目庞大，需要一个完整的系统来分类阐明它们之间的结构、性质和相互联系。有机化合物的性质和结构关系密切，微小的结构差异往往导致截然不同的性质。有机化合物一般有两种分类方法，一种是按照碳原子连接方式（碳架）

分类，另一种是按照官能团分类。

1. 按碳架分类

有机化合物按碳原子的连接方式不同分为以下三类。

- 有机化合物
  - 开链化合物
  - 碳环化合物
    - 脂环化合物
    - 芳香族化合物
  - 杂环化合物

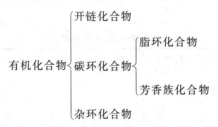

（1）开链化合物 这类化合物的特点是碳原子之间连接成一条首尾不相连的碳链，碳链长短不一，可带有支链。此类化合物最早被发现于动物脂肪中，又被称为脂肪族化合物。例如：

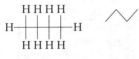

丁烷

（2）碳环化合物 这类化合物的特点是碳原子之间首尾相连形成环状，碳环可有一个或多个。按成键方式不同，又分为脂环化合物和芳香族化合物两类。

① 脂环化合物：碳链首尾相连，呈环状。由于其性质与脂肪族化合物相似，被称为脂环化合物。例如：

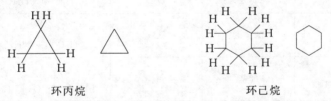

环丙烷

环己烷

② 芳香化合物：碳链首尾相连，含有苯环的特殊环状结构，与脂环化合物性质有较大区别。由于其最初获得于带有芳香气味的物质中，被称为芳香化合物。例如：

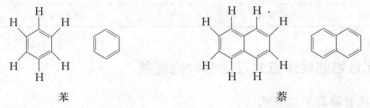

苯

萘

（3）杂环化合物 这类化合物的特点是碳原子和其他原子（称为杂原子，如：N、O、S）组成环状结构。例如：

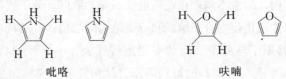

吡咯

呋喃

2. 按官能团分类

官能团也叫功能团，是指有机化合物分子中容易发生某些特征反应，决定化合物性质的原子、原子团及特征的化学结构。例如乙醇中的羟基（—OH）、乙酸中的羧基（—COOH）、乙烯中的双键等。含有相同官能团的化合物往往具有相似的化学性质，按照化合物官能团的不同可以对化合物进行分类研究和学习。常见官能团名称和结构见表 5-2。

表 5-2 常见官能团及其结构

官能团结构	官能团名称	化合物类别	实例结构式	实例名称
$\text{C}=\text{C}$	碳碳双键	烯	$\text{H}_2\text{C}=\text{CH}_2$	乙烯
—C≡C—	碳碳三键	炔	H—C≡C—H	乙炔
—X	卤素	卤代烃	$\text{H}_3\text{C}-\text{Cl}$	一氯甲烷
—OH	羟基	醇（酚）	$\text{C}_2\text{H}_5-\text{OH}$	乙醇
R—O—R′	醚键	醚	$\text{C}_2\text{H}_5-\text{O}-\text{C}_2\text{H}_5$	乙醚
—CHO	醛基	醛	$\text{H}-\overset{\text{O}}{\underset{}{\text{C}}}-\text{H}$	甲醛
$\text{C}=\text{O}$	酮基	酮	$\text{H}_3\text{C}-\overset{\text{O}}{\underset{}{\text{C}}}-\text{CH}_3$	丙酮
—COOH	羧基	羧酸	$\text{H}_3\text{C}-\text{COOH}$	乙酸
$-\overset{\text{O}}{\underset{}{\text{C}}}-\text{NH}_2$	酰胺键	酰胺	$\text{H}_3\text{C}-\overset{\text{O}}{\underset{}{\text{C}}}-\text{NH}_2$	乙酰胺
$\text{R}-\overset{\text{O}}{\underset{}{\text{C}}}-\text{O}-\text{R}'$	酯基	酯	$\text{H}_3\text{C}-\overset{\text{O}}{\underset{}{\text{C}}}-\text{O}-\text{C}_2\text{H}_5$	乙酸乙酯
—NO₂	硝基	硝基化合物	$\text{H}_3\text{C}-\text{NO}_2$	硝基甲烷
—NH₂	氨基	胺	$\text{H}_3\text{C}-\text{NH}_2$	甲胺
—CN	氰基	腈	$\text{H}_3\text{C}-\text{CN}$	乙腈

四、有机化合物的表达方式及同分异构现象

1. 有机化合物的表达方式

碳原子与碳原子之间由于成键方式、连接顺序等不同，使得有些有机化合物具有相同的分子式却有不同结构，结构不同理化性质也就不同。所以，分子式不能用来表达有机化合物的结构，必须用体现化合物分子组成和分子结构的结构式、结构简式和键线式。

（1）结构式　将原子与原子之间的键用短线代表，一个短线代表一个键。原子之间的双键或三键用两个或三个平行的短线表示。结构式非常完整形象地表示了组成一个分子的原子种类、数目、相互连接方式和连接顺序，但书写比较烦琐。

（2）结构简式　在结构式的基础上，省略氢原子与碳原子和其他原子的短线，将

多个氢原子合并书写,称为结构简式。结构简式具备结构式非常完整表示分子组成原子种类、数目、结构的特点,书写上较结构式简便,在有机化学中比结构式应用更广泛。

(3)**键线式** 在结构式的基础上,用短线以近似的键角相连接表示碳原子之间的共价键,省略掉碳原子和与其相连接的氢原子符号,只写出其他原子如O、N、S等符号,这种表达方式称为键线式。键线式的每个顶点和端点都代表一个碳原子。

分子式、结构式、结构简式、键线式示例见表5-3。

表5-3 分子式、结构式、结构简式和键线式

名称	分子式	结构式	结构简式	键线式
丁烷	C_4H_{10}	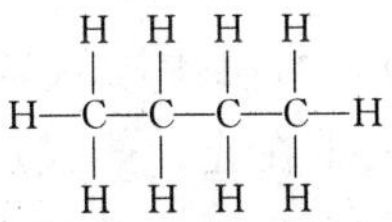	$CH_3CH_2CH_2CH_3$	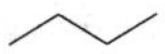
1-丁烯	C_4H_8	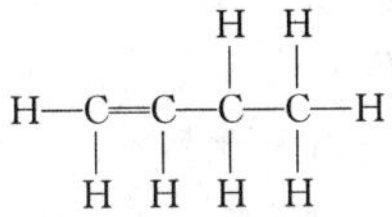	$H_2C=CHCH_2CH_3$	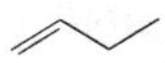
乙醇	C_2H_6O	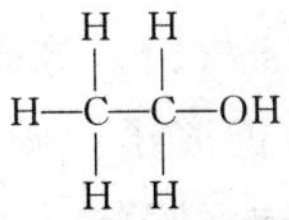	CH_3CH_2OH	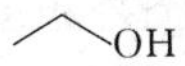
环己烷	C_6H_{12}	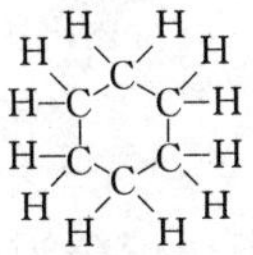	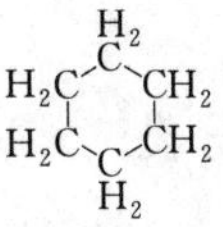	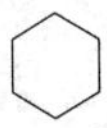
苯环	C_6H_6	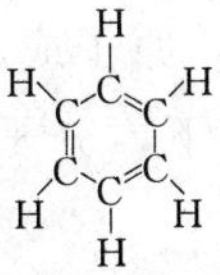	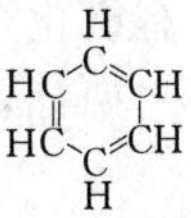	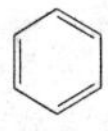

2. 有机化合物的同分异构现象

有机化合物数目庞大,种类繁多,究其原因与碳原子数目、排列方式、排列顺序和成键方式不同有关。例如具有相同分子式的 C_2H_6O 存在以下两种不同结构:

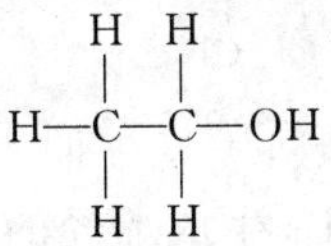

乙醇 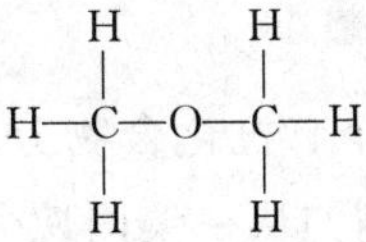　　　　　　乙醚

碳原子的不同连接方式会随着碳原子数目增多迅速增加。例如分子式 C_5H_{12} 可以写出三种不同结构

正戊烷　　　　　　异戊烷 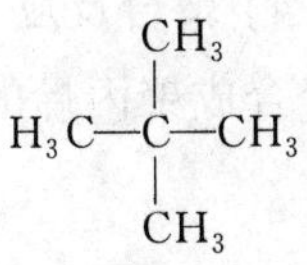　　　　　　新戊烷

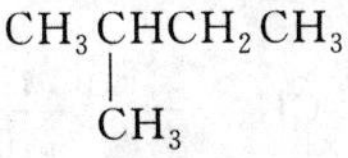

上述分子式相同而结构不同的现象被称为同分异构现象。具有相同分子式不同结构的化合物互称为同分异构体。

五、有机化合物的反应类型

1. 按反应历程分类

反应历程是指对某个化学反应逐步变化过程的详细描述，有助于理解复杂有机化学反应，这里只简单介绍共价键断裂的主要方式。有机反应涉及化合物旧键断裂和新键形成，断裂方式主要分两种：均裂和异裂。

（1）**均裂** 有机反应中形成共价键的一对电子随着共价键断裂均等分开，形成两个中性碎片的过程，称为均裂。均裂一般发生在光、热或过氧化物存在的条件下，生成的带单电原子或原子团称为自由基或游离基。生成自由基的反应多为链式反应，反应发生后迅速进行，直至反应结束。如下式所示：

$$A:B \longrightarrow A\cdot + B\cdot$$

（2）**异裂** 有机反应中形成共价键的一对电子随着共价键断裂非均等分开，形成两个带相反电荷碎片的过程，称为异裂。异裂反应又称为离子型反应，带正电荷的碳原子称为碳正离子，带负电荷的碳原子称为碳负离子。碳负离子和碳正离子都非常不稳定，会迅速引发反应，只能作为反应中间体存在瞬间。

$$A:B \longrightarrow :A^- + B^+$$

2. 按反应形式分类

按反应物和生成物的组成和结构进行分类，可分为以下五类。

（1）**取代反应** 有机化合物发生反应后，原子或原子团被其他原子或原子团替代的反应称为取代反应。例如甲烷在光照条件下，分子中的氢原子被卤素原子取代的反应。

$$CH_4 + Cl_2 \xrightarrow{\text{紫外线}} CH_3Cl + HCl$$

（2）**加成** 有机化合物与另一化合物反应生成一种加成产物的化学反应称为加成反应。例如乙烯和氢气的反应。

$$H_2C=CH_2 + Cl_2 \longrightarrow \underset{\underset{Cl}{|}}{H_2C}-\underset{\underset{Cl}{|}}{CH_2}$$

（3）**消除** 从一个有机化合物分子中消去一个简单分子而生成不饱和化合物的反应，称为消除反应。例如从一溴丙烷分子中消去 HBr 生成烯烃的反应。

$$CH_3\underset{\underset{H}{|}}{CH}-\underset{\underset{Br}{|}}{CH_2} \xrightarrow[\text{乙醇}]{\text{NaOH}} CH_3CH=CH_2 + HBr$$

（4）**聚合反应** 由低分子结合成较大分子（高分子）的反应称为聚合反应。例如丙烯聚合成聚丙烯的反应。

$$n\,CH_2=\underset{\underset{CH_3}{|}}{CH} \xrightarrow[\text{高温、高压}]{\text{催化剂}} {\left[CH_2-\underset{\underset{CH_3}{|}}{CH}\right]}_n$$

（5）**重排反应** 有机化合物自身稳定性较差，在常温常压下或在其他因素影响下，分子中的某些基团发生转移或碳原子骨架发生改变的反应称为重排反应。

$$\text{环戊酮} + N_3\text{—}\text{—}\text{—}\text{—OH} \xrightarrow{H^+} \text{N-(3-羟丙基)-2-哌啶酮}$$

第三节　有机化学实训的一般知识

　　有机化学实训教学是药用基础化学教学的重要组成部分，目的是训练学生掌握有机化学实验的基本技能，传授基础知识，验证有机化学中所学的理论，培养学生正确选择有机化合物的合成、分离与鉴定的方法以及分析和解决实验中所遇到的问题的思维和动手能力。同时它也是培养学生理论联系实际的作风，实事求是、严格认真的科学态度与良好工作习惯的一个重要环节。

一、有机化学实训室基本要求

　　为了保证实训课正常、有效、安全地进行，保证实训的教学质量，学生必须遵守以下规则。

　　① 实训前必须认真预习，阅读实训教学内容，掌握实训所依据的基本理论，明确需要进行测量、记录的数据，了解所用的仪器的性能和使用方法，思考实训内容和思考题，并做好预习报告。

　　② 进入实训室要统一穿实验服。不得穿拖鞋、背心等暴露过多的服装进入实训室，实训室内不得吸烟和吃喝东西。

　　③ 实训开始后，先检查、搭设准备好仪器，经指导老师检查合格后，方可进行下一步操作。在每一步操作前，想好操作的目的、意义，实训中的关键步骤、难点及易导致实训失败的注意事项。实训中严格按操作规程操作，如要改变，必须经指导老师同意。

　　④ 实训时要认真操作，严格控制实训条件，仔细观察实训对象，按照要求如实、详细记录原始数据，实训完毕离开实训室前，原始记录需交给指导老师检查。

　　⑤ 按时写出符合要求的实训报告。如有产品，放置到指定地点，统一回收保管，不得随意弃置。

　　⑥ 在实训过程中，不得大声喧哗，不得擅自离开实训室。注意保持实训室的环境卫生。

　　⑦ 液体样品一般在通风橱中量取，固体样品一般在称量台上称取。公用仪器用完后，放回原处，并恢复原样；药品取完后，及时将盖子盖好，保持药品台清洁。废液和固体废物应倒在相应收集处，千万不要倒在水池中，以免堵塞或腐蚀管路。

　　⑧ 实训结束后，将个人实训台面打扫干净，仪器洗、挂（放）好，拔掉电源插头。请指导老师检查、在实训记录上签字后方可离开实训室。值日生待做完值日后，再请指

导老师检查、签字。离开实训室前应检查水、电、气是否关闭。

⑨ 仪器损坏应如实填写破损单，并按规定酌情赔偿。

二、有机化学实训室安全知识

实训中经常使用的有机试剂和溶剂大多易燃、易爆，而且具有一定的毒性。因此，防火、防爆、防中毒是化学实训中尤其需要注意的问题。有机化学实训使用的玻璃仪器易裂、易碎，容易引发割伤、起火等各种事故；还有电气设备和煤气等，如果使用不当也易导致触电或火灾。因此，进行有机化学实训必须树立安全第一的思想，切忌麻痹大意，要充分预习，认真操作，严格遵守实训规则，加强安全观念，树立环保意识，并熟悉实训中用到的药品和仪器的性能，这样才能有效地避免事故的发生，维护人身和实训室的安全，确保顺利完成实验。

为了防止事故的发生或在事故发生后能及时处理，应了解以下安全知识，并切实遵守。

1. 实训室安全注意事项

① 进入实训室后应仔细检查仪器是否有破损，掌握正确安装仪器的要点，并记清水、电、气的管线开关和标记，保持清醒头脑，避免违规操作。

② 实训中仔细观察，认真思考，如实记录，并经常注意反应是否正常，有无碎裂或漏气的情况，及时排除各种事故隐患。

③ 有可能发生危险的操作，应采取防护措施进行操作，如戴防护手套、眼镜、面罩等，有的操作应在通风橱内进行。

④ 常压蒸馏、回流和反应，禁止用密闭体系操作，一定要保持与大气相通。

⑤ 易燃、易挥发的溶剂不得在敞口容器中加热，应该用水（油）浴加热的不得直接用火加热。加热的玻璃仪器外壁不得含水珠，也不能用厚壁玻璃仪器加热，以免破裂引发事故。

⑥ 各种药品需要妥善保管，不得随意遗弃或丢失。对于实训中的废气、废渣、废液，要按环保规定处理，不能随意排放。有机废液应集中收集处理，尽量回收利用，树立环境保护意识和绿色化学理念。

⑦ 正确使用温度计、玻璃棒和玻璃管，以免玻璃管、玻璃棒折断或破裂而划伤皮肤或使水银泄漏。

⑧ 熟悉消防器材的存放位置和正确使用方法。

⑨ 实训结束后，要仔细关闭好水、电、气及实训室门窗，防止其他意外事故的发生。

2. 实训室事故的处理

（1）**割伤的处理** 如果不慎发生割伤事故要及时处理。先将伤口处的玻璃碎片取出，若伤口不大，用蒸馏水洗净伤口，再涂上碘酒，使用干净的纱布包扎好。伤口较大或割破了主血管，则应用力按住主血管，防止大出血，及时送医院治疗。

（2）**灼伤的处理** 被碱灼伤时，先用大量的水冲洗，再用1%～2%的乙酸或硼酸溶液冲洗，然后再用水冲洗，最后涂上烫伤膏；被酸灼伤时，先用大量的水冲洗，然后用1%的碳酸氢钠溶液清洗，最后涂上烫伤膏；被热水烫伤时，一般在患处涂上红花油，然后擦烫伤膏。

（3）着火　一旦着火，应沉着冷静地及时采取正确措施，控制事故的扩大。首先，立即切断电源，移走易燃物。然后，根据易燃物的性质和火势采取适当的方法进行扑救。地面或桌面着火，如火势不大，可用淋湿的抹布来灭火；反应瓶内有机物着火，可用石棉板盖上瓶口，火即熄灭；身上着火时，切勿在实训室内乱跑，应就近卧倒，用石棉布等把着火部位包起来，或在地上滚动以熄灭火焰。

（4）中毒　化学药品大多具有不同程度的毒性，产生中毒的主要原因是皮肤或呼吸道接触有毒药品。在实训中若发生中毒，应让中毒者及时离开现场，到通风好的地方，严重者应及时送往医院。

三、常用试剂的规格

化学试剂的种类很多，世界各国对化学试剂的分类和分级的标准不尽一致，国际纯粹与应用化学联合会（IUPAC）将化学标准物质依次分为A～E，其中C级和D级为滴定分析标准，试剂含量分别为（100±0.02）%和（100±0.05）%；E级为一般试剂。我国的化学试剂一般可分为四个等级，其规格和适用范围见表5-4。

表5-4　化学试剂等级、规格和适用范围

等级	中文名称	英文缩写	标签颜色	用途
一级品	优级纯（保证试剂）	G.R.	绿色	纯度很高，适用于精密分析工作和科研工作
二级品	分析纯（分析试剂）	A.R.	红色	纯度仅次于优级纯，适用于多数分析工作和科研工作
三级品	化学纯	C.R.	蓝色	适用于一般分析工作
四级品	实验试剂	L.R.	棕色或其他色	纯度较低，适用于实验室辅助试剂

在分析工作中所选试剂的级别并非越高越好，而是要和所用的方法、实验用水、操作器皿的等级相适应。在通常情况下，分析实验中所用的一般溶液可选用A.R.级试剂并用蒸馏水或去离子水配制。在某些要求较高的工作（如痕量分析）中，若试剂选用G.R.级，则不宜使用普通蒸馏水或去离子水，而应选用二次重蒸水，所用器皿在使用过程中也不应有物质溶出。在特殊情况下，当市售试剂纯度不能满足要求时，可考虑自己动手精制。

四、有机化学常用仪器及其使用

有机化学实训中常用的仪器包括烧瓶、蒸馏头、冷凝管、接收管、分馏柱、分馏头、T形管、熔点测定管、分液漏斗、布氏漏斗、抽滤瓶、保温漏斗等，正确使用这些仪器是十分必要的，部分仪器的主要用途和注意事项如下（见表5-5）。有些仪器如锥形瓶、烧杯、量筒、酒精灯、蒸发皿等在基础化学的实训中已使用，这里不再介绍。

表 5-5 有机化学实训常用普通玻璃仪器

仪器名称	仪器	主要用途	备注
圆底烧瓶	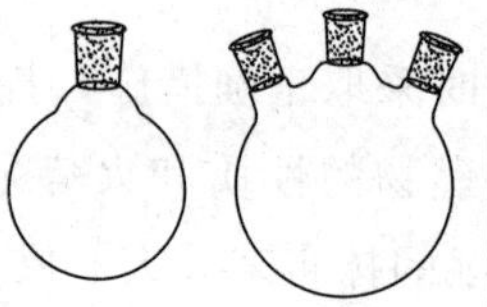	用于反应、回流加热、蒸馏。三口烧瓶主要用于制备	1. 被蒸馏液体体积一般大于1/3并小于2/3 2. 加热需垫石棉网 3. 防止骤冷,以免仪器破损
蒸馏头	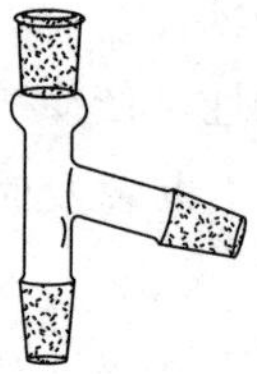	与圆底烧瓶组装后用于蒸馏	上口接温度计,斜口
直形冷凝管	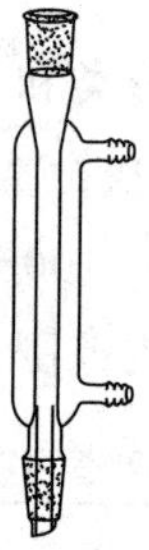	主要用于冷却被蒸馏物的蒸气,被蒸馏物沸点低于140℃	1. 冷凝水从下口进,上口出 2. 加热前,应先通冷凝水
冷凝管	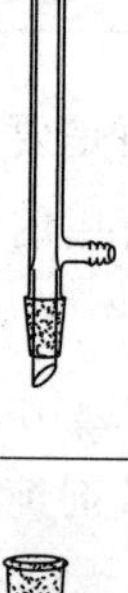	主要用于冷却被蒸馏物的蒸气,被蒸馏物沸点高于140℃	
球形冷凝管	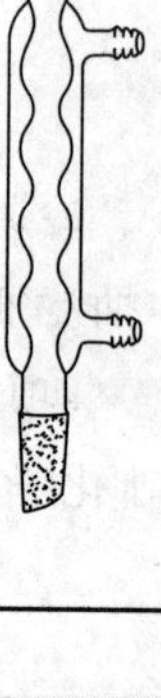	主要用于回流	1. 冷凝管一般竖直放置 2. 冷凝水从下口进,上口出 3. 加热前,应先通冷凝水

续表

仪器名称	仪器	主要用途	备注
接液管	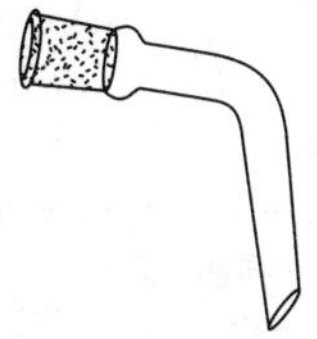	接液管和三角瓶一起作为常压蒸馏收集器,接收经冷凝管冷却后的液体	接液管的小嘴与大气相通,保证体系非密封
真空接液管	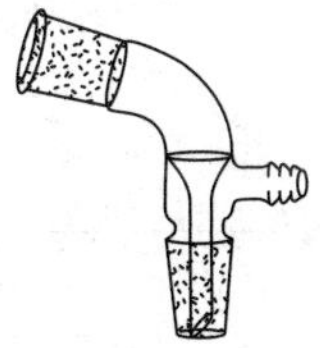	用于减压蒸馏	接液管的小嘴用于抽真空,保证体系封闭
分馏头	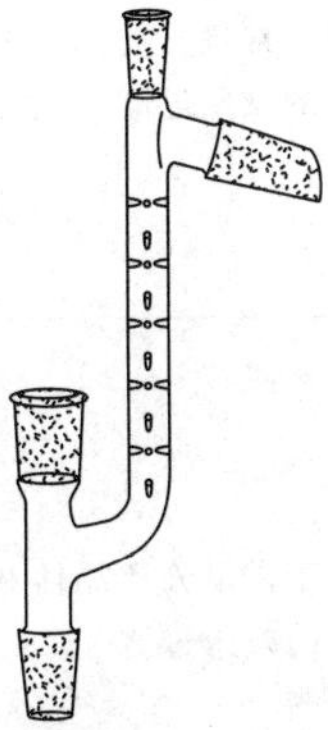	用于分离多组分混合物	分馏头的2个上口分别接毛细管和温度计,斜口直接连接直形冷凝管
T形连接管	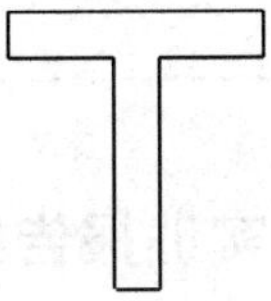	1. 用于水蒸气蒸馏装置,主要起连接作用 2. 用于去除冷凝下来的水 3. 体系发生阻塞时可及时放气,以免发生危险	当水蒸气蒸馏完毕时,应先打开T形连接管
熔点测定管	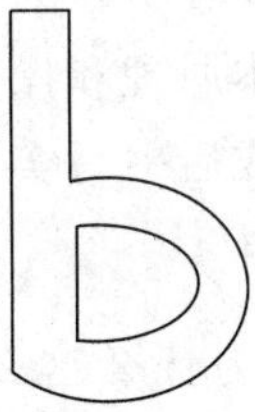	用于测定熔点	1. 传热液要淹没测定管的上管口 2. 应在测定管的侧管末端进行加热
恒压滴液漏斗	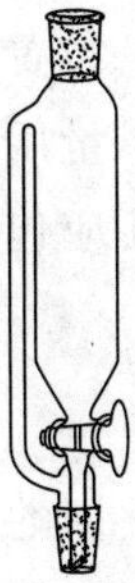	用于有压力的反应体系内,使液体顺利滴加	1. 使用前检漏 2. 盛放的液体总量不能超过总体积的3/4 3. 存放前需在磨口处垫小纸片防止黏结

第五章 有机化学概述

续表

仪器名称	仪器	主要用途	备注
分液漏斗	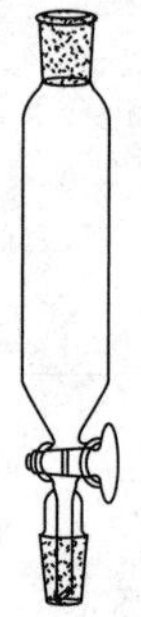	1. 用于分离两种互不相溶的物质 2. 萃取 3. 洗涤某液体物质	1. 使用前检漏 2. 盛放的液体总量不能超过总体积的3/4 3. 下层液体通过活塞放出，上层液体通过漏斗口倒出 4. 存放前需在磨口处垫小纸片防止黏结
布氏漏斗	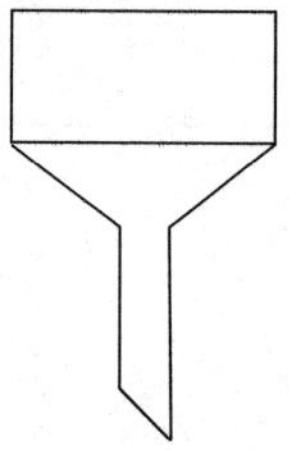	用于常量分离晶体和母液时的减压过滤	1. 漏斗应配合抽滤瓶使用 2. 滤纸应小于漏斗底面，全覆盖小孔 3. 使用前应润湿使滤纸紧贴漏斗底面
抽滤瓶	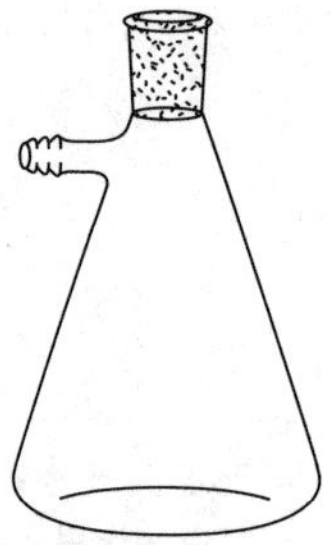	用于常量分离晶体和母液时的减压过滤	抽滤瓶应配合布氏漏斗和真空泵使用

五、有机化学实训预习报告、实训记录和实训报告的书写

有机化学实训是培养学生独立工作能力的重要环节。为了达到预期效果，实训前应做好充分准备，明确实训的目的和要求，领会基本原理和操作技术要点，并简明扼要写出预习报告。实训过程中及时书写记录，实训完成后书写实训报告。

1. 预习报告

预习时应想清楚每一步操作的目的是什么，为什么这么做，有哪些关键步骤和难点，有哪些安全问题。

对于基本操作实训，预习报告应包括实训目的、装置简图、实训基本步骤。对于性质实验，除上述内容外还应包括反应及操作原理，尽量用分子式和反应式来表示。对于制备实训，预习报告除基本操作实训应写内容外，还应包括原料和主产物的重要物理常数及注意事项。

2. 实训记录

实训记录是第一手资料。在实训过程中，需对实训的全过程进行仔细观察。如颜色变化，沉淀或气体生成，固体溶解情况，加热前后温度等的变化等都应及时记录。同时

还应记录相关数据，以便计算最终产率等。

3. 实训报告

这部分应在课后完成。实训报告一般包括六部分：实训目的，实训原理，实训试剂和主要仪器设备，实训步骤，实训结果，讨论。实训完毕后，将预习报告和实训记录加以整理，写出本次实训的实训报告。

知识拓展

有机化学在医药领域的应用历史

早在公元前 1600 年，古埃及人就记载了糖类药物强心苷的使用方法：小剂量加强心肌收缩和脉搏跳动；大剂量会造成心跳停止。我国的植物资源丰富，中草药的应用历史悠久，一直被用于治疗各种疾病。现代有机化学工作者通过提取、分离，研究中草药的有效成分，再根据有效成分的理化性质分析寻找类似成分，并进一步通过人工合成和结构修饰扩大药源，创造出高效低毒新药。

知识框架 >>>

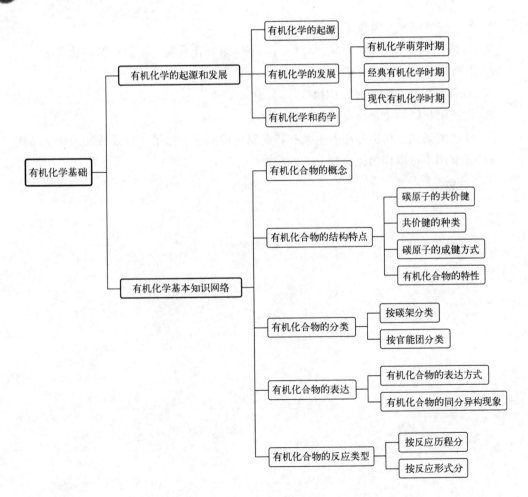

练习思考

一、判断题

1. （   ）一个 C 原子核外有 6 个电子,可以形成 6 个共价键。
2. （   ）共价键有 σ 键和 π 键两种。
3. （   ）有机化合物按碳架分类可分为链状化合物和杂环化合物两种。
4. （   ）烯烃中含有的官能团是烯键。
5. （   ）同分异构体是具有相同分子式和相同结构的不同化合物。

二、单项选择题

1. 首次在实验室证实有机物可以由无机物合成的化学家是（   ）。

   A. 道尔顿　　　　B. 门捷列夫　　　　C. 维勒　　　　D. 凯库勒

2. 有机化合物是指（   ）及其衍生物。

   A. 碳氧化合物　　B. 氢氧化合物　　C. 氮氧化合物　　D. 碳氢化合物

3. 有机化合物的特点不包括（   ）。

   A. 容易燃烧　　　　　　　　　　B. 反应速度快

   C. 副反应多　　　　　　　　　　D. 熔点和沸点较低

4. 苯环按照碳架分类属于（   ）。

   A. 开链化合物　　B. 环状化合物　　C. 杂环化合物　　D. 脂环化合物

5. 下列关于官能团的说法正确的是（   ）。

   A. 所有有机化合物都有官能团

   B. 官能团相同的化合物有相似的物理性质

   C. 官能团是化合物中容易发生某些特定反应的原子、原子团以及特征的化学结构

   D. 官能团不可以作为化合物分类的依据

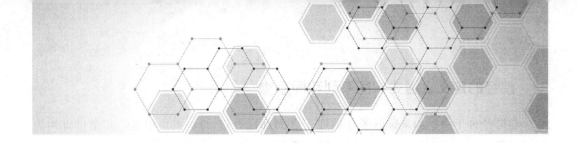

第六章
饱和烃

任务目标

知识目标

1. 掌握：烷烃、环烷烃的结构、命名及性质。
2. 熟悉：烷烃、环烷烃的分类及异构现象。
3. 了解：烷烃、环烷烃在药学中的应用。

能力目标

能独立完成烷烃、环烷烃结构的命名及结构式书写，正确判断烷烃、环烷烃化学反应生成的产物。

素质目标

1. 通过烷烃的组成、结构、性质和变化，形成“结构决定性质”的观念。
2. 培养学生从日常生活观察总结的能力。

第一节　烷烃

烃是最简单的有机化合物，更是各种有机化合物的母体，其他各类有机化合物都可以看作是烃的衍生物。根据碳架不同，可以把烃类分为链烃和环状烃两大类。链烃也称开链烃或脂肪烃；环状烃又称闭链烃。链烃又分为饱和链烃和不饱和链烃，环状烃又分为脂环烃和芳香烃。总结如下：

- 烃
  - 链烃
    - 饱和烃(烷烃)
    - 不饱和烃
      - 烯烃
      - 炔烃
  - 环状烃
    - 脂环烃
    - 芳香烃

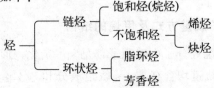

一、烷烃的定义、通式、同系列和同系物

在链烃分子中，如果碳原子和碳原子之间都以单键（C—C）相连，其余价键均为氢原子所饱和，这类化合物称为饱和烃，即烷烃。

根据定义，可以写出一些常见简单正烷烃分子式、结构式和结构简式，见表 6-1。

表 6-1 常见简单正烷烃的分子式、结构式和结构简式

n	分子式	结构式	结构简式	名称
1	CH_4	H-C(H)(H)-H	CH_4	甲烷
2	C_2H_6	H-C(H)(H)-C(H)(H)-H	CH_3CH_3	乙烷
3	C_3H_8	H-C(H)(H)-C(H)(H)-C(H)(H)-H	$CH_3CH_2CH_3$	丙烷
4	C_4H_{10}	H-C(H)(H)-C(H)(H)-C(H)(H)-C(H)(H)-H	$CH_3CH_2CH_2CH_3$	正丁烷
5	C_5H_{12}	H-C(H)(H)-C(H)(H)-C(H)(H)-C(H)(H)-C(H)(H)-H	$CH_3CH_2CH_2CH_2CH_3$	正戊烷
6	C_6H_{14}	H-C(H)(H)-C(H)(H)-C(H)(H)-C(H)(H)-C(H)(H)-C(H)(H)-H	$CH_3CH_2CH_2CH_2CH_2CH_3$	正己烷

通式是指一类物质通用的分子式，它能代表这类物质中的每一个分子。从表 6-1 中可以看出，烷烃的通式为 C_nH_{2n+2}（n 为正整数）。这种具有同样的通式，且结构与性质相似的一系列化合物称为同系列。同系列中的化合物互称为同系物。烷烃的同系列中，从甲烷开始，化合物每增加一个碳原子，就相应增加两个氢原子，这种相邻两个同系物的组成上相差一个定数称为系列差，故烷烃的系列差为 CH_2。同系列中各同系物的结构和化学性质都比较相似，物理性质随着碳原子数目的增加呈现规律性变化。

二、烷烃的结构

1. 烷烃分子中碳原子成键方式及甲烷的结构

杂化轨道理论认为，烷烃分子中碳原子都是 sp^3 杂化，形成 4 个完全相同的 sp^3 杂化轨道，这 4 个 sp^3 杂化轨道均含有 1/4 s 轨道成分和 3/4 p 轨道成分，同时轨道的电

子云由原来的球形 s 电子云和哑铃形 p 电子云变为一头大、一头小的形状，这样在形成共价键时可以增加 sp^3 轨道与其他原子轨道重叠的程度，增强成键能力，使形成的共价键更加稳定。4 个 sp^3 杂化轨道对称地分布在碳原子核周围，形成正四面体构型。

烷烃分子中，碳原子分别与另外 4 个原子（C 原子或 H 原子）以 σ 键相连，σ 键是电子云沿着对称轴方向"头碰头"以最大程度重叠，这样形成的共价键其电子云呈近似圆柱形对称分布，当成键的两个原子绕对称轴作相对旋转时，不影响共价键的电子云分布，即不会破坏 σ 键，因此 C—C 单键可认为能"自由"旋转。

烷烃分子中的 C—H 键是碳原子的 sp^3 杂化轨道与氢原子的 s 轨道重叠形成 σ 键；C—C 键是由两个碳原子的 sp^3 杂化轨道重叠形成 σ 键，虽然形成的 C—C σ 键和 C—H σ 键的排斥力略有不同，但烷烃碳链上的键角仍等于或接近 109.5°，C—C 和 C—H 键长分别约为 153pm 和 109pm。

甲烷是最简单的烷烃，通过实验证明，甲烷的分子式为 CH_4，其分子的空间构型为正四面体，碳原子位于正四面体中心，4 个氢原子位于正四面体四个顶点。在甲烷分子中，4 个 C—H 键长及键能完全相等，键角均为 109.5°，键长为 109pm，甲烷分子空间结构如图 6-1。

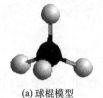
(a) 球棍模型

(b) 比例模型

甲烷分子的形成

图 6-1　甲烷分子的球棍模型和比例模型

2. 烷烃的同分异构现象

分子式相同而结构式不同的现象称为同分异构现象。具有相同分子式而结构式不同的化合物互称为同分异构体。在链烃的同系列中，4 个碳原子以上的化合物都有异构现象。

分子中碳原子的连接次序或方式不同产生的异构现象叫作碳链异构。具有同一分子式，但原子间连接顺序不同的同分异构体，属于构造异构体。例如，分子式为 C_4H_{10} 的丁烷，因碳原子之间的连接方式不同可形成 2 种碳链异构体，即正丁烷和异丁烷：

$$CH_3-CH_2-CH_2-CH_3 \qquad\qquad \begin{array}{c} CH_3-CH-CH_3 \\ | \\ CH_3 \end{array}$$

正丁烷（沸点：-0.5℃）　　　　　　　异丁烷（沸点：-10.2℃）

分子式为 C_5H_{12} 的戊烷有 3 种碳链异构体，它们的构造如下：

$$CH_3-CH_2-CH_2-CH_2-CH_3 \qquad \begin{array}{c} CH_3-CH-CH_2-CH_3 \\ | \\ CH_3 \end{array} \qquad \begin{array}{c} CH_3 \\ | \\ CH_3-C-CH_3 \\ | \\ CH_3 \end{array}$$

正戊烷（沸点：36.1℃）　　　异戊烷（沸点：28℃）　　　新戊烷（沸点：9.5℃）

烷烃分子含碳原子数目越多，则连接方式也就越多。因此，随着碳原子数目的增加，异构体的数目也增加得很快。己烷（C_6H_{14}）有 5 个同分异构体，庚烷（C_7H_{16}）有 9 个，而癸烷（$C_{10}H_{22}$）有 75 个，二十碳烷有 336319 个。烷烃异构体数目没有计算通式，但在 20 世纪 30 年代初已有学者用数学方法推算出来一个烷烃分子式究竟有多少个异构体，其推导步骤如下。

① 首先写出烷烃的最长直链结构。如己烷（C_6H_{14}）最长的直链式为（省略了 H 原子）：C—C—C—C—C—C。

② 再写出比最长直链式少一个碳原子的直链，把剩下的一个碳原子（即甲基）作为支链加到直链上，并依次变动加在直链上的位置，去掉重复的结构（省略了 H 原子）：

$$\begin{array}{c}\text{C—C—C—C—C}\\|\\ \text{C}\end{array} \qquad \begin{array}{c}\text{C—C—C—C—C}\\\quad\quad|\\\quad\quad\text{C}\end{array}$$

③ 写出比步骤②再少一个碳原子的直链，把剩下的两个碳原子作为支链分别或一起加到直链上，并去掉重复的结构，由此可以得到己烷一共有 5 个同分异构体（省略了 H 原子）：

$$\begin{array}{c}\text{C—C—C—C}\\|\quad|\\ \text{C}\quad\text{C}\end{array} \qquad \begin{array}{c}\quad\quad\text{C}\\\quad\quad|\\ \text{C—C—C—C}\\\quad\quad|\\\quad\quad\text{C}\end{array}$$

3. 烷烃分子中碳原子的类型

在不同的碳链异构体中，各碳原子所处的位置并不完全相同，碳原子可能与 1 个、2 个、3 个、4 个其他碳原子直接相连，如下列化合物：

$$\overset{1}{CH_3}-\overset{2}{\underset{\underset{\overset{|}{\underset{4}{CH_3}}}{\overset{|}{\overset{3}{CH_3}}}}{C}}-\overset{5}{CH_2}-\overset{6}{\underset{\underset{\overset{8}{CH_3}}{|}}{CH}}-\overset{7}{CH_3}$$

根据碳原子所直接相连的碳原子数目不同，可以将上述化合物中的碳原子分为 4 类（见表 6-2）。

表 6-2 碳原子分类

碳原子类型	结构特点	表示方式	示例
伯碳原子	只与 1 个碳原子直接相连	1°	C^1、C^3、C^4、C^7、C^8
仲碳原子	与 2 个碳原子直接相连	2°	C^5
叔碳原子	与 3 个碳原子直接相连	3°	C^6
季碳原子	与 4 个碳原子直接相连	4°	C^2

与此对应，根据氢原子所直接相连的碳原子类型不同，分别将连接在伯、仲、叔碳上的氢原子称为伯氢原子、仲氢原子和叔氢原子。

三、烷烃的命名

有机化合物数目庞大，结构复杂，如何合理而简便地对有机化合物命名，从而准确而方便地反映其组成和结构,是有机化学的重要学习内容之一。烷烃的命名方法是其他有机化合物命名方法的基础,所以需要特别注意,书写名称时一定要严格和标准。

烷烃常用的有普通命名法和系统命名法,个别物质还有俗名。

1. 普通命名法

普通命名法又称习惯命名法,其基本原则如下。

① 根据分子中碳原子的总数将化合物称为"某烷";"某"是指分子中碳原子的数目,若碳原子数在十以内,用天干字甲、乙、丙、丁、戊、己、庚、辛、壬、癸表示;若碳原子数在十个以上,则用中文数字十一、十二等表示。如:

CH_4	CH_3CH_3	$CH_3CH_2CH_3$	$CH_3CH_2CH_2CH_3$	$CH_3(CH_2)_{10}CH_3$
甲烷	乙烷	丙烷	丁烷	十二烷

② 同分异构体的区分:将词头"正""异""新"加在"某烷"前面,以区分异构体。将直链(不带支链)烷烃称为"正某烷";把碳一链端第2个碳原子上连有1个甲基(—CH_3)且无其他支链的烷烃,称为"异某烷";把碳链一端第2个碳原子上连有两个甲基(—CH_3)且无其他支链的烷烃,称为"新某烷"。例如:

CH_3—CH_2—CH_2—CH_3 CH_3—CH_2—CH_2—CH_2—CH_3

正丁烷   正戊烷

$$CH_3-\underset{\underset{CH_3}{|}}{CH}-CH_3 \qquad CH_3-\underset{\underset{CH_3}{|}}{CH}-CH_2-CH_3$$

异丁烷   异戊烷

$$CH_3-\underset{\underset{CH_3}{|}}{\overset{\overset{CH_3}{|}}{C}}-CH_3 \qquad CH_3-\underset{\underset{CH_3}{|}}{\overset{\overset{CH_3}{|}}{C}}-CH_2-CH_3$$

新戊烷   新己烷

③ 烷基的命名。烷烃分子中去掉一个氢原子所剩下的基团,称为烷基。通常用"R—"来表示,通式是 C_nH_{2n+1}—表示。简单烷基的命名是把它对应烷烃名称中的"烷"字改为"基"字。常见简单的烷基有:

CH_3— CH_3CH_2— $CH_3CH_2CH_2$— $CH_3\underset{\underset{CH_3}{|}}{CH}$—

甲基   乙基   正丙基   异丙基

$CH_3CH_2CH_2CH_2$— $CH_3\underset{\underset{CH_3}{|}}{CH}CH_2$— $CH_3\underset{\underset{CH_3}{|}}{CH}$— $CH_3\underset{\underset{CH_3}{|}}{\overset{\overset{CH_3}{|}}{C}}$—

正丁基   仲丁基   异丁基   叔丁基

普通命名法只适用于结构简单、含碳原子数较少的烷烃,对于结构比较复杂,例如己烷的五个同分异构体,就无法用普通命名法区分。所以,对于比较复杂的烷烃必须使用系统命名法。

2. 系统命名法

为解决有机化合物命名困难的问题,1892年许多国家的化学家在日内瓦国际化学会议上拟定了一种系统的有机化合物的命名方法，其基本精神是体现化合物的系列和结构的特点，称为日内瓦命名法。后经国际纯粹与应用化学联合会（简称 IUPAC）几次修改（最后一次修订是 1979 年），确定了系统命名法的原则，已被各国普遍采用，我国所用的有机化合物系统命名法也是根据 IUPAC 系统的原则，结合我国文字的特点制定的。

系统命名法对于直链烷烃命名和普通命名法基本相同，仅省略"正"字。如：

$$CH_3-CH_2-CH_2-CH_3$$

普通命名法：正丁烷；系统命名法：丁烷。

对于有直链的烷烃，系统命名法的基本原则如下。

（1）选主链　选择最长的碳链作为主链，支链作为取代基。以主链作为母体，根据所含碳原子数目称为"某烷"。若有碳原子数相同的最长碳链，则选含有取代基最多的碳链作为主链。例如：

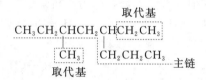

（2）编号　从靠近取代基的一端开始用阿拉伯数字 1，2，3…依次给主链碳原子编号，使取代基编号的位次最小。若主链两端等距离处有 2 个不同的取代基，编号时应使较小的取代基有较小的编号。常见烷基的大小次序为：异丙基＞正丙基＞乙基＞甲基。例如：

$$\overset{1}{C}H_3\overset{2}{C}H_2\overset{3}{C}H\overset{4}{C}H_2\overset{5}{C}H\overset{6}{C}H_2\overset{7}{C}H_3 \quad\quad \overset{1}{C}H_3\overset{2}{C}H_2\overset{3}{C}H\overset{4}{C}H_2\overset{5}{C}H\overset{6}{C}H_2\overset{7}{C}H_3$$
$$\ \ \ \ \ \ \ \ \ \ |\quad\ \ \ \ \ \ \ |\qquad\qquad\qquad\ \ \ \ \ \ \ |\quad\quad\ |$$
$$\ \ \ \ \ \ \ \ \ \ CH_3\ \ \ CH_2CH_3\qquad\qquad\quad CH_3\ \ CH_2CH_3$$

（3）命名　将取代基的位置和名称依次写在母体名称的前面，二者之间用半字线连接。若含有几个相同的取代基，要将他们合并，依次用阿拉伯数字标明位次，位次之间用","隔开，然后将取代基数目用二、三、四……表示写在取代基名称前。若含有几种不同的取代基，则按取代基优先次序由小到大顺序依次列出，不同类型取代基之间用半字线隔开，写在母体名称前面。如：

2,3,4-三甲基己烷　　　　　3-甲基-5-乙基庚烷

四、烷烃的物理性质

有机化合物的物理性质，通常是指物质的状态、沸点、熔点、密度、溶解度、折射率、旋光度和光谱性质等。这些性质在有机化合物的合成、分离提纯以及结构鉴

定等方面都是非常有用的。在烷烃系列化合物中，物理常数随分子量的变化而有规律地变化。

1. 物质的状态

常温常压下，$C_1 \sim C_4$ 的直链烷烃是气体，$C_5 \sim C_{17}$ 的直链烷烃是液体，C_{18} 及以上的直链烷烃是固体。

2. 沸点

直链烷烃的沸点随着分子中碳原子数的增加而呈规律性升高。这是因为分子量越大，分子间接触面积增加，分子间作用力就越大，使之沸腾就需要提供更多的能量，所以沸点就越高。低级烷烃沸点随碳原子数增加明显升高，但随着碳原子数继续增加，沸点升高的幅度逐渐减小。这是因为增加 1 个 CH_2，对于低级烷烃，其分子量变化幅度较大，沸点相差也就大；对高级烷烃而言，增加 1 个 CH_2 分子量变化幅度较小，沸点相差也就小。

含碳原子数目相同的烷烃，其沸点随着支链的增多而降低，是因为随着支链的增多，分子的形状趋于球形，减小了分子间有效接触的面积，从而使分子间的作用力减弱。如戊烷有三种异构体，正戊烷的沸点为 36.1℃，有一个支链的异戊烷为 28℃，有两个支链的新戊烷为 9.5℃。

3. 熔点

直链烷烃的熔点总体上也是随着分子中碳原子数的增加而升高。但与沸点的变化规律有所不同，碳原子数为偶数的烷烃熔点升高幅度比碳原子数为奇数的烷烃要大一些。这是因为含偶数碳原子的烷烃比含奇数碳原子的烷烃对称性好，晶格排列更紧密，分子间作用力更大。

4. 密度

随着碳原子数的增加，直链烷烃的密度也逐渐增大，但在 $0.8g/cm^3$ 左右趋于稳定。所有烷烃的密度都小于 $1g/cm^3$。烷烃是密度最小的一类有机化合物。

5. 溶解度

烷烃分子属于非极性或弱极性的化合物。根据"相似相溶"的经验规律，烷烃都不溶于水，而易溶于苯、四氯化碳、乙醚等非极性或弱极性的有机溶剂。

五、烷烃的化学性质

烷烃分子中，由于原子之间是以比较牢固的 C—C σ 键和 C—H σ 键结合的，因此相对于其他有机物来说，烷烃在常温下有比较稳定的化学性质，与强酸、强碱、强氧化剂等都不发生化学反应。但是，烷烃的稳定性是相对的，在适当条件下，如光照、加热、催化剂的作用下，烷烃也能与一些试剂发生化学反应。

1. 氧化反应

有机化学中的氧化一般是指在分子中加入氧或从分子中去掉氢的反应。烷烃在室温下与氧化剂不发生化学反应，但在空气中可以燃烧，如果氧气充足可以完全生成二氧化碳和水，同时放出大量的热。

$$C_nH_{2n+2} + \left(\frac{3n+1}{2}\right)O_2 \xrightarrow{燃烧} nCO_2 + (n+1)H_2O + Q$$

烷烃燃烧反应的重要应用是在于它能提供的热能。生活及工业中的应用如天然气、汽油、柴油等都是利用了烷烃的燃烧反应产生的热能。

但气体烷烃与空气或氧气混合，会形成爆炸性混合物，如矿井瓦斯爆炸的原因就是一定浓度的甲烷和空气中的氧气在一定温度作用下产生的激烈氧化反应；所谓"爆震"就是汽油在气缸中燃烧时发生爆炸性反应而发出声响。

2. 取代反应

取代反应是指有机化合物分子中的原子或基团被另一原子或基团取代的反应。如被卤素取代的反应就称为卤代反应。

烷烃在光照、高温或催化剂的作用下，可与卤素发生反应。例如：氯气和甲烷混合气体在紫外线作用下或加热到250℃以上时，就可以观察到氯气的颜色会逐渐变浅。这是因为在光照或加热条件下，甲烷与氯气发生了下述反应：

$$CH_4 + Cl_2 \xrightarrow{光照} CH_3Cl + HCl$$
一氯甲烷

$$CH_3Cl + Cl_2 \xrightarrow{光照} CH_2Cl_2 + HCl$$
二氯甲烷

$$CH_2Cl_2 + Cl_2 \xrightarrow{光照} CHCl_3 + HCl$$
三氯甲烷（氯仿）

$$CHCl_3 + Cl_2 \xrightarrow{光照} CCl_4 + HCl$$
四氯甲烷（四氯化碳）

甲烷的氯代反应很难停留在一氯甲烷阶段，一氯甲烷会继续与氯发生取代反应，生成二氯甲烷、三氯甲烷、四氯甲烷，最终反应得到含有4种卤代烃的混合物。在光照条件下，烷烃都能与氯气发生取代反应。

不同卤素与烷烃反应的活性不同。卤素与烷烃的反应活性顺序为：$F_2 > Cl_2 > Br_2 > I_2$。因氟代反应十分剧烈，难以控制，碘代反应难以进行，所以，烷烃的卤代反应一般是指氯代反应和溴代反应。

第二节　环烷烃

烷烃碳链首尾两端的两个碳原子连接在一起形成具有环状结构的烷烃即环烷烃，属于脂环化合物。环烷烃的性质与烷烃相似，也属于饱和烃。

一、环烷烃的分类、命名和结构

1. 环烷烃的分类

根据环烷烃中碳环的数目,可分为单环烷烃、双环烷烃和多环烷烃。单环烷烃根据组成环的碳原子数目又可分为:小环(三元环、四元环),普通环(五元环、六元环),中环(七元环至十二元环),大环(十二元环以上)。

2. 单环烷烃的命名

单环烷烃的命名与烷烃相似,基本原则为:①按照成环的碳原子数目称为"环某烷";②给成环的碳原子编号,使环上取代基位次最小,如只有一个取代基,则其编号应为1。例如:

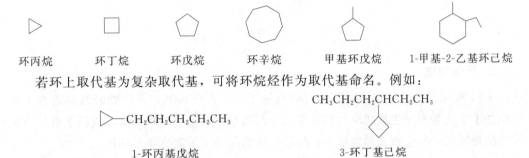

环丙烷　　环丁烷　　环戊烷　　环辛烷　　甲基环戊烷　　1-甲基-2-乙基环己烷

若环上取代基为复杂取代基,可将环烷烃作为取代基命名。例如:

△—CH₂CH₂CH₂CH₃　　　　　CH₃CH₂CH₂CHCH₂CH₃
　　　　　　　　　　　　　　　　　　　|
　　1-环丙基戊烷　　　　　　　　　　3-环丁基己烷

3. 环烷烃的结构与异构

按照价键理论,单环烷烃分子中的 C—C 键都是 σ 键,环上的碳原子都是 sp^3 杂化,环上 C—C 键间的键角应近似为 109°28′。但环丙烷只有三个碳原子成环,其碳原子之间连线的夹角应为 60°。因此,环丙烷环上碳原子形成的 C—C 键不可能是正常的 σ 键。根据现代物理方法测定和量子力学计算,环丙烷分子中两个碳碳键间的键角为 105.5°,同碳上的两个碳氢键间的键角为 114°。开链烷烃中的 σ 键是成键的两个原子轨道沿着核间的轴线方向进行最大程度的重叠,而环丙烷分子中的 C—C σ 键在与原子核间的轴线方向成一定角度的方向上重叠,这样可以满足碳原子 sp^3 杂化轨道的角度。由于弯曲的单键比一般的单键弱,存在很大的角张力,导致环丙烷分子不稳定,容易发生开环反应。

单环烷烃的异构现象,有环大小、取代基位置和数目等不同产生的各种构造异构。在环烷烃分子中,由于 C—C σ 键的存在,限制了单键的自由选择,使环上不同取代基在空间有不同排列,相同基团处于环平面同侧的称为顺式,处于不同侧的称为反式。如:

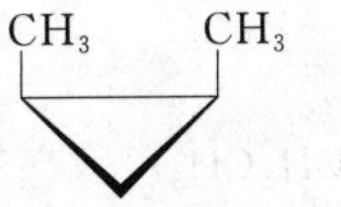

顺-1,2-二甲基环丙烷 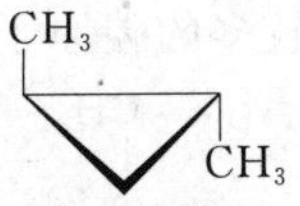　　　　　反-1,2-二甲基环丙烷

这种由于有限制单键自由旋转的因素导致分子中的原子或原子团在空间的排列形式不同而引起的异构现象称为顺反异构,属于立体异构。

二、单环烷烃的性质

单环烷烃的性质

单环烷烃的物理性质与链状烷烃本质相同。如环烷烃熔点、沸点也是随着分子量的增加而增加。环丙烷、环丁烷常温下是气体状态，环戊烷、环己烷等是液体状态，高级烷烃是固体状态。环烷烃都比水轻，不溶于水。

单环烷烃的化学性质也与链状烷烃相似，能发生取代反应。但由于具有环状结构，也有一些不同的化学性质。

1. 取代反应

环烷烃较为稳定，与强酸、强碱、强氧化剂等都不发生化学反应，但在高温或光照下能发生自由基取代反应。例如：

$$\bigcirc + Br_2 \xrightarrow{光照} \bigcirc\text{-}Br + HBr$$

2. 开环加成

（1）**催化加氢** 环烷烃在催化剂的作用下可以开环加氢，开环处的两端碳原子上分别加上1个氢原子生成相应的链状烷烃。环丙烷比较容易开环加氢，碳原子数目较多的环烷烃则很难发生催化加氢反应，环己烷通常条件下不能发生开环加氢。

$$\triangle + H_2 \xrightarrow[80℃]{Ni} CH_3CH_2CH_3$$

$$\square + H_2 \xrightarrow[200℃]{Ni} CH_3CH_2CH_2CH_3$$

$$\pentagon + H_2 \xrightarrow[300℃]{Ni} CH_3CH_2CH_2CH_2CH_3$$

（2）**加卤素、卤化氢** 环丙烷及其衍生物在常温下即可与卤素、卤化氢等发生开环加成反应。环丁烷需要在加热条件下才能与卤素反应。

$$\triangle + Br_2 \xrightarrow{室温} CH_2CH_2CH_2 \atop \quad|\qquad\quad| \atop \;Br\qquad\;Br$$

$$\triangle + HBr \xrightarrow{室温} CH_3CH_2CH_2 \atop \qquad\qquad\;| \atop \qquad\qquad Br$$

$$\square + Br_2 \xrightarrow{加热} CH_2CH_2CH_2CH_2 \atop \;|\qquad\qquad\qquad| \atop Br\qquad\qquad\;\;Br$$

若卤化氢与有取代基的环丙烷衍生物加成，开环发生在含氢最多和最少的两个碳原子之间，氢加在含氢较多的碳原子上。

$$\triangle\text{-}CH_3 + HBr \xrightarrow{室温} CH_3CHCH_2CH_3 \atop \qquad\qquad\;| \atop \qquad\qquad Br$$

综上所述，三元、四元的环烷烃不稳定，较易开环发生加成反应，五元和六元环的环烷烃比较稳定，不易发生开环加成反应，其化学性质与开链烷烃相似。

知识拓展

重要的烷烃

煤矿瓦斯，主要成分为甲烷，赋存于煤炭和围岩当中，称之为煤层气，煤矿开采时逸出混合空气，称之为瓦斯。这种气体无色、无臭、无味且易燃、易爆。在常温常压条件下，当瓦斯中甲烷的浓度达到5%～16%（爆炸极限）时，如遇明火，就会发生"瓦斯爆炸"，因此瓦斯一直是煤矿开采过程中最为重要的安全课题。

可燃冰作为世界公认的清洁高效的能源，学名为天然气水合物，也被人称作是固体甲烷，是水和天然气在高压低温情况下形成的类冰状结晶物质。据勘测研究发现，可燃冰主要存在于冻土地区和海洋环境（深海和浅海环境均有），98%在海洋环境，2%在冻土地区。而已发现的可燃冰大多存在于陆地上的永久冻土区及陆地边缘的海底深层砂砾中。就全球而言，可燃冰主要储存于海底之下 0～1500m 的松散沉积岩中。但截至目前，可燃冰的开发利用仍然有许多难题需要解决。

石油醚，是低分子量的烃（主要是戊烷及己烷）的混合物，为无色透明液体，有煤油气味，不溶于水，溶于乙醇、苯、氯仿、油类等多种有机溶剂，易挥发和着火。石油醚主要用作溶剂和油脂处理。

液体石蜡的主要成分是含有 18～24 个碳原子的烷烃混合物，是无色透明、有气味的液体，不溶于乙醇和水。医药上液体石蜡常用作润滑剂和溶剂。液体石蜡可用于软膏、搽剂和化妆品的基质；由于它在肠内不被消化且吸收极少，因此也可用作"泻药"促进排便。

知识框架 >>>

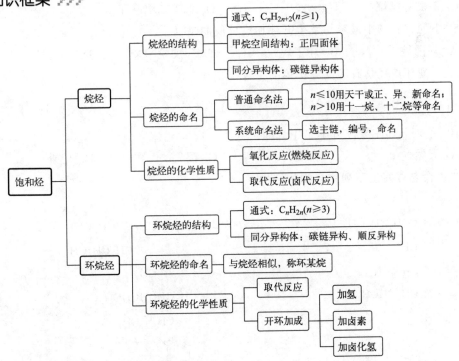

练习思考

一、单项选择题

1. 烷烃分子中碳原子的杂化方式是（　　）。
   A. sp 杂化　　　B. sp^2 杂化　　　C. sp^3 杂化　　　D. 不等性 sp^3 杂化

2. 烷烃分子中碳原子空间构型是（　　）。
   A. 平面四边形　　B. 直线形　　C. 四面体形　　D. 平面三角形

3. 正丁烷和异丁烷互为同分异构体的原因是（　　）。
   A. 化学性质相似　　　　　　　　B. 物理性质相同
   C. 分子式相同，但碳链排列方式不同　　D. 结构相同

4. 下列物质不属于烷烃同系物的是（　　）。
   A. CH_4　　　B. C_3H_8　　　C. C_4H_8　　　D. $CH_3CH_2CH_3$

5. $CH_3\underset{\underset{CH_3}{|}}{\overset{\overset{CH_3}{|}}{C}}CH_2CH_3$ 化合物中所含伯、仲、季碳原子数目比例为（　　）。
   A. 3∶2∶1　　　B. 4∶1∶1　　　C. 4∶2∶1　　　D. 4∶2∶2

6. 下列烷烃名称正确的是（　　）。
   A. 1,2,3-三甲基戊烷　　　B. 2,4-二甲基戊烷
   C. 2-乙基丁烷　　　　　　D. 3-丙基戊烷

7. 下列化合物中，沸点最低的是（　　）。
   A. 正庚烷　　　　　　　B. 正己烷
   C. 2-甲基戊烷　　　　　D. 2,2-二甲基丁烷

8. 下列化合物中最容易发生开环加成反应的是（　　）。
   A. 环丙烷　　　B. 环丁烷　　　C. 环戊烷　　　D. 环己烷

9. 下列环烷烃具有顺反异构体的是（　　）。
   A. △　　　B. ▢　　　C. ⬠　　　D. ⬡

10. 下列气体主要成分不是甲烷的是（　　）。
    A. 天然气　　　B. 煤气　　　C. 沼气　　　D. 瓦斯

二、命名或写出下列化合物的结构

1. $CH_3\underset{\underset{CH_3}{|}}{\overset{\overset{CH_3}{|}}{CH}}CH_2CH_3$

2. $CH_3\underset{\underset{CH_2CH_3}{|}}{\overset{\overset{CH_2CH_3}{|}}{CH}}CH_2CHCH_3$

3. $\underset{\underset{CH_3}{|}}{CH_2}CH_2CHCH_3$ （含 CH_3 支链）

4. $CH_3\underset{\underset{CH_3}{|}}{CH}\underset{\underset{CH_3}{|}}{CH}CH\overset{\overset{CH_3}{|}}{CH}CH_3$

5. （环戊烷带乙基）

6. （环己烷带甲基）

7. 2-甲基-3,3-二乙基己烷   8. 2-甲基十七烷
9. 3-甲基-1-环丙基己烷   10. 1-甲基-3-氯环己烷

三、写出下列反应的主要产物

1. $CH_3CH_2CH_3 + Cl_2 \xrightarrow{光照}$

2. 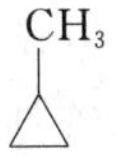 (甲基环丙烷) $+ Br_2 \longrightarrow$

3. (环丁烷) $+ Br_2 \xrightarrow{光照}$

四、简答题

1. 请写出 C_7H_{16} 的所有碳链异构体并命名。
2. 请用化学方法区分环丙烷和丙烷。

实训一 熔点的测定

一、实训目的

1. 理解测定熔点的原理和影响因素。
2. 掌握测定熔点仪器的组装和使用。
3. 掌握毛细管法测定熔点的操作。

二、实训原理及装置

1. 原理

在大气压下,物质的固态和液态平衡时的温度称为该物质的熔点。纯净的固态有机物都有固定的熔点。从开始熔化到全部熔化的温度变化一般不超过 0.5~1.0℃。

2. 实训装置图

实训装置图见图 6-2。

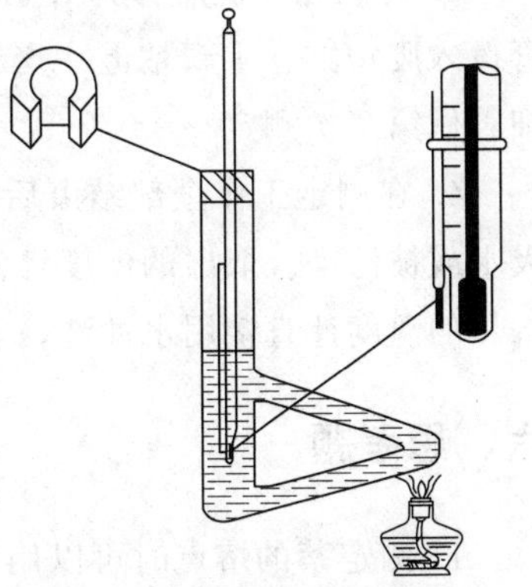

三、仪器及用品

提勒管、毛细管、铁架台、铁夹、酒精灯、表面皿、温度计、甘油、玻璃管、萘。

四、操作步骤

1. 安装装置

图 6-2 熔点测定实训装置图

将提勒管竖直固定于铁架台上,加入选定的载热液,载热液的用量应使插入温度计后其液面以高于上支管口的上沿约 1cm 为宜。插入带有塞子的温度计。温度计的量程应高于待测物熔点 30℃以上。温度计的安装高度以使其水银球的上沿处于提勒管上支

管口下沿以下约 2cm 处为宜，应使温度计的水银球处于上、下支管口的中间位置。温度计需竖直、端正，不能偏斜或贴壁。

2. 装样

取充分干燥的固体样品少许，置于干燥洁净的表面皿上，把毛细管开口端向下插入样品堆中，即有一部分样品进入毛细管。经数次之后，底部的样品积至约 3mm 高时，可使毛细管在玻璃管中多落几次，以使样品敦实紧密。最后用卫生纸将毛细管外壁沾着的固体粉末擦净，以免污染载热液。

3. 测定和记录

把温度计从水中取出，使毛细管内的样品处于温度计水银球的侧面中部位置。将温度计连同黏附的毛细管一起小心地插回提勒管中去，使毛细管仍然竖直地紧贴温度计，处于靠近上支管口一侧。温度计的刻度应处于方便观察的角度。最后点酒精灯，在上下支管交会处加热，如图 6-2 所示。

记录初熔和全熔点：样品中出现第一滴可以看得见的液珠时的温度即为初熔点；样品刚刚全部变得均一透明时的温度即为全熔点。

每个样品应平行测定 2~3 次，以各次测得的初熔点和全熔点的平均值作为该次测得的熔点，而以各次所得熔点的平均值作为最终测定结果。

五、注意事项

1. 注意控制加热速度。开始加热速度可稍快，每分钟上升 2~3℃；当温度升至样品熔点以下 5~10℃时，减慢加热速度使每分钟上升 1℃；在接近熔点时加热速度宜更慢。正确控制加热速度是测定结果准确的关键。因为传热需要时间，如果加热太快，来不及建立平衡，会使测定结果偏高，而且看不清在熔融过程中样品的变化情况。

2. 在读数时眼睛应与温度计汞线上端相平齐，以免造成视差。

3. 每测完一次后移开火焰，待温度下降至熔点以下约 30℃后取出温度计，将毛细管拨入废物缸，重新粘上一支新的已装好样品的毛细管做下一次测定，不可用原来的毛细管做第二次测定。

4. 在测定工作全部结束后，取出温度计，用实心塞子塞紧提勒管口，以免载热液吸水或被污染。取出的温度计需冷至接近室温，用废纸揩去载热液后再用水冲洗。不可将热的温度计直接用水冲洗，否则可能造成温度计炸裂。

六、思考题

1. 测定萘的熔点时可以用水浴吗？
2. 为什么每个样品要平行测定 2~3 次？

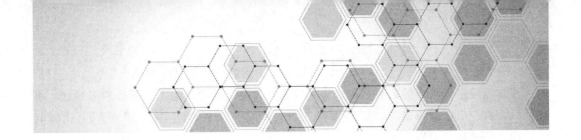

第七章
不饱和烃

任务目标

❖ **知识目标**

1. 掌握：烯烃、炔烃的通式、结构与异构、命名、主要物理性质与化学性质。
2. 熟悉：烯烃与炔烃的鉴别方法、结构推断、马氏加成规则、诱导效应。
3. 了解：重要的烯烃和炔烃的用途。

❖ **能力目标**

能独立完成烯烃、炔烃的命名和结构的书写，正确推断反应主要产物。

❖ **素质目标**

1. 通过学习，培养学生推理分析、举一反三的能力。
2. 能够辩证地看待化学与生产生活的关系。

分子中含有碳碳双键（$\mathrm{C{=}C}$）或碳碳三键（$-\mathrm{C{\equiv}C}-$）的链烃，称为不饱和烃。不饱和意指含有氢原子的数目比相应链状烷烃的数目少。

第一节 烯烃

一、烯烃的定义和分类

在链烃分子中，含有碳碳双键的不饱和烃称为烯烃。碳碳双键（$\mathrm{C{=}C}$）是烯烃的官能团。烯烃分子比相同碳原子数的烷烃少了2个氢原子，所有的烯烃也形成同一系列，因此烯烃的通式为 C_nH_{2n}（$n \geqslant 2$）。最简单的烯烃为乙烯（C_2H_4）。

根据烯烃中碳碳双键的数量可以将烯烃进行分类，即单烯烃、二烯烃和多烯烃。单烯烃只含有 1 个碳碳双键，二烯烃含有 2 个碳碳双键，多烯烃含有 3 个及以上碳碳双键，通常的烯烃一般指单烯烃。

二、烯烃的结构和异构现象

1. 烯烃的结构

乙烯分子中键的形成

最简单的烯烃——乙烯的分子式为 C_2H_4，结构式为 $\begin{matrix} H \\ \\ H \end{matrix} C=C \begin{matrix} H \\ \\ H \end{matrix}$，结构简式为 $CH_2=CH_2$。杂化轨道理论认为，碳原子在形成碳碳双键时是以 sp^2 杂化，形成 3 个完全相同的 sp^2 杂化轨道，这 3 个 sp^2 杂化轨道均含有 1/3 s 轨道成分和 2/3 p 轨道成分，同时轨道的电子云变为一头大、一头小的形状，3 个 sp^2 杂化轨道的对称轴在同一平面上，彼此之间夹角为 120°，形成平面三角形构型。另一未参与杂化的碳原子 p 轨道对称轴与平面三角形的平面垂直。

乙烯分子中，2 个碳原子各用 1 个 sp^2 杂化轨道以"头碰头"重叠形成 1 个 C—C σ键，碳原子的另外 2 个 sp^2 杂化轨道分别与 2 个氢原子的 1s 轨道"头碰头"重叠形成 4 个 C—H σ键，5 个 σ键处于同一平面上，2 个未参与杂化的 p 轨道垂直于此平面，且其对称轴互相平行，以"肩并肩"从侧面互相重叠，形成 π 键，π 电子云对称地分布在平面上下两侧。因此可以得出：2 个碳原子之间形成的碳碳双键中，1 个是 σ键，1 个是 π 键。

由于 π 键的电子云重叠程度较 σ键小，因此 π 键没有 σ键牢固，容易断裂。C═C 键的平均键能为 610.28kJ/mol，比 C—C 键的平均键能的 2 倍小很多，说明 π 键的键能比 σ键键能小。其键长为 134pm，比 C—C 键的键长短。因此，烯烃比烷烃活泼，烯烃的许多化学反应都发生在 C═C 键上，其中 π 键比 σ键容易断裂，是发生化学反应的主要位置。

2. 烯烃的异构现象

（1）**碳链异构** 乙烯和丙烯分子无碳链异构体。4 个碳原子以上的烯烃，由于碳原子可以不同方式排列，故有碳链异构。例如：

$$CH_2=CHCH_2CH_3 \qquad CH_2=C\overset{\overset{\displaystyle CH_3}{|}}{C}H_3$$

1-丁烯   2-甲基-1-丙烯

（2）**位置异构** 由于双键在碳链上的位置不同而引起的异构现象。例如：

$$CH_2=CHCH_2CH_3 \qquad CH_3CH=CHCH_3$$

1-丁烯   2-丁烯

（3）**顺反异构** 由于烯烃碳碳双键中 π 键的存在限制了碳碳双键的自由旋转，导致分子中的原子或原子团在空间的排列方式不同；当 2 个双键碳原子上分别连接有 2 个不同的原子或者原子团时，烯烃可产生顺反异构体。顺反异构又称几何异构，是立体异构的一种。例如：

$$\underset{\text{顺-2-丁烯}}{\underset{H}{\overset{H_3C}{>}}C=C\underset{H}{\overset{CH_3}{<}}} \qquad \underset{\text{反-2-丁烯}}{\underset{H}{\overset{H_3C}{>}}C=C\underset{CH_3}{\overset{H}{<}}}$$

由于空间结构不同，顺反异构体的物理性质不同，生理活性、药理活性也都有差别。

三、烯烃的命名

烯烃的系统命名法与烷烃相似，以双键为主的具体命名规则如下。

（1）**选主链** 选择包含双键在内的最长碳链为主链，根据主链上碳原子的数目称为"某烯"，碳原子数 10 以下用天干表示，称为"某烯"；碳原子大于十用中文小写数字表示，称为"某碳烯"。

（2）**编号** 从靠近双键的一端开始用阿拉伯数字依次给主链碳原子编号，双键的位次以双键上编号小的数字表示，并写在烯烃名称之前，用半字线隔开。若双键正好在中间，则编号从靠近取代基的一端开始。

（3）**命名** 支链作为取代基。将取代基的位次、数目和名称写在双键的位次之前。例如：

$$CH_2=CHCH_2CH_2CH_3 \qquad CH_2=CH(CH_2)_9CH_3$$
$$\text{1-戊烯} \qquad\qquad\qquad \text{1-十二碳烯}$$

$$\underset{\underset{CH_3}{|}}{CH_3CH}-CH=CHCH_2CH_3 \qquad \underset{\underset{CH_3}{|}\quad\underset{CH_2CH_3}{|}}{CH_3CH}-CH=CHCHCH_2CH_3$$
$$\text{2-甲基-3-己烯} \qquad\qquad\qquad \text{2-甲基-5-乙基-3-庚烯}$$

烯烃去掉 1 个氢原子后剩下的基团称为烯基。常见的烯基有：

$$CH_2=CH- \qquad CH_3-CH=CH- \qquad CH_2=CH-CH_2-$$
$$\text{乙烯基} \qquad\qquad \text{丙烯基} \qquad\qquad \text{烯丙基}$$

四、烯烃的物理性质

在常温常压下烯烃的物理性质与相应的烷烃相似，为无色物质。常温下 $C_2 \sim C_4$ 的烯烃为气体，$C_5 \sim C_{18}$ 的烯烃为液体，C_{18} 以上的烯烃为固体。直链烯烃的沸点略高于带支链的异构体，反式异构体的沸点一般略低于顺式异构体。烯烃的密度比相应烷烃的密度略高。烯烃难溶于水，易溶于有机溶剂。

五、烯烃的化学性质

烯烃的碳碳双键是由一个 σ 键和一个 π 键组成的，其中 π 键不稳定，容易断裂和极化，因此烯烃的化学性质比较活泼，主要包括加成反应、氧化反应和聚合反应。

1. 加成反应

烯烃在与试剂发生反应时，碳碳双键中的 π 键发生断裂，两个原子或者原子团分别

加到 π 键两端的 C 原子上，形成两个新的 σ 键，这类反应统称为加成反应。

发生加成反应时生成的两个 σ 键释放的能量大于 π 键断裂吸收的能量，因此加成反应一般为放热反应。

（1）催化加氢 烯烃在铂、镍、钯等金属催化剂的作用下可以与氢发生加成反应，生成相应的烷烃，通常称为催化加氢。

$$RCH=CHR' + H_2 \xrightarrow{Pt} RCH_2CH_2R'$$

（2）与卤素加成 在常温常压下，烯烃容易与溴、氯等卤素发生加成反应，生成二卤代烷。烯烃与溴水或溴四氯化碳溶液反应使其褪色，因此常用此法来检验不饱和烃。例如，将乙烯通入溴的四氯化碳溶液中，溴的红棕色会立即褪去，生成无色的 1,2-二溴乙烷。

$$CH_2=CH_2 + Br_2 \xrightarrow{CCl_4} \underset{Br}{CH_2}-\underset{Br}{CH_2}$$

氟与烯烃反应十分剧烈，同时有其他副反应；碘的活性太低，通常不能直接与烯烃进行加成反应，因此烯烃加成反应主要是加氯或加溴。

（3）与卤化氢加成 烯烃与卤化氢发生加成反应，生成相应的一卤代烷。同一烯烃与不同的卤化氢发生反应的活性顺序依次为：HI＞HBr＞HCl。

乙烯为等对称分子结构，其与卤化氢发生加成反应时，卤素原子无论加到双键的哪一段都能生成相同的物质。

$$CH_2=CH_2 + HBr \longrightarrow CH_3CH_2Br$$

双键两端结构不相同的烯烃称为不对称烯烃，不对称烯烃发生卤化氢加成反应时可能生成两种产物。

$$CH_3-CH=CH_2 + HBr \longrightarrow \begin{cases} CH_3CH_2-\underset{Br}{CH_2} \quad \text{1-溴丙烷} \\ CH_3\underset{Br}{CH}-CH_3 \quad \text{2-溴丙烷} \end{cases}$$

但是实验证明主要产物是 2-溴丙烷。关于不对称烯烃的加成反应，1870 年俄国化学家马尔科夫尼科夫通过大量化学实验总结出规律：当不对称烯烃与不对称试剂发生加成反应时，试剂中带正电部分总是加到含氢较多的双键碳原子上，带负电的部分主要加到含氢较少的或不含氢的双键碳原子上。这一规则简称为马氏规则。如 HX 与不对称烯烃加成，HX 中 H^+ 总是加到含氢较多的碳原子上，X^- 加到含氢较少的双键碳原子上。

但当有过氧化物存在时，将产生过氧化物效应，生成反马氏规则产物。例如丙烯与 HBr 发生加成反应，有过氧化物存在时，主要产物为 1-溴丙烷。

$$CH_3-CH=CH_2 + HBr \xrightarrow{\text{过氧化物}} CH_3CH_2-\underset{Br}{CH_2}$$

1-溴丙烷

（4）与水加成 烯烃与水在硫酸、磷酸等的催化下可直接发生加成反应，生成醇，称为烯烃的直接水合法。不对称烯烃与水加成也遵循马氏规则。

$$CH_2=CH_2 + H_2O \xrightarrow[300℃, 7MPa]{H_3PO_4} CH_3CH_2OH$$

（5）与硫酸加成 烯烃与浓硫酸反应生成烷基硫酸酯，并溶于硫酸中，此反应仍然遵守马氏规则。由于烷烃不与硫酸反应，利用此反应可以除去混在烷烃中的少量烯烃。生成的烷基硫酸酯可以水解生成醇，工业上利用这种方法合成醇，称为烯烃的间接水合法。

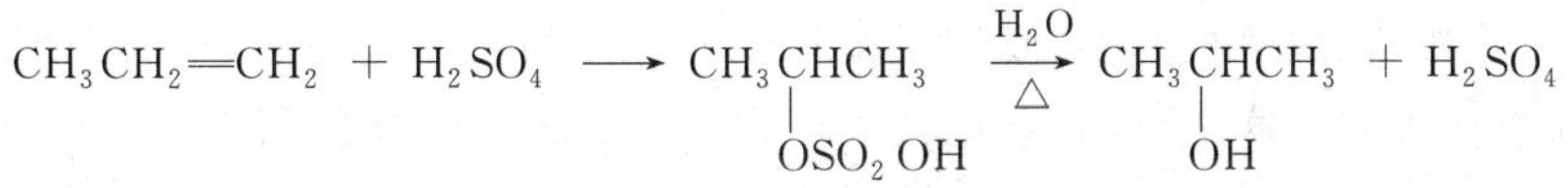

$$CH_3CH=CH_2 + H_2SO_4 \longrightarrow CH_3\underset{OSO_2OH}{CH}CH_3 \xrightarrow[\triangle]{H_2O} CH_3\underset{OH}{CH}CH_3 + H_2SO_4$$

2. 氧化反应

烯烃的碳碳双键容易被氧化，可以被许多氧化剂氧化，氧化时 π 键首先断开，但条件剧烈时 σ 键也可以断开。常用的氧化剂有高锰酸钾（$KMnO_4$），当反应条件不同时，氧化产物也不同。

烯烃在碱性条件（或中性条件）冷的高锰酸钾稀溶液中，氧化生成邻二醇。该反应很容易进行，高锰酸钾紫红色很快褪去，同时会生成褐色的二氧化锰沉淀，现象明显，易于观察，可用于鉴别烯烃。

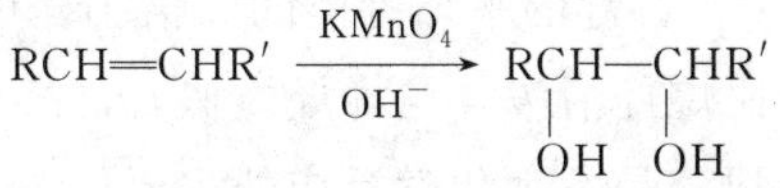

$$RCH=CHR' \xrightarrow[OH^-]{KMnO_4} R\underset{OH}{CH}-\underset{OH}{CH}R'$$

若在酸性高锰酸钾溶液中或加热条件下，反应条件比较强烈，则烯烃的碳碳双键发生断裂，生成酮、羧酸、二氧化碳或它们的混合物，产物取决于烯烃的结构。紫红色的高锰酸钾溶液会褪去。

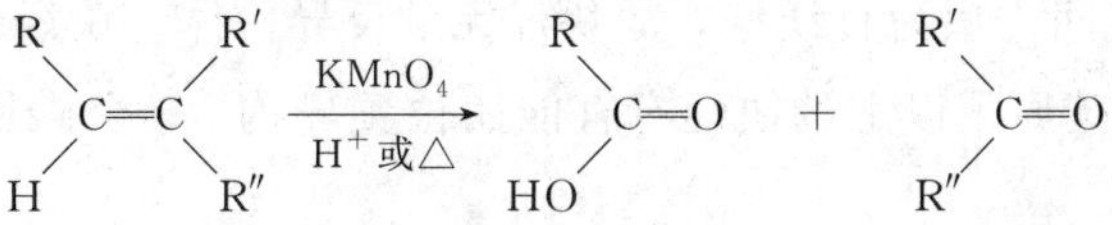

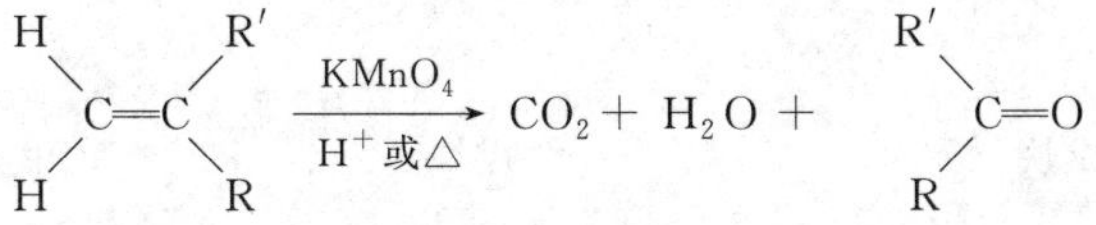

利用此反应，可以通过分析生成物，推断原来烯烃的结构。

第二节 炔烃

一、炔烃的定义

在链烃分子中，含有碳碳三键的不饱和烃称为炔烃。碳碳三键（—C≡C—）是炔烃的官能团。炔烃分子比相同碳原子数的烯烃少了2个氢原子，所有的炔烃也形成同一系列，因此炔烃的通式为 C_nH_{2n-2}（$n \geq 2$）。最简单的炔烃为乙炔（C_2H_2）。

二、炔烃的结构和异构现象

1. 炔烃的结构

最简单的炔烃——乙炔的分子式为 C_2H_2，结构式为 H—C≡C—H，结构简式为 CH≡CH。杂化轨道理论认为，碳原子在形成碳碳三键时是以 sp 杂化，形成2个完全相同的 sp 杂化轨道，这2个 sp 杂化轨道均含有 1/2 s 轨道成分和 1/2 p 轨道成分，同时轨道的电子云变为一头大、一头小的形状，2个碳原子的1个 sp 杂化轨道以"头碰头"重叠形成1个 C—C σ 键，碳原子的另外1个 sp 杂化轨道分别与1个氢原子的 1s 轨道"头碰头"重叠形成2个 C—H σ 键，3个 σ 键处于同一条直线上，键角为 180°。每个碳原子的2个未参与杂化的 p 轨道互相垂直，且垂直于该直线，2个碳原子上的 p 轨道对称轴互相垂直，可以侧面"肩并肩"重叠形成2个相互垂直的 π 键。因此可以得出2个碳原子之间形成的碳碳三键中1个是 σ 键，2个是 π 键。

与烷烃、烯烃相比，炔烃的 C—C 键和 C—H 键的键长都更短，为 120pm，C≡C 键的键能为 836kJ/mol，比 C—C 键的平均键能的3倍小，说明炔烃中每个 π 键的键能比 σ 键键能小。因此，炔烃比烷烃活泼，与烯烃类似，许多化学反应都发生在 C≡C 键上，其中 π 键比 σ 键容易断裂，是发生化学反应的主要位置，但炔烃的 π 键不如烯烃的 π 键活泼。

2. 炔烃的同分异构现象

由于碳碳三键空间构型为直线型，故炔烃无顺反异构体。炔烃也存在碳链异构和官能团位置异构。4个碳原子以上的炔烃有官能团位置异构，5个碳原子以上的炔烃有碳链异构。例如：

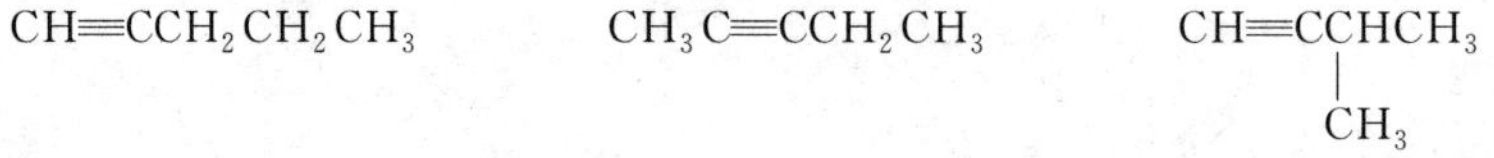

CH≡CCH$_2$CH$_2$CH$_3$　　　CH$_3$C≡CCH$_2$CH$_3$　　　CH≡CCHCH$_3$
　　　　　　　　　　　　　　　　　　　　　　　　　　　　　　　|
　　　　　　　　　　　　　　　　　　　　　　　　　　　　　　CH$_3$

　　1-戊炔　　　　　　　　　2-戊炔　　　　　　　　3-甲基-1-丁炔

三、炔烃的命名

炔烃的命名跟烯烃类似，将母体名称中"烯"改为"炔"即可。例如：

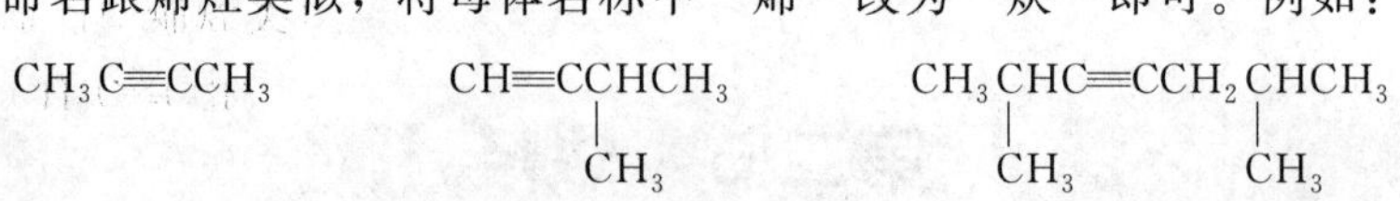

CH$_3$C≡CCH$_3$　　　CH≡CCHCH$_3$　　　CH$_3$CHC≡CCH$_2$CHCH$_3$
　　　　　　　　　　　　|　　　　　　　　|　　　　　　　|
　　　　　　　　　　　CH$_3$　　　　　　CH$_3$　　　　　CH$_3$

　2-丁炔　　　　　3-甲基-1-丁炔　　　　2,6-二甲基-3-庚炔

若炔烃分子中同时含有碳碳双键、碳碳三键，命名时则选择含有碳碳双键和碳碳三键的最长碳链为主链，母体称为"某烯炔"，编号从靠近碳碳双键或碳碳三键的一端开始，书写名称时以碳碳双键在前、碳碳三键在后的原则。若碳碳双键和碳碳三键处于相同位次时，编号应使碳碳双键的位次最小。例如：

$$CH_2=CHCH_2C\equiv CCH_3 \qquad CH_2=CHCH_2C\equiv CH$$
1-己烯-4-炔   1-戊烯-4-炔

四、炔烃的物理性质

炔烃的物理性质与烷烃、烯烃类似。在常温常压下，$C_2 \sim C_4$ 的炔烃是气体，$C_5 \sim C_{17}$ 的炔烃是液体，C_{18} 以上的炔烃是固体。炔烃的熔点、沸点也随碳原子数的增加而升高，炔烃的熔点、沸点比含相同碳原子数目的烯烃的熔点、沸点高。炔烃难溶于水，易溶于苯、丙酮、乙醚和四氯化碳等有机溶剂。炔烃的相对密度都小于1，比水轻。

五、炔烃的化学性质

炔烃的性质

同属不饱和键，所以炔烃的许多化学性质和烯烃相似，如能发生加成反应、氧化反应。但碳碳三键在结构上有所不同，如炔烃的碳碳三键上的氢具有一定的活泼性，可与一些金属离子反应生成金属炔化物。

1. 加成反应

炔烃的加成反应分两步进行，首先碳碳三键中的一个 π 键断裂，加一分子试剂，然后第二个 π 键断裂，加另一分子试剂。

（1）**催化加氢** 炔烃在铂、镍、钯等金属催化剂的作用下可以与氢发生加成反应，生成相应的烷烃。

$$RC\equiv CR' + H_2 \xrightarrow{Pt} RHC=CHR' + H_2 \xrightarrow{Pt} RCH_2CH_2R'$$

加氢是分步进行的，但第二步烯烃的加成速度很快，反应一般无法停留在生成烯烃的步骤。但若采用特殊催化剂，如林德拉（Lindlar）催化剂，能使反应停留在烯烃阶段。工业上利用这个反应从石油裂解气中除去有害的微量乙炔成分，以获得高纯度乙烯。

（2）**与卤素加成** 炔烃容易与溴、氯等卤素发生加成反应，最终生成四卤代烷。与烯烃相似，炔烃也能使溴水或溴的四氯化碳溶液褪色。常用此反应来检验乙炔和其他炔烃。

$$CH\equiv CH + Br_2 \longrightarrow \underset{\underset{Br}{|}}{CH}=\underset{\underset{Br}{|}}{CH} + Br_2 \longrightarrow CHBr_2CHBr_2$$

（3）**与卤化氢加成** 炔烃与卤化氢发生加成反应，先是生成卤烯烃，再按马氏规则加成得到二卤烷烃。如乙炔与卤化氢发生加成反应时，先是生成卤乙烯，然后按马氏加成规则，得到1,1-二卤乙烷。

$$CH\equiv CH + HX \longrightarrow CH_2=\underset{\underset{X}{|}}{CH} + HX \longrightarrow CH_3CHX_2$$

不对称炔烃与卤化氢的加成反应也遵循马氏规则，例如：

$$HC\equiv CCH_3 + HBr \longrightarrow H_2C=\underset{\underset{Br}{|}}{CCH_3} + HBr \longrightarrow CH_3CBr_2CH_3$$

（4）与水加成　炔烃与水一般不发生反应，但在稀硫酸和硫酸汞溶液的催化下，炔烃与水反应生成醛或酮。不对称炔烃与水加成也遵循马氏规则。

$$HC\equiv CH + H_2O \xrightarrow[HgSO_4]{H_2SO_4} H_2C=CH(OH) + H_2O \longrightarrow CH_3CHO$$

2. 氧化反应

炔烃在酸性高锰酸钾等催化剂作用下，碳碳三键断裂，生成羧酸、二氧化碳或它们的混合物，产物取决于炔烃的结构，同时紫红色的高锰酸钾溶液颜色会褪去，但颜色褪去速度比烯烃略慢。

$$RC\equiv CR' \xrightarrow[H^+]{KMnO_4} \underset{HO}{R}C=O + \underset{HO}{R'}C=O$$
羧酸

$$RC\equiv CH \xrightarrow[H^+]{KMnO_4} CO_2 + H_2O + \underset{HO}{R}C=O$$
羧酸

利用此反应，可以通过分析氧化生成物，推断原来炔烃的结构。

3. 端基炔的特性

乙炔和具有 RC≡CH（端基炔）结构的炔烃分子中，连接在碳碳三键上的氢原子比较活泼，因而显示弱酸性，能被某些金属原子取代生成金属炔化物。例如：

乙炔和 RC≡CH 结构的炔烃与硝酸银的氨水溶液反应，生成白色的炔化银沉淀。

$$RC\equiv CH + [Ag(NH_3)_2]^+ \longrightarrow RC\equiv CAg\downarrow + NH_4^+ + NH_3$$
炔化银（白色）

乙炔和 RC≡CH 结构的炔烃与氯化亚铜的氨水溶液反应，生成棕红色的炔化亚铜沉淀。

$$RC\equiv CH + [Cu(NH_3)_2]^+ \longrightarrow RC\equiv CCu\downarrow + NH_4^+ + NH_3$$
炔化亚铜（棕红色）

上述反应非常灵敏，常用来鉴别乙炔和 RC≡CH 结构的炔烃。

> **知识拓展**
>
> **食品包装用塑料袋**
>
> 常见的用于食品包装的塑料袋是以乙烯或丙烯发生聚合反应形成的高分子化合物，称为聚乙烯或聚丙烯塑料，聚乙烯塑料有高压聚乙烯（低密度聚乙烯，LDPE）和低压聚乙烯（高密度聚乙烯，HDPE）。高压聚乙烯主要用于食品塑料袋、保鲜膜等，低压聚乙烯主要用于制造食品塑料容器、管线、砧板等。聚丙烯塑料薄膜的强度和透明性较高，主要用于制造食品塑料袋，也可加工成既耐低温又耐高温的食品容器，如保鲜盒和供微波炉使用的容器等。

聚乙烯和聚丙烯的化学稳定性较高，生物学活性较低，经检测也未见明显毒性作用，所以聚乙烯和聚丙烯是较为安全的食品包装材料。但低分子聚乙烯易溶于油脂，故聚乙烯容器不宜长期盛放食用油，以免油脂变味。而由聚氯乙烯制成的塑料袋是不能用来包装食品的。因为单体氯乙烯有毒，而且在制作这种塑料袋时经常加入大量的增塑剂，这也是对人体健康不利的。自2008年6月1日起我国施行"限塑令"，截至今日已取得一些成果，如改用纸吸管、使用环保袋等。我们应尽量少用或不用一次性塑料薄膜袋，为改善人类生存的环境出一点力。

知识框架

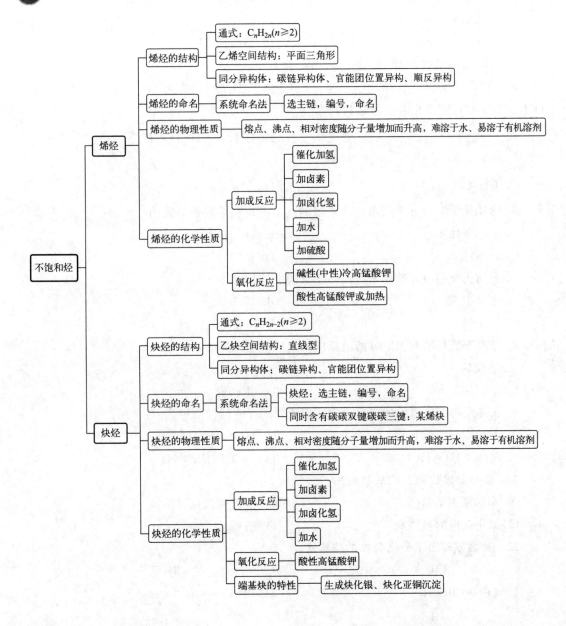

练习思考

一、单项选择题

1. 下列化合物不能使溴水褪色的是（　　）。
   A. 1-丁烯　　B. 2-丁烯　　C. 丁烷　　D. 1-丁炔

2. 下列化合物一定能使溴水和高锰酸钾酸性溶液褪色的是（　　）。
   A. C_2H_2　　B. C_3H_8　　C. C_3H_6　　D. C_5H_{12}

3. 下列化合物存在顺反异构的是（　　）。
   A. 2-甲基丁烷　　　　　　B. 1,1-二氯乙烯
   C. 2-甲基-2-丁烯　　　　　D. 2-丁烯

4. 下列命名正确的是（　　）。
   A. 2-甲基-3-戊烯　　　　　B. 顺-1-丁烯
   C. 2,2-二甲基-2-丁烯　　　D. 2-甲基-2-戊烯

5. 分子式为 C_4H_8 的化合物，经酸性高锰酸钾氧化后只得到产物乙酸（CH_3COOH），则该化合物的结构式为（　　）。
   A. □　　　　　　　　B. $CH_2=CHCH_2CH_3$
   C. $CH_3CH=CHCH_3$　　D. $CH_2=C(CH_3)CH_3$

6. 丙烯分子中的 π 键是由两个平行的（　　）轨道重叠形成的。
   A. sp^3 杂化　　　　B. sp^2 杂化
   C. sp 杂化　　　　　D. p

7. 下列化合物中，碳原子在同一条直线上的是（　　）。
   A. 正丁烷　　　　B. 异丁烷
   C. 1-丁炔　　　　D. 1-丁烯

8. 室温下能与硝酸银的氨溶液反应，生成白色沉淀的是（　　）。
   A. 2-戊炔　　　　B. 1-丁炔
   C. 2-丁烯　　　　D. 正己烷

9. 在烯烃与卤化氢的加成反应中，卤化氢的反应活性顺序为（　　）。
   A. HCl>HI>HBr　　B. HI>HBr>HCl
   C. HBr>HI>HCl　　D. HCl>HBr>HI

10. 鉴别 1-戊炔和 2-戊炔可以用（　　）。
    A. 高锰酸钾溶液　　　　B. 溴的四氯化碳溶液
    C. 氯化亚铜的氨溶液　　D. 三氯化铁溶液

二、命名或写出下列化合物的结构式

1. $CH_2=CHCH(CH_3)CH_3$ 2. $CH_3CH=CHCH(CH_3)CH_3$

3. $CH_3CH_2\underset{\underset{CHCH_3}{|}}{C}CH_2CH_2CH_3$

4. $CH_3CH_2CH_2\underset{\underset{CH_3}{|}}{\overset{\overset{CH_3}{|}}{C}}=CCH_2CH_2CH_3$

5. $CH_3C\equiv CHCH\underset{\underset{CH_3}{|}}{\overset{\overset{CH_3}{|}}{}}CH_2CHCH_3$

6. $CH_3C\equiv C\overset{\overset{CH_2CH_3}{|}}{C}HCH_3$

7. $CH_3\underset{\underset{CH_3}{|}}{C}=CHC\equiv CH$

8. $CH\equiv CCH_2CH_2CH=\overset{\overset{CH_2CH_3}{|}}{C}CH_3$

9. 4-甲基-2-戊炔

10. 3-甲基-4-乙基-1-己烯

11. 3,3-二甲基-2-乙基-1-丁烯

12. 3-甲基-2-己烯-4-炔

三、写出下列反应的主要产物

1. $CH_3CH_2\underset{\underset{CH_3}{|}}{C}HCH=CH_2 + HCl \longrightarrow$

2. $CH_3CH_2\underset{\underset{CH_3}{|}}{C}HCH=CH_2 + HCl \xrightarrow{过氧化物}$

3. $CH_3CH_2CH_2\underset{\underset{CH_3}{|}}{C}=CHCH_3 \xrightarrow[H^+]{KMnO_4}$

4. $CH\equiv CCH_2CH_2CH_3 \xrightarrow[H^+]{KMnO_4}$

5. $CH\equiv CCH_2\underset{\underset{CH_3}{|}}{C}HCH_3 + [Ag(NH_3)_2]^+ \longrightarrow$

四、设计实验区分下列化合物

1. 丙烷、丙烯、丙炔
2. 1-丁炔、2-丁炔

五、简答题

某化合物分子式为 C_6H_{12}，能使溴水褪色，加氢可生成正己烷，如用酸性高锰酸钾氧化可得到两种不同的羧酸，试写出该化合物的结构式并写出各反应式。

实训二 重结晶

一、实训目的

1. 学习重结晶法提纯固态有机物的原理和方法。
2. 掌握抽滤操作方法。

二、实训原理

利用混合物中各组分在某种溶剂中的溶解度不同,而使它们相互分离,达到提纯精制的目的。

重结晶的一般过程如下。

① 选择适宜的溶剂。对溶剂的要求有：a. 不与被提纯物起化学反应；b. 温度高时,化合物在溶剂中的溶解度大,室温或低温时溶解度很小；而杂质的溶解度应该非常大或非常小；c. 溶剂沸点较低,易挥发,易与被提纯物分离；d. 价格便宜,毒性小,回收容易,操作安全。

② 将粗产品溶于适宜的热溶剂中,制成饱和溶液。如溶质过多则成过饱和溶液,会有结晶出现；如溶剂过多则会成不饱和溶液,要蒸发掉一部分溶剂。

③ 趁热过滤除去不溶性杂质,如溶液颜色深,则应先用活性炭脱色,再进行过滤。

④ 冷却溶液或蒸发溶液,使之慢慢析出结晶,而杂质留在母液中；或杂质析出,而提纯的化合物则留在溶液中。

⑤ 过滤：分离结晶和杂质。

⑥ 洗涤：除去附着在晶体表面的母液。

⑦ 干燥结晶：若产品不吸水,可以放在空气中使溶剂自然挥发；不容易挥发的溶剂,可根据产品的性质采用红外灯烘干或真空恒温干燥器干燥,特别是在制备标准样品和分析样品以及产品易吸水时,需将产品放入真空恒温干燥器中干燥。

三、仪器及用品

仪器：锥形瓶、托盘天平、布氏漏斗、抽滤瓶、水泵、铁架台、试管、滤纸、表面皿。

试剂：乙酰苯胺、水、活性炭。

四、操作步骤

① 称取粗乙酰苯胺5g,置于250mL烧杯中,加100mL纯水加热至沸腾,至乙酰苯胺全部溶解。同时准备好布氏漏斗及与布氏漏斗大小相同的滤纸。

② 稍冷,加入1~2g活性炭于溶液中,再次煮沸5~10min,再加入纯水20mL,煮沸。

③ 用热水将抽滤瓶洗涤热浴一下,然后趁热对沸腾的溶液进行抽滤,用少量热水洗涤烧杯和玻璃棒,将洗涤后的液体也一并倒入布氏漏斗上抽滤。结束后迅速将滤液转入准备好的烧杯中。用冷水浴使滤液能较快冷却,并将布氏漏斗和抽滤瓶用蒸馏水洗涤干净。

④ 将冷却的溶液倒入布氏漏斗进行抽滤,再用少量纯水洗涤烧杯2~3次,洗涤液倒入再抽滤。

⑤ 将滤纸上的产物刮下放于表面皿,置于干燥箱中干燥后称重。

⑥ 计算产率。

五、思考题

1. 加热溶解待重结晶的粗产物时,为什么加入溶剂的量要比计算的略少,然后逐渐添加至恰好溶解,最后再加入少量的溶剂?

2. 在布氏漏斗中用溶剂洗涤固体时应该注意些什么?

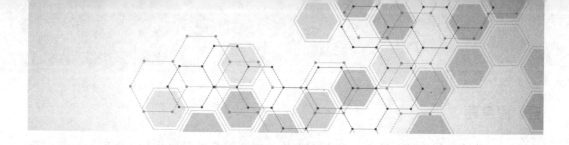

第八章
芳香烃

▶ 任务目标 ▶▶▶

❖ 知识目标

1. 掌握：苯的结构、单环芳烃的命名、苯及其同系物的化学性质、苯环上取代基的定位效应及其应用。
2. 熟悉：单环芳烃的分类、苯及其同系物的物理性质、萘、蒽、菲。
3. 了解：休克尔规则、非苯型芳烃。

❖ 能力目标

能独立命名常见单环芳烃、写出苯及其同系物的重要反应方程式、鉴别单环芳烃、推断简单单环芳烃的结构。

❖ 素质目标

1. 培养学生用严谨的态度看待身边的事物。
2. 提高学生对细节的观察能力。

芳香烃简称芳烃，是芳香族化合物的母体，主要指分子中含有苯环结构的一类碳氢化合物。芳香族化合物最初是从天然植物树脂和香精油中提取到的一些具有特殊芳香气味的化合物，后来发现它们大多有苯环结构，因而将含有苯环结构的化合物称为芳香族化合物。进一步研究发现，含有苯环结构的化合物不一定具有香味，有的甚至有令人不愉快的气味。现在沿用的芳香族化合物指具有特殊稳定性的环状结构、高不饱和度、难加成、难氧化、易发生取代反应的一类有机化合物。这些特殊性质被称为芳香性。

通常将含有苯环结构的芳香烃称为苯型芳烃，具有芳香性但不具有苯环结构的环状共轭烯烃称为非苯型芳烃。

苯型芳烃按照分子中苯环个数和连接方式不同分为单环芳烃、多环芳烃、稠环芳烃三类。单环芳烃是指分子中只含有 1 个苯环的芳烃，例如：

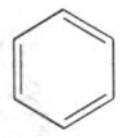

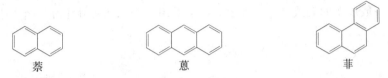

多环芳烃是指分子中含有两个或两个以上独立苯环的芳烃，例如：

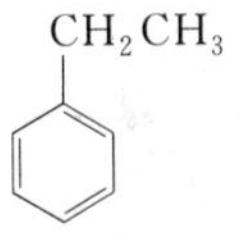

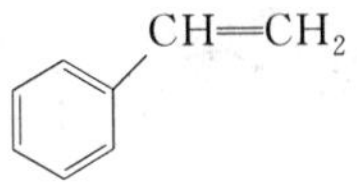

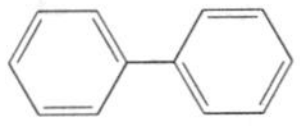

稠环芳烃是指分子中含有两个或两个以上苯环，环与环之间通过共用两个相邻碳原子稠和而成的芳烃，例如：

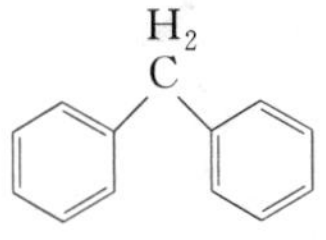

第一节 苯的结构

一、凯库勒式

苯是最简单的芳香烃，经元素分析及分子量测定，苯的分子式为 C_6H_6，分子中碳与氢的比例为 1∶1，是一个具有高不饱和度的化合物。实际上，苯很稳定，难以发生加成反应，也不使高锰酸钾褪色发生氧化反应，而容易发生取代反应。

由苯的特殊性质科学家们推想苯的结构，但很多结构理论都不能令人信服。直到 1865 年，德国科学家凯库勒提出苯的结构构想：苯具有环状结构，6 个碳原子以单键和双键交替形式相互连接，形成正六边形平面结构，每个碳原子连接一个氢原子。此结构被称为凯库勒式。

二、苯结构的现代概念

现代物理学方法研究表明，苯分子的 6 个碳原子和 6 个氢原子在同一平面，6 个碳原子形成一个正六边形，键角均为 120°，键长都是 139 pm。见图 8-1。

杂化轨道理论认为苯分子中的碳原子都是 sp^2 杂化，每个碳原子都以 sp^2 杂化轨道形成 2 个 C—Cσ 键和 1 个 C—Hσ 键，构成一个平面。每个碳未参与杂化的 1 个 p 轨道垂直于环平面并相互平行，每个 p 轨道与相邻两个 p 轨道重叠，重叠程度完全相同并形成一个闭合环状的大 π 键。π 电子云位于碳环平面的上方和下方，电子云密度均匀，环上没有单键和双键的区别，见图 8-1。共轭体系内能量降低，因此苯分子很稳定，一般

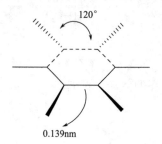 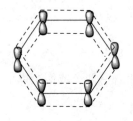

苯的分子构型及电子云

图 8-1 苯环的键长和键角、共轭大 π 键、电子云分布示意图

情况下不发生加成和氧化反应。

书写时一般用凯库勒式 ⬡ 表示，也可采用一个六边形中心加一个圆圈 ⌬ 来表示。

第二节 芳烃的分类和命名

一、单环芳烃的分类和命名

（1）一元取代苯　以苯为母体，简单烷基、硝基、卤素等为取代基进行命名，称为"某基苯"，其中"基"字常被省略。例如：

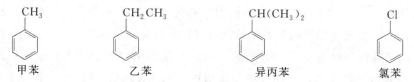

甲苯　　　　　乙苯　　　　　异丙苯　　　　　氯苯

（2）二元取代苯　以苯为母体，2个简单烷基、硝基、卤素等为取代基时，编号原则是所有取代基位次和最小。当2个取代基相同时，由于相对位置不同可产生3种位置异构体，命名时可用邻或 o-(ortho-)、间或 m-(meta-)、对或 p-(para-) 来表示取代基的相对位置。如：

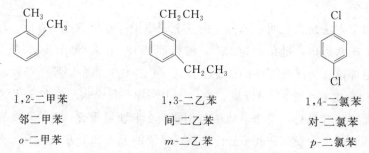

1,2-二甲苯　　　　　1,3-二乙苯　　　　　1,4-二氯苯
邻二甲苯　　　　　　间-二乙苯　　　　　　对-二氯苯
o-二甲苯　　　　　　m-二乙苯　　　　　　p-二氯苯

（3）三元取代苯　以苯为母体，3个简单烷基、硝基、卤素等为取代基时，编号

原则是所有取代基位次和最小。当 3 个取代基相同时，还可用连、偏、均来表示取代基的相对位置。如：

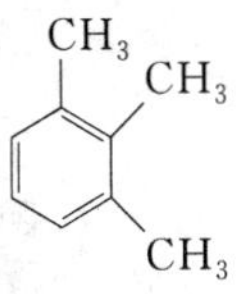

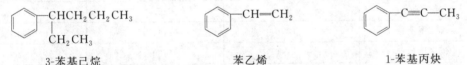

  1,2,3-三甲苯   1,2,4-三甲苯   1,3,4-三甲苯

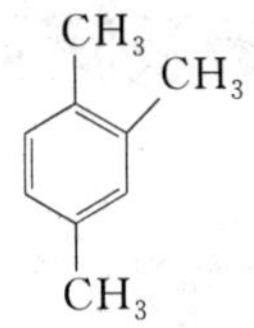

   连三甲苯   偏三甲苯   均三甲苯

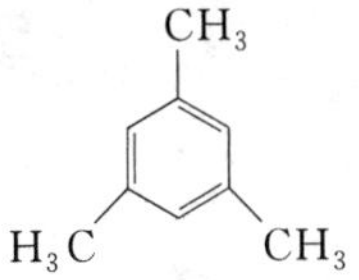

（4）苯环上连有不同取代基

以苯环为母体，2 个及以上不同简单烷基、硝基、卤素等为取代基时，编号原则是"优先基团"后列出。苯环上编号使最简单的取代基为 1 位，并且所有取代基位次和最小。当一个取代基为甲基时，还可以甲苯为母体。如：

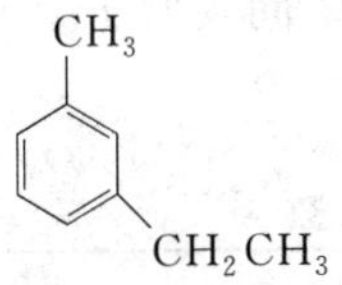

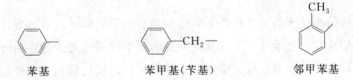

  1-甲基-3-乙基苯   1-甲基-4-丙基-3-异丙基苯

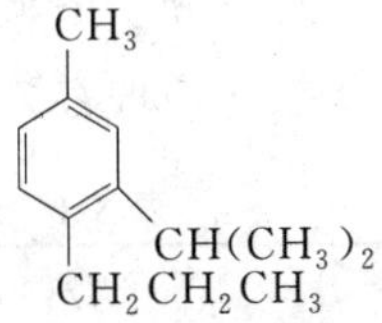

   3-乙基甲苯   4-丙基-3-异丙基甲苯

（5）苯环上连有较复杂烷基或不饱和烃基 以烷基或不饱和烃为母体，苯基作为取代基进行命名。如：

<chemical structures: 3-苯基己烷, 苯乙烯, 1-苯基丙炔>

  3-苯基己烷   苯乙烯   1-苯基丙炔

（6）芳基的命名 芳烃去掉 1 个氢原子，剩下的基团称为芳基，可用"Ar—"表示。苯分子去掉 1 个氢原子后剩下的基团 C_6H_5— 称为苯基，可用 Ph—表示。

甲苯分子去掉甲基上 1 个氢原子后得到的基团称为苯甲基，又称苄基。

<chemical structures: 苯基, 苯甲基(苄基), 邻甲苯基>

  苯基   苯甲基（苄基）   邻甲苯基

二、多环芳烃的命名

多环芳烃以烃为母体，苯环作为取代基进行命名。例如：

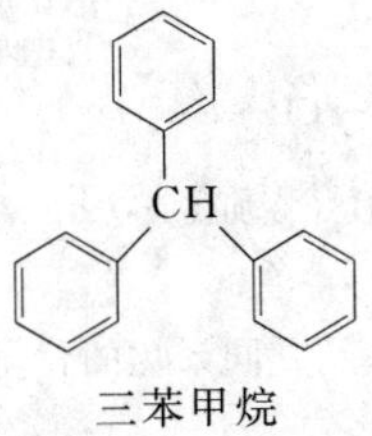

<chemical structure: 三苯甲烷>

三苯甲烷

第三节 苯及其同系物

一、苯及其同系物的物理性质

苯及其同系物的化学性质

苯及其同系物一般为具有特殊气味的液体，不溶于水，相对密度小于1，易溶于乙醚、四氯化碳等有机溶剂，苯是许多有机化合物的良性溶剂。苯及其同系物的蒸气有毒，对中枢神经和造血器官有损伤，长期接触会诱发癌症。一般用甲苯代替苯作为溶剂，甲苯价格比苯便宜，毒性比苯低得多。

苯及其同系物沸点随着分子中碳原子数增加而升高，同碳原子数的各种异构体沸点相差不大。苯及其同系物的物理常数见表 8-1。

表 8-1 苯及其同系物的物理常数

化合物	熔点/℃	沸点/℃	密度/(g/cm³)
苯	5.3	80.1	0.8765
甲苯	−95	110.6	0.8669
乙苯	−93	136.2	0.8667
丙苯	−99	159.2	0.8620
异丙苯	−96	152.4	0.8617
邻二甲苯	−25	144.4	0.8802
间二甲苯	−48	139.1	0.8642
对二甲苯	13	138.4	0.8610

二、苯及其同系物的化学性质

苯环的特殊结构使苯的化学性质与不饱和烃有显著不同，具有芳香性，易进行取代反应，难进行加成和氧化反应。苯及其同系物的化学性质主要表现在两方面，其一是苯环上可发生加成反应和亲电取代反应，其二是芳环上连接的烷基受苯环影响，发生氧化反应和卤代反应。如图 8-2 所示。

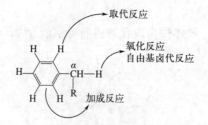

图 8-2 苯及其同系物的化学反应位点

（一）亲电取代反应

1. 卤代反应

在 FeX_3 或 Fe 粉的催化下，单环芳烃很容易与卤素（Cl_2、Br_2）反应生成卤代芳烃。如：

$$\text{C}_6\text{H}_6 + Cl_2 \xrightarrow[50\sim 60℃]{FeCl_3 \text{ 或 Fe 粉}} \text{C}_6\text{H}_5Cl（氯苯） + HCl$$

$$\text{C}_6\text{H}_6 + Br_2 \xrightarrow[\triangle]{FeBr_3 \text{ 或 Fe 粉}} \text{C}_6\text{H}_5Br（溴苯） + HBr$$

苯的氯代和溴代较易发生，碘代反应不完全且速度太慢，氟的亲电性很强反应难以控制，所以此反应多用于制备氯苯和溴苯。

2. 硝化反应

单环芳烃在浓硝酸和浓硫酸的混合物（称为混酸）作用下，苯环上的氢原子被硝基（$—NO_2$）取代生成硝基苯。

$$\text{C}_6\text{H}_6 + HNO_3 \xrightarrow[50\sim 60℃]{\text{浓 } H_2SO_4} \text{C}_6\text{H}_5NO_2（硝基苯） + H_2O$$

硝基苯进一步硝化较困难，需要更高的温度，主要产物是间二硝基苯。

$$\text{C}_6\text{H}_5NO_2 + HNO_3 \xrightarrow[100℃]{\text{浓 } H_2SO_4} \text{间二硝基苯} + H_2O$$

3. 磺化反应

苯与 SO_3 的浓硫酸溶液共热，苯环上的氢原子被磺酸基（$—SO_3H$）取代，生成苯磺酸。该反应为可逆反应，苯磺酸与热水蒸气可发生水解反应，生成苯和稀硫酸。有机合成中常利用磺化反应的可逆性，将磺酸基作为保护基，保护可能进行反应的活性结构。

$$\text{C}_6\text{H}_6 + SO_3 \xrightleftharpoons{\text{浓 } H_2SO_4} \text{C}_6\text{H}_5SO_3H（苯磺酸）$$

$$\text{C}_6\text{H}_5SO_3H + H_2O \xrightleftharpoons{H^+} \text{C}_6\text{H}_6 + H_2SO_4$$

4. 弗里德-克拉夫茨烷基化反应

芳烃与卤代烃在无水 $AlCl_3$ 等催化剂作用下，苯环上的氢原子被卤代烃的烷基取代生成烷基苯。

$$\text{C}_6\text{H}_6 + \text{RCl} \xrightarrow{\text{无水 AlCl}_3} \text{C}_6\text{H}_5\text{R} + \text{HCl}$$

弗里德-克拉夫茨烷基化反应中，卤代烃生成的碳正离子作为亲电试剂，烃基结构为3个及以上碳原子的直链时，常发生烷基的异构化。如：

$$\text{C}_6\text{H}_6 + \text{CH}_3\text{CH}_2\text{CH}_2\text{Br} \xrightarrow{\text{无水 AlCl}_3} \text{C}_6\text{H}_5\text{CH(CH}_3)_2 + \text{C}_6\text{H}_5\text{CH}_2\text{CH}_2\text{CH}_3 + \text{HBr}$$

异丙苯　　　　丙苯

（二）加成反应

苯及其同系物的性质稳定，不易发生加成反应。但在特殊条件下，也可以加氢、加氯，一般是不饱和键同时发生反应。如：

$$\text{C}_6\text{H}_6 + \text{H}_2 \xrightarrow[\text{200℃,加压}]{\text{Ni}} \text{C}_6\text{H}_{12}$$

$$\text{C}_6\text{H}_6 + \text{Cl}_2 \xrightarrow{\text{光照}} \text{C}_6\text{H}_6\text{Cl}_6$$

（三）氧化反应

苯及其同系物的性质稳定，不易发生氧化反应。但芳环上连接的烷基受苯环影响，只要有 α-H 就容易被氧化，而且不论侧链多长，氧化结果都是侧链被氧化为羧酸。若不含 α-H，一般不能被氧化。如：

$$\text{C}_6\text{H}_5\text{CH}_2\text{CH}_3 \xrightarrow{\text{KMnO}_4/\text{H}^+} \text{C}_6\text{H}_5\text{COOH}$$

$$\text{(邻-CH}_3\text{,CH(CH}_3)_2\text{,对-C(CH}_3)_3\text{-C}_6\text{H}_3) \xrightarrow{\text{KMnO}_4/\text{H}^+} \text{(邻-COOH,COOH,对-C(CH}_3)_3\text{-C}_6\text{H}_3)$$

烷基苯侧链氧化反应多用于合成苯甲酸或鉴别烷基苯。当酸性高锰酸钾作为氧化剂时，随着反应发生高锰酸钾颜色是否逐渐褪去，可作为判断苯环侧链有无 α-H 侧链的鉴别反应。

第四节　苯环上取代基的定位效应

一、定位效应

当苯环上导入第1个取代基时，苯环上6个氢原子是等同的，所以苯环的一元取代产物没有异构体。再引入第 2 个取代基时，第 2 个取代基进入的位置和难易程度由苯环上原有取代基性质决定，这种影响称为定位效应，苯环上第 1 个取代基被称为定位基。理论上来讲苯环二元取代的异构体有邻位、间位、对位 3 种，但受第 1 个取代基的影响，第 2 个取代基的位置分为邻、对位和间位两类产物。因此，定位基分为邻、对位定位基和间位定位基两种。例如：

$$\text{C}_6\text{H}_5\text{CH}_3 + \text{Cl}_2 \xrightarrow{\text{FeCl}_3 \text{ 或 Fe 粉}} \text{邻氯甲苯} + \text{对氯甲苯} + \text{HCl}$$

$$\text{C}_6\text{H}_5\text{NO}_2 + \text{Cl}_2 \xrightarrow{\text{FeCl}_3 \text{ 或 Fe 粉}} \text{间硝基氯苯} + \text{HCl}$$

1. 邻、对位定位基及其影响

邻、对位定位基一般使新引入基团进入其邻位和对位。此类定位基中与苯环相连的原子不含不饱和键，并且多数有未成对电子。主要有：$-NR_2$、$-NH_2$、$-OH$、$-OR$、$-NHCOR$、$-OCOR$、$-R$、$-Ar$、$-X$ 等。

邻、对位定位基一般使苯环活化，亲电取代反应更易发生（卤素除外）。在此类定位基作用下，邻、对位产物产率高于 60%。

2. 间位定位基及其影响

间位定位基一般使新引入基团进入其间位。此类定位基中与苯环相连的原子一般含有不饱和键或带正电荷。主要有：$-NR_3$、$-NO_2$、$-CN$、$-SO_3H$、$-CHO$、$-COOH$ 等。

间位定位基会使苯环钝化，亲电取代反应更难发生。如硝基苯继续硝化需要更高的反应条件，主产物为间二硝基苯。

二、定位效应的应用

应用苯环上取代基的定位规律，可以合理设计合成路线，以及预测取代反应的主要产物。

苯环上取代基的
定位效应

1. 用苯制备间硝基氯苯

因为 $-NO_2$ 是间位定位基，$-Cl$ 是邻、对位定位基，要先硝化后氯代。而制备邻硝基氯苯要先氯代后硝化。

$$\text{C}_6\text{H}_6 \xrightarrow{\text{HNO}_3/\text{H}_2\text{SO}_4} \text{C}_6\text{H}_5\text{NO}_2 \xrightarrow[\text{Cl}_2]{\text{FeCl}_3 \text{ 或 Fe 粉}} \text{间硝基氯苯}$$

$$\underset{\text{苯}}{\bigcirc} \xrightarrow[Cl_2]{FeCl_3 \text{ 或 Fe 粉}} \underset{\text{氯苯}}{\bigcirc-Cl} \xrightarrow{HNO_3/H_2SO_4} \underset{\text{邻硝基氯苯}}{\bigcirc\genfrac{}{}{0pt}{}{Cl}{NO_2}} + \underset{\text{对硝基氯苯}}{\bigcirc\genfrac{}{}{0pt}{}{Cl}{NO_2}}$$

2. 用乙基苯制备间硝基苯甲酸

因为—C_2H_5 是邻、对位定位基，—NO_2 是间位定位基，—COOH 是间位定位基，所以合成路线是先氧化再硝化。

$$\underset{}{\bigcirc-C_2H_5} \xrightarrow{H^+/K_2MnO_4} \underset{}{\bigcirc-COOH} \xrightarrow{HNO_3/H_2SO_4} \underset{}{\bigcirc\genfrac{}{}{0pt}{}{COOH}{NO_2}}$$

第五节 稠环芳烃

稠环芳烃是由两个或多个苯环通过彼此共用两个相邻的碳原子稠合而成的芳烃。蒽、菲、萘是最简单的三种稠环芳烃。

一、萘

萘是白色片状晶体，熔点 80.55℃，易升华，不溶于水，易溶于有机溶剂。

萘的分子式 $C_{10}H_8$，由两个苯环共用两个相邻的碳原子相互稠合而成，组成分子的原子都在同一平面上，成键方式与苯类似。在萘分子中，C_1、C_4、C_5、C_8 位置等同，称为 α 位，C_2、C_3、C_6、C_7 位置等同，称为 β 位。因此，萘的一元取代物有 2 种异构体，2 个取代基相同的二元取代物有 10 种。

$$\begin{array}{c} \overset{\alpha}{8} \quad \overset{\alpha}{1} \\ \beta 7 \diagdown \diagup 2\beta \\ \beta 6 \diagup \diagdown 3\beta \\ \underset{\alpha}{5} \quad \underset{\alpha}{4} \end{array}$$

由于萘分子的电子云分布不是完全平均化，α 位电子云密度较大，因此 α 位比 β 位更易发生反应。

1. 亲电取代反应

萘可以与卤素、硝酸等发生取代反应，主要生成 α 位取代产物。例如：

$$\bigcirc\!\!\bigcirc + Cl_2 \longrightarrow \bigcirc\!\!\bigcirc\text{-Cl} + HCl$$

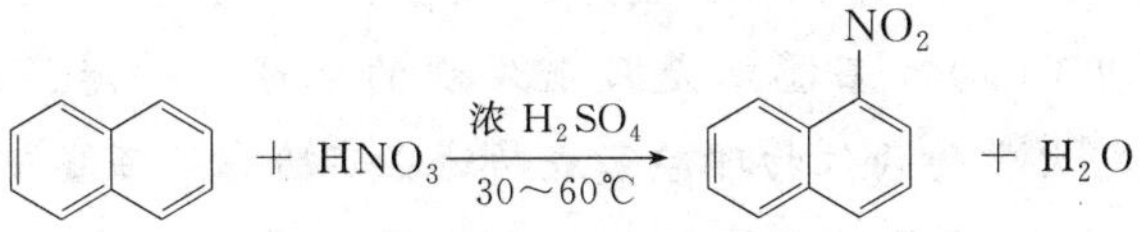

$$\text{萘} + HNO_3 \xrightarrow[30\sim60℃]{\text{浓 }H_2SO_4} \text{1-硝基萘} + H_2O$$

2. 加成反应

萘可以发生催化加氢反应，不同条件下产物不同。

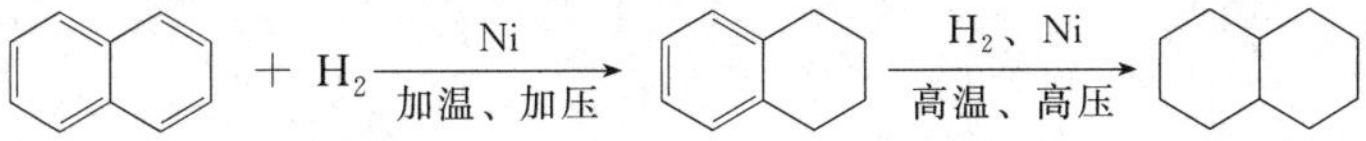

$$\text{萘} + H_2 \xrightarrow[\text{加温、加压}]{Ni} \text{四氢萘} \xrightarrow[\text{高温、高压}]{H_2\text{、}Ni} \text{十氢萘}$$

3. 氧化反应

萘较易被氧化，在一定条件下，萘可以被氧化成邻苯二甲酸酐。这是工业上生产邻苯二甲酸酐的重要方法。

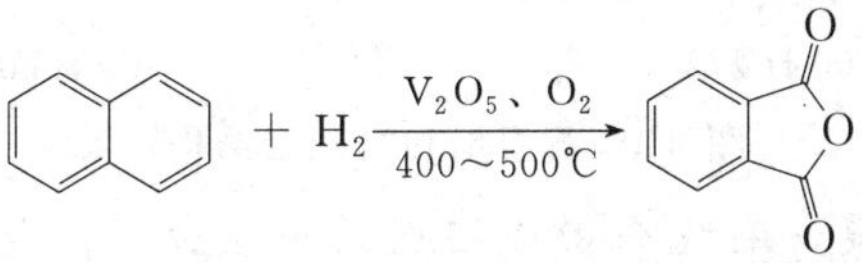

$$\text{萘} + H_2 \xrightarrow[400\sim500℃]{V_2O_5\text{、}O_2} \text{邻苯二甲酸酐}$$

二、蒽和菲

蒽为无色片状晶体，熔点 216℃，沸点 342℃，易升华，不溶于水，难溶于乙醇和乙醚，易溶于热苯。菲为无色晶体，熔点 100℃，沸点 340℃，不溶于水，易溶于乙醚和苯中。

蒽和菲分子式都是 $C_{14}H_{10}$，都是由 3 个苯环稠和而成，蒽为直线型分子，菲为角式稠和分子，两者互为同分异构体。结构与萘类似，构成分子的原子共平面，分子为平面型。

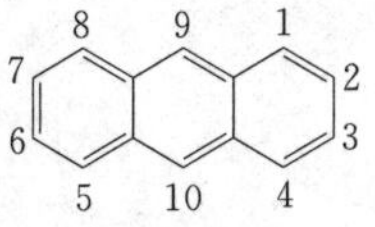

蒽 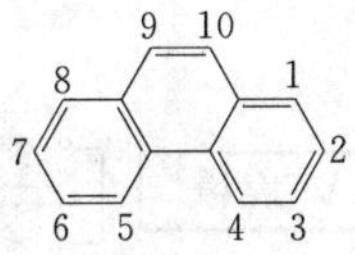   菲

由于电子云密度不平均，反应主要发生在 C_9 和 C_{10} 位。如：

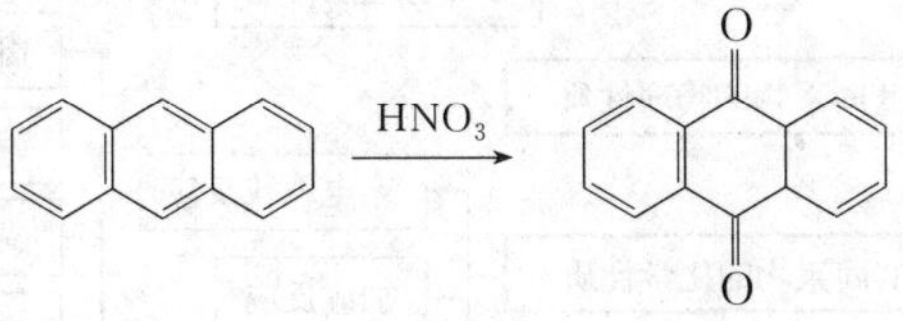

$$\text{蒽} \xrightarrow{HNO_3} \text{9,10-蒽醌}$$

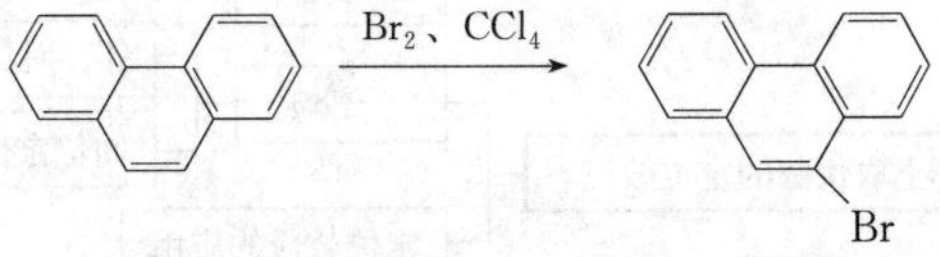

$$\text{菲} \xrightarrow{Br_2\text{、}CCl_4} \text{9-溴菲}$$

知识拓展

石墨烯和富勒烯

石墨烯（graphene）是一种碳原子以 sp^2 杂化轨道组成的单层六边形呈蜂巢晶格的

第八章 芳香烃

新材料，结构如图 8-3（a）。石墨烯是目前发现的地球上最薄、强度最高的材料。2004 年英国曼彻斯特大学的两位物理学家成功地在实验中从石墨中分离出石墨烯，并获得 2010 年诺贝尔物理学奖。石墨烯具有优异的光学、电学、力学特性，在材料学、微纳加工、能源、生物医学和药物传递等方面具有重要的应用前景，被认为是一种未来革命性的材料。

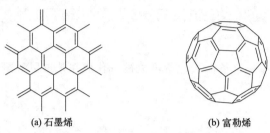

(a) 石墨烯　　　　　　　(b) 富勒烯

图 8-3　石墨烯和富勒烯结构图

富勒烯（fullerene）是一种完全由碳组成的中空分子，是单质碳的第三种同素异形体。富勒烯形状呈球形、椭球形、柱形或管状。根据碳原子的总数不同，富勒烯可以分为不同种类，其中最小的富勒烯是 C_{20}。C_{60} 高度对称的笼状结构使其具有较高的稳定性，研究最为广泛。

富勒烯因其独特的零维结构，成为近年来最重要的含碳纳米材料之一。同时，富勒烯具有特殊的光学性质、电导性及化学性质，因此富勒烯及其衍生物在电、光、磁、材料学等方面都得到了广泛的应用。

知识框架

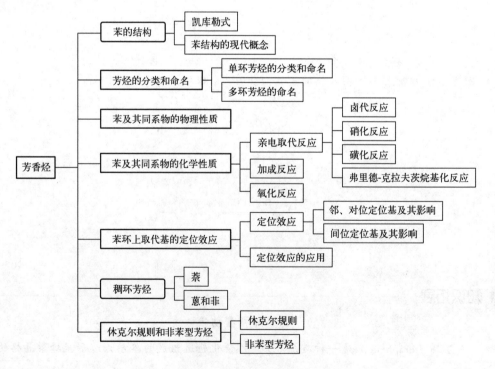

练习思考

一、单项选择题

1. 化合物 ![1-硝基萘] 的名称是（　　）。
   A. 硝基萘　　　B. 1-硝基萘　　　C. 2-硝基萘　　　D. 1-硝基联苯

2. 下列化合物不属于芳香烃的是（　　）。
   A. 甲苯　　　B. 环己烯　　　C. 萘　　　D. 菲

3. 下列物质发生硝化反应最容易的是（　　）。
   A. 苯　　　B. 硝基苯　　　C. 甲苯　　　D. 氯苯

4. 下列物质中，能使高锰酸钾酸性溶液和溴水都褪色的是（　　）。
   A. 丁烷　　　B. 丙烯　　　C. 甲苯　　　D. 苯

5. 能区分苯和甲苯的试剂是（　　）。
   A. 高锰酸钾　　　B. 溴水　　　C. 硝酸　　　D. 硫酸

6. 属于邻、对位定位基的是（　　）。
   A. —CN　　　B. —OCH$_3$　　　C. —SO$_3$H　　　D. —COOH

7. 属于邻、对位定位基但使苯环上的取代反应比苯难的是（　　）。
   A. —Cl　　　B. —OCH$_3$　　　C. —OH　　　D. —NH$_2$

二、命名或写出下列化合物的结构式

1. 间甲异丙苯　　2. 苯乙炔　　3. 对氯苄基溴　　4. 间硝基乙苯

5. 1,2,3-三甲苯　　6. 间硝基甲苯　　7. 异丙苯结构　　8. 间甲乙苯结构

9. 二苯甲烷结构　　10. 1-硝基萘结构

三、写出下列反应的主要产物

1. 甲苯 + Cl$_2$ $\xrightarrow{\text{FeCl}_3 \text{ 或 Fe 粉}}$

2. 苯 + RCl $\xrightarrow{\text{无水 AlCl}_3}$

3. 硝基苯 + HNO$_3$ $\xrightarrow[100℃]{\text{浓 H}_2\text{SO}_4}$

4.

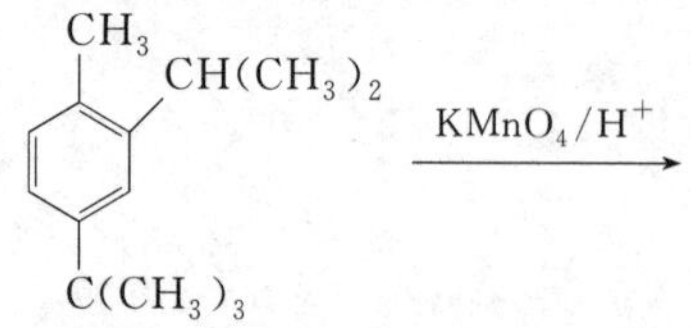

$$\underset{\begin{array}{c}CH_3\\ \ \\ C(CH_3)_3\end{array}}{\underset{}{\bigcirc}}\text{-}CH(CH_3)_2 \xrightarrow{KMnO_4/H^+}$$

四、区分下列化合物

1. 乙苯和苯乙烯
2. 叔丁基苯和异丙基苯

五、简答题

以苯或甲苯为原料设计下列化合物的合成路线。

1. 间硝基苯甲酸
2. 间溴苯磺酸

实训三 水蒸气蒸馏（松节油）

一、实训目的

1. 掌握水蒸气蒸馏的装置及操作方法。
2. 能正确选用、组装和使用相关仪器。
3. 了解水蒸气蒸馏的原理和适用范围。

二、实训原理

在不溶或难溶于水但有一定挥发性的有机物中通入水蒸气，使有机物在低于100℃的温度下随水蒸气一起蒸馏出来，这种操作过程称为水蒸气蒸馏。它是分离、纯化有机物的常用方法。

当水与不溶于水的有机物混合时，其液面上的蒸气压等于组分单独存在时的蒸气压之和，即 $P_{混合物} = P_水 + P_{有机物}$。当 $P_{混合物}$ 等于外界大气压时，混合物开始沸腾，这时的温度为混合物的沸点，此沸点比混合物中任一组分的沸点都低，因此在常压下应用水蒸气蒸馏，能在低于100℃的温度下将高沸点组分随水蒸气一起蒸出。除去水分后，即可得到高沸点的有机物。蒸馏时，混合物的温度保持不变，直到有机物全部随水蒸出，温度才会上升至水的沸点。被提纯物质必须具备以下几个条件：

① 不溶或难溶于水；
② 共沸下与水不发生化学反应；
③ 100℃左右时，必须具有一定的蒸气压（666.5～1333Pa）。

水蒸气蒸馏方法尤其适用于混有大量固体、树脂状或焦油状杂质的有机物，其效果比普通蒸馏或重结晶好，也适用于一些沸点较高，常压蒸馏时易分解、氧化或聚合等的有机物，在中草药中的挥发油成分提取中此方法更为常用。

三、仪器和试剂

1. 仪器

水蒸气发生器（圆底烧瓶或锥形瓶或白铁皮制成）、电热套、长颈圆底烧瓶、双孔胶塞（附120°角水蒸气导入管和30°角导出管）、T形管、螺旋（弹簧）夹、锥形瓶、直形冷管、接液管、125mL分液漏斗、量筒、玻璃管。

2. 试剂

松节油（或苯酚、肉桂酸）。

四、操作步骤

1. 水蒸气蒸馏装置的安装

图8-4是实验室常用的水蒸气蒸馏装置，包括水蒸气发生器、蒸馏部分、冷凝部分和接收器四部分。按图8-4安装好仪器，并遵循从上而下、从左至右的原则安装。

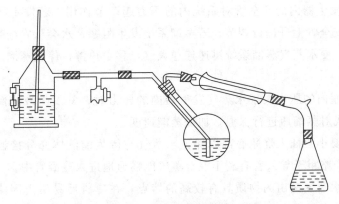

图8-4 水蒸气蒸馏装置

安装时，水蒸气发生器中的安全管下端应接近瓶底（距瓶底约1cm）；蒸馏部分一般采用长颈圆底烧瓶，插入烧瓶中的导入管（一般外径不小于7mm，以保证水蒸气畅通）末端应接近烧瓶底部，导出管末端连接冷凝管（外径应略粗一些，约10mm）。水蒸气发生器和蒸馏部分的导入管之间用1个T形管连接，T形管支管下套一段短胶皮管，用螺旋夹旋紧。

长颈圆底烧瓶应斜放并与桌面保持45°角，这样可以避免蒸馏时液体跳动十分剧烈而从导出管冲出，以至于沾污馏出液。

2. 装样

在水蒸气发生器中装入1/2～2/3的水（最好用热水）和几粒沸石，置于电热套中，取20mL松节油粗品和5mL水放入长颈圆底烧瓶中。瓶中液体的总量不得超过烧瓶容量的1/3。

3. 加热和蒸馏

先打开T形管上的螺旋夹，加热水蒸气发生器至沸腾，当有大量水蒸气产生，并从T形管支管冲出时，立即旋紧螺旋夹，使水蒸气导入长颈圆底烧瓶开始蒸馏（在蒸馏过程中，由于水蒸气冷凝使长颈圆底烧瓶内的液体量增加，并超过瓶容积的1/2时，可隔着石棉网用小火加热长颈圆底烧瓶，但应注意瓶内的爆沸现象，若爆沸剧烈，则不应加热，以防发生意外），蒸馏速度以控制在2～3滴/s为宜。一直蒸馏至馏出液透明无明显油珠时，即可停止蒸馏。

4. 仪器拆卸

蒸馏结束后，首先应打开螺旋夹，然后移去热源，按安装时相反的顺序，依次拆下接收器、接液管、冷凝管、圆底烧瓶等。

5. 产物的分离和干燥

将馏出液转移至分液漏斗中，静置，将油层分离至另一洁净的锥形瓶中，加入少量无水氯化钙除去残存的水分后，可得清澈透明的松节油。

五、注意事项

1. 水蒸气发生器内的安全管对系统内的压力起调节作用。若发生器内的蒸气压过大，水可沿着安全管上升进行调节。若蒸馏系统发生阻塞，水会从安全管口溢出，此时应打开螺旋夹，使水蒸气蒸馏系统迅速连通大气，移走热源，停止蒸馏。待故障排除后方可继续蒸馏。

2. 当蒸馏瓶内的压力大于水蒸气发生器内的压力时，常发生液体倒吸现象，此时应打开螺旋夹或对蒸馏瓶进行保温，加快蒸馏速度。

3. 导入管要小心插入烧瓶底部以保证水蒸气与待蒸馏液体充分接触并起到搅拌作用。导出管口径略粗于导入管有利于混合蒸气能畅通地进入冷凝管中。

4. 如果随水蒸气馏出的物质具有较高的熔点，在冷凝后易析出固体，则应调小冷凝水的流速，使馏出物冷凝后仍能保持液态。假如已有固体析出，并阻塞冷凝管时，可暂时停止冷凝水的通入或暂时放出夹套内的冷凝水，待固体熔化后再缓缓通入冷凝水。

5. 当馏出液不再混浊时，可用盛清水的试管收集1～2滴馏出液，观察是否有油珠状物质，如果没有可停止蒸馏。

六、思考题

1. 适用水蒸气蒸馏的物质应具备什么条件？
2. 安装水蒸气蒸馏装置时应注意哪些问题？
3. 在水蒸气蒸馏过程中经常要检查哪些事项？若安全管中的水位上升很高，说明什么问题？应如何解决？

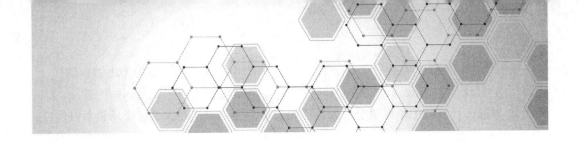

第九章 卤代烃

🎯 任务目标 >>>

❖ **知识目标**

1. 掌握：卤代烃的分类、命名、同分异构现象和理化性质。
2. 熟悉：不同类型卤代烃的鉴别。
3. 了解：重要卤代烃在药品生产中的实际应用。

❖ **能力目标**

能独立完成卤代烃的书写和命名，掌握卤代烃发生取代反应和消去反应的规律。

❖ **素质目标**

1. 分析卤代烃化学反应规律，培养学生分析思维能力。
2. 关心社会热点问题，对卤代烃的用途和其对环境的影响有更深的认识，培养学生用化学视角观察生活。

第一节 卤代烃的分类、命名及同分异构现象

一、卤代烃的分类

烃分子中的一个或多个氢原子被卤素原子所取代，生成的化合物称为卤代烃。卤代烃的通式为：(Ar)R—X，卤原子 X 可看作是卤代烃的官能团，包括 F、Cl、Br、I。

根据分子的组成和结构特点，卤代烃有多种分类。

① 根据卤代烃分子中卤元素的种类不同，可分为氟代烃、氯代烃、溴代烃、碘代烃。如：

$CH_3CH_2CH_2CH_2F$　　$CH_3CH_2CH_2CH_2Cl$　　$CH_3CH_2CH_2CH_2Br$　　$CH_3CH_2CH_2CH_2I$

氟代烃　　氯代烃　　溴代烃　　碘代烃

② 根据卤代烃分子中卤原子的数目不同，可分为一卤代烃、二卤代烃和多卤代烃。

CH_3Cl　　CH_2ClCH_2Cl　　$CHCl_3$

一卤代烃　　二卤代烃　　多卤代烃

③ 根据卤代烃分子中与卤原子直接相连的碳原子的类型不同，可分为伯卤代烃、仲卤代烃和叔卤代烃。

$CH_3CH_2CH_2Cl$

伯卤代烃

仲卤代烃

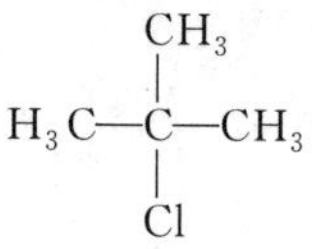

叔卤代烃

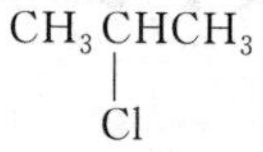

④ 根据卤代烃分子中卤原子所连烃基的结构不同，可分为饱和卤代烃、不饱和卤代烃和芳香族卤代烃。其中，饱和卤代烃或不饱和卤代烃统称为脂肪族卤代烃。如：

$CH_3CH_2CH_2CH_2Cl$

饱和卤代烃

$CH_3CH{=}CHCl$

不饱和卤代烃

芳香族卤代烃

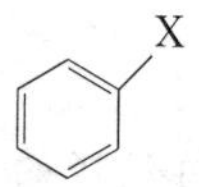

二、 卤代烃的命名

1. 普通命名法

简单一元卤代烃可直接根据与卤原子相连的烃基名称来命名，称作某基卤或卤代某烃。例如：

$CH_3CH_2CH_2Cl$

正丙基氯

叔丁基氯

苄基溴

$H_2C{=}CHCl$

氯乙烯

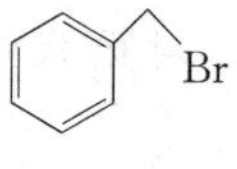

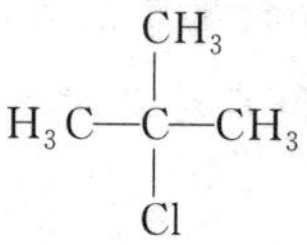

2. 系统命名法

对于结构比较复杂的卤代烃，则以系统命名法命名。将卤原子作为取代基，以相应烃为母体，按各类烃的系统命名原则进行命名。

（1）饱和卤代烃　选择含有卤原子的最长碳链为主链，卤原子为取代基，按烷烃的系统命名原则进行命名。先按“最低系列”原则将主链编号，然后按次序规则中“较优基团后列出”来命名。当卤原子与支链烷基的位次相同时，应给予支链烷基较小的编号；不同卤原子的位次相同时，使原子序数较小的卤原子以较小的编号。例如：

$CH_3CH_2CH_2Cl$

氯丙烷

2-甲基-2-氯丙烷

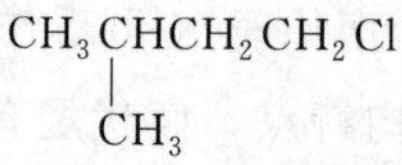

3-甲基-1-氯丁烷

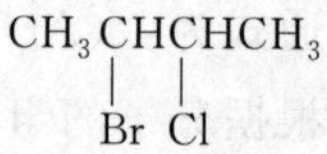

2-氯-3-溴丁烷

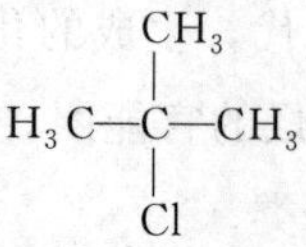

（2）不饱和卤代烃　选择含有不饱和键且连有卤原子的最长碳链为主链，以不饱

和键的位次最小为原则进行编号。例如：

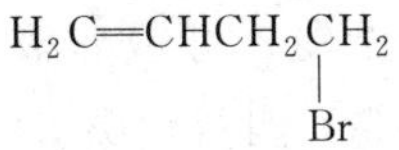

$$H_2C=CHCH_2CH_2Br$$
4-溴-1-丁烯

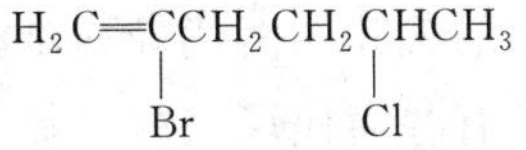

$$H_2C=CHCH_2CHCH_2CHCH_3$$
         Br   Cl
5-氯-2-溴-1-己烯

（3）**芳香族卤代烃** 既可以将芳烃作为母体，也可以将脂肪烃作为母体。以芳烃作为母体时，芳烃的编号一般用阿拉伯数字或用希腊字母从芳环侧链开始编号。例如：

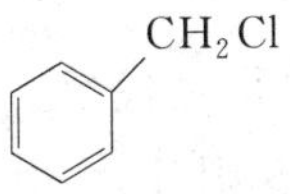

苯基氯甲烷

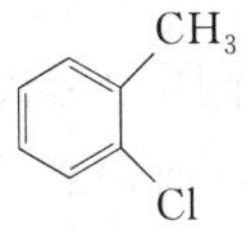

2-氯甲苯

此外，部分卤代烃还有常使用的俗名，例如：$CHCl_3$、CHI_3 俗称氯仿和碘仿。

三、卤代烃的同分异构现象

卤代烃因烃基结构及卤原子在碳链上位置的不同而产生同分异构现象。例如：

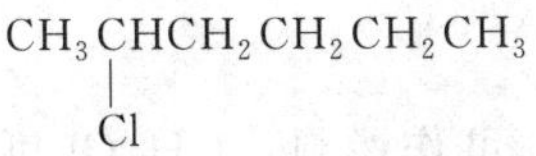

$$CH_3CHCH_2CH_2CH_3$$
     Cl
2-氯己烷

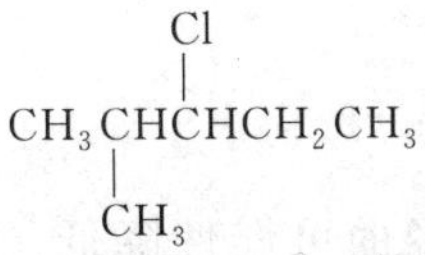

$$CH_3CHCHCH_2CH_3$$
       Cl
       CH_3
2-甲基-3-氯戊烷

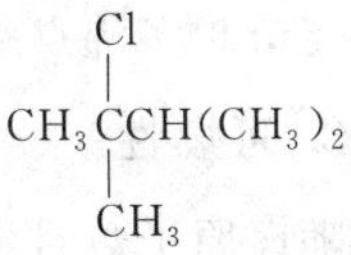

$$CH_3CCH(CH_3)_2$$
     Cl
     CH_3
2,3-二甲基-2-氯丁烷

对不饱和卤代烃，因还有顺反异构，比饱和卤代烃的异构体数目更多。例如：

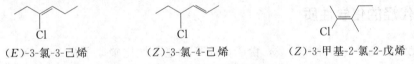

(E)-3-氯-3-己烯　　　(Z)-3-氯-4-己烯　　　(Z)-3-甲基-2-氯-2-戊烯

对多卤代烃，综合以上因素，则异构体的数量会更多。例如：

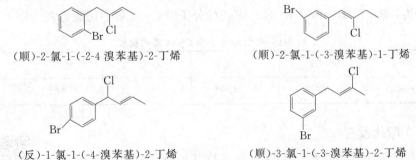

(顺)-2-氯-1-(-2-4溴苯基)-2-丁烯　　　(顺)-2-氯-1-(-3-溴苯基)-1-丁烯

(反)-1-氯-1-(-4-溴苯基)-2-丁烯　　　(顺)-3-氯-1-(-3-溴苯基)-2-丁烯

第二节 卤代烃的物理化学性质

一、卤代烃的物理性质

在室温下，除氟甲烷、氟乙烷、氟丙烷、氯甲烷、氯乙烷、氯乙烯、溴甲烷、溴乙烯是气体外，其他低级的卤代烃为液体，15 个 C 以上的高级卤代烃为固体。卤代烃都有毒，许多有强烈的气味。卤代烃均难溶于水，而溶于弱极性或非极性的有机溶剂中，如醇、醚、烃等，有些卤代烃（如二氯甲烷、三氯甲烷、四氯化碳等）本身就是很好的溶剂。

卤代烃的物理性质可归纳如下。

1. 密度

烃基相同而卤原子不同的卤代烃，密度最小的是氯代烃，最大的是碘代烃。有些一氯代烃的密度比水小，而溴代烃、碘代烃的密度则比水大。卤代烃的密度随其分子中卤原子数目的增多而增大。卤原子相同的卤代烃，密度随烃基分子量的增大而减少。

2. 沸点

卤代烃的沸点高于相应母体烷烃的沸点，且随碳原子数量的增加而逐渐升高；烃基相同而卤原子不同的卤代烃，随卤原子的原子序数增加其沸点升高；对于其同分异构体，支链越多沸点越低。

3. 可燃性

随卤原子数目增多，卤代烃的可燃性降低。例如：CH_4 可作燃料，CH_3Cl 可燃，CH_2Cl_2 不燃，CCl_4 可作灭火剂。

二、卤代烃的化学性质

卤代烃的化学性质比较活泼，由于卤原子的电负性比碳原子强，C—X 键为极性共价键，更容易断裂，卤代烃的化学反应主要发生在 C—X 键上。卤代烃发生化学反应的活性顺序为：R—I＞R—Br＞R—Cl。卤代烃分子中 C—X 键的键能见表 9-1。

表 9-1　卤代烃分子中 C—X 键的键能

C—X	C—H	C—F	C—Cl	C—Br	C—I
键能/(kJ/mol)	414	448	339	285	218

（一）取代反应

在卤代烃的取代反应中，卤原子容易被其他负性基团（如—OH、—OR、—CN、—NH$_2$、—ONO$_2$ 等）取代，生成醇、醚、腈、胺、硝酸酯等化合物。

卤代烃的取代反应

1. 水解反应

卤代烃与水作用，羟基（—OH）取代卤原子生成醇的反应，称作卤代烃的水解反应。这是一个可逆反应。

$$RX + H_2O \rightleftharpoons ROH + HX$$

该反应速率很慢，因此，常将卤代烃与强碱 KOH 或 NaOH 的水溶液共热，加快反应速率，提高醇的产量。

$$RX + NaOH \xrightleftharpoons{\text{水溶液}} ROH + NaX$$

卤代烃主要由人工合成，一般不以卤代烃制备醇，而是由醇制备卤代烃。当卤代烃原料易得，或制备结构特殊、复杂的醇时，可借助先卤代再水解的方法，间接合成醇。

2. 与醇钠反应

卤代烃与醇钠在加热条件下，烷氧基（—OR'）取代卤原子生成醚。

$$RX + R'ONa \xrightleftharpoons[\triangle]{\text{乙醇}} ROR' + NaX$$

上述反应中，当 R 和 R' 相同时，所得醚称作单醚；当 R 和 R' 不相同，所得醚称作混醚。

3. 与氰化物反应

卤代烃与氰化钠或氰化钾作用，氰基（—CN）取代卤原子生成腈。

$$RX + NaCN \xrightleftharpoons[\triangle]{\text{乙醇}} RCN + NaX$$

通过上述反应，一方面将官能团卤素转变为腈，分子中增加了一个碳，是有机合成中常用的增长碳链的方法之一；另一方面，通过氰基，可将官能团转化为羧基（—COOH）、酯（—COOR）或酰胺（—CONH$_2$）等，合成相应的化合物。

4. 与氨反应

卤代烃与氨在乙醇溶液中加热加压，氨基（—NH$_2$）取代卤原子生成胺。

$$RX + NH_3 \xrightleftharpoons[\triangle]{\text{乙醇}} RNH_2 + HX$$

此反应可控制在一级取代，但卤代烃过量时，将继续反应直到氨中的氢全部被烃基取代生成季铵化合物。

5. 与硝酸银反应

卤代烃与硝酸银的醇溶液作用，硝基（—NO$_2$）取代卤原子生成硝酸酯和卤化银的沉淀。

$$RX + AgNO_3 \xrightleftharpoons{\text{醇}} RONO_2 + AgX\downarrow$$

（二）消去反应

卤代烃在碱的醇溶液中加热，发生脱去 HX 的反应，生成烯烃。例如：

$$\underset{\underset{H}{|}\ \underset{X}{|}}{RCHCH_2} + NaOH \xrightarrow[\triangle]{\text{醇}} RCH=CH_2 + NaX + H_2O$$

在上述反应中，当卤代烃发生消去反应时，消去的是 α-碳上的卤原子和 β-碳上的氢，因此，卤代烃的 β-碳原子上必须有氢原子才能发生消去反应。如果有不止一个 β-碳原子的氢可供消去，根据札依采夫规则，主要从含氢较少的 β-碳上消去氢，得到的产物是取代基较多的烯烃。例如：

$$CH_3CH_2CHCH_3 \xrightarrow{NaOH/醇} CH_3CH=CHCH_3 + CH_3CH_2CH=CH_2$$
$$|$$
$$Br$$

主要产物81%　　　次要产物19%

不同结构的卤代烃发生消去反应的难易程度排序为：$R_3CX > R_2CHX > RCH_2X$。

（三）与金属的反应

卤代烃能与 Li、Na、K、Mg、Zn、Cd、Al、Hg 等金属反应生成金属有机化合物 R-M（M 表示金属元素）。其中最重要的是在绝对乙醚（无水，无醇）条件下。例如卤代烃与金属 Mg 反应，生成有机镁化合物——烃基卤化镁，该产物称为格氏（Grignard）试剂。

$$RX + Mg \xrightarrow{无水乙醚} RMgX$$

制备格氏试剂的卤代烃的反应活性顺序是：$RI > RBr > RCl$。

格氏试剂的性质非常活泼，能与许多含活泼氢的化合物（如水、醇、酸、氨等）作用，生成相应的烷烃。例如：

$$RMgX + \begin{cases} HOH \longrightarrow RH + Mg(OH)X \\ R'OH \longrightarrow RH + Mg(OR')X \\ HX \longrightarrow RH + MgX_2 \\ CR' \equiv CH \longrightarrow RH + R'C \equiv CMgX \\ HNH_2 \longrightarrow RH + Mg(NH_2)X \end{cases}$$

由于格氏试剂遇水就水解。所以，在制备格氏试剂时，必须用无水试剂和干燥的反应器。此外，还应采取隔绝空气、氮气保护等措施，避免空气中的氧慢慢将格氏试剂氧化，进而在湿气的作用下分解为醇。

格氏试剂在有机合成上应用十分广泛。例如：格氏试剂与二氧化碳反应制备比原卤代烃多一个碳原子的羧酸。

$$RMgX + CO_2 \xrightarrow{无水乙醚} RCOOMgX \xrightarrow{H_3O^+} RCOOH + HOMgX$$

（四）不同类型卤代烃的鉴别

卤代烃与硝酸银反应的活性与卤素及烃基结构有关。可据此反应分析卤代烃的种类及其烃基结构。

$$RX + AgNO_3 \xrightleftharpoons{醇} RONO_2 + AgX\downarrow$$

不同的 RX，反应的具体情况不同，可根据反应的速度和生成沉淀的颜色进行判断。

一般的情况是：加入硝酸银醇溶液后，伯卤代烃反应速度最慢，需加热才有 AgX 沉淀生成。仲卤代烃反应速度稍快，过片刻后有 AgX 沉淀生成。叔卤代烃反应速度最快，立刻有 AgX 沉淀生成。

不同的 RX 中：RI 速度最快，其次是 RBr，最后是 RCl。

除此以外，几种特殊的 RX 情况如下。

烯丙基型 RX 和苄基型 RX（如 3-氯丙烯、氯苄等）：最活泼，加入试剂后会立刻有沉淀生成。

乙烯型 RX（X 与双键相连，如 1-氯丙烯，氯苯等）：不活泼，即使加热也不反应。

多卤代烃（如氯仿等）：不活泼，加热也不反应。

第三节 重要卤代烃在药品生产中的实际应用

一、二氯甲烷

二氯甲烷具有溶解性强、毒性低的优点。二氯甲烷是无色液体。在制备氨苄西林、青霉素和头孢菌素的制药工业中用作反应介质。也可用作石油脱蜡溶剂、气溶胶推进剂、有机合成萃取剂、聚氨酯发泡剂和金属清洗剂等。二氯甲烷在中国主要用于医药领域，医药消费占总消费的 20%。

二、三氯甲烷

三氯甲烷，又称氯仿，分子式 $CHCl_3$，是无色透明易挥发的液体，有特殊气味。熔点 -63.5℃，沸点 61.3℃。不溶于水，溶于醇、醚、苯。可用作有机合成原料，主要用来生产氟利昂、染料和药物，纯净的氯仿可用作麻醉剂，因对心脏、肝脏毒性大，目前已很少使用。还可用作抗生素、香料、油脂、树脂、橡胶的溶剂和萃取剂。其与四氯化碳混合可制成不冻的防火液体。

三、氯乙烷

氯乙烷，分子式 CH_3CH_2Cl，在室温常压下是带有甜味的无色气体。熔点 -140.8℃，沸点 12.5℃，微溶于水，可混溶于多数有机溶剂。主要用作生产四乙基铅、乙基纤维素及乙基咔唑等的原料。也用作烟雾剂、冷冻剂、局部麻醉剂、杀虫剂、乙基化剂、烯烃聚合溶剂、汽油抗震剂等。还可用作聚丙烯的催化剂，磷、硫、油脂、树脂、蜡等的溶剂。用于合成农药、医药及其中间体。

四、氟烷

氟烷，又称氟氯溴乙烷，化学式 $C_2HBrClF_3$，为无色、易流动的重质液体，有类似三氯甲烷的香气和甜味。在水中微溶，能与乙醇、三氯甲烷、乙醚或非挥发性油类任意混合。遇光、热和湿空气能缓缓分解，通常加入 0.01%（质量分数）麝香草酚作稳定剂，并置冷暗处密封保存。在医药上，氟烷作为吸入麻醉药，其麻醉作用约为乙醚的24倍，对黏膜无刺激性，麻醉诱导期短，停药后恢复快，用于全身麻醉和局部麻醉。

五、四氟乙烯

四氟乙烯，又称全氟乙烯，化学式 C_2F_4，常温常压下为无色气体，不溶于水，主要用作制造新型的耐热塑料、工程塑料、新型灭火剂和抑雾剂的原料。可聚合生成聚四氟乙烯。聚四氟乙烯材料具有抗酸抗碱、抗各种有机溶剂的特点，几乎不溶于所有的溶剂，素有"塑料王"之称。可作人造血管等医用材料。无毒害，具有生理惰性，作为人工血管和脏器长期植入体内无不良反应。

六、全氟碳类血液代用品

全氟碳是烃分子中的所有氢原子被氟原子取代而成的化合物。氟化碳液体具有人血类似的功能，能将从肺部吸进的氧气输送到人体的各个部位，又能将各个脏器排出的二氧化碳输送到肺部排出体外。不同的是，全氟碳人造血输送气体是个单纯的物理溶解过程，氧气和二氧化碳极易溶解在全氟碳液体中，在流动中完成气体的传递。100mL的全氟碳能溶氧气50mL，是人血载氧能力的1.5倍；全氟碳和氧的结合速度是14～20ms，比红细胞快得多。由此可见，全氟碳是较理想的血液代用品。这类商品最早由日本生产出来，商品名为Fluosol-DA。它是以全氟萘烷和全氟三丙胺为主体的一种乳剂，中国也有类似的化合物生产。

 知识拓展

运动场上的"化学大夫"

在电视上观看足球比赛的时候，经常看到运动员受伤倒地后，医生用药水对球员的伤口喷射，不用多久，运动员便能马上站起来投入比赛。那么医生往运动员受伤处喷的是什么呢？什么药能够这样迅速地治疗伤痛？

这种运动场上的"化学大夫"，是一种叫氯乙烷的有机物（化学分子式 C_2H_5Cl），常温下为气体，在一定压力下则变为液体。球员被撞以后，常出现软组织挫伤或拉伤，这时候，把氯乙烷液体喷射到伤痛的部位，氯乙烷碰到温暖的皮肤，会立刻"沸腾"起来。因为"沸腾"的速度很快，液体一下就变成气体，同时"带"走皮肤上的热量，受伤的皮肤像被冰冻一样，暂时失去知觉，痛感自然也消失了。这种局部冰冻，还能使皮下毛细血管收缩，停止出血，受伤部位就不会出现淤血和水肿。这种方法叫局部麻醉，它使身体的某个部位失去感觉，但又不影响其他部位的感觉。

这种药只能对付一般的肌肉挫伤或扭伤，用作应急处理，不能起治疗作用。如果在比赛中造成骨折，或者其他内脏受伤，它就无能为力了。

知识框架

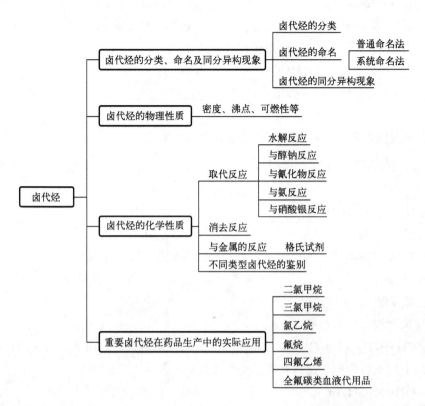

练习思考

一、单项选择题

1. 冰箱、空调等使用的制冷剂中，能破坏臭氧层的化合物是（   ）。
   A. 氯乙烯   B. 三氯甲烷   C. 氟利昂   D. 溴苯

2. 下列化合物中属于一元卤代烃的是（   ）。
   A. 1,2-二氯苯   B. 三氯甲烷   C. 2-氯甲苯   D. 2,4-二氯甲苯

3. 下类物质属于叔卤代烃的是（   ）。
   A. 3-甲基-1-氯戊烷   B. 2-甲基-3-氯戊烷
   C. 2-甲基-2-氯戊烷   D. 2-甲基-1-氯戊烷

4. 分子式为 C_4H_9Cl 的同分异构体有（   ）。
   A. 2 种   B. 3 种   C. 4 种   D. 5 种

5. 卤代烃中的 C—X 键最易断裂的是（   ）。
   A. R—F   B. R—Br   C. R—I   D. R—Cl

6. 卤代烃与氨反应的产物是（   ）。
   A. 腈   B. 胺   C. 醇   D. 醚

7. 烃基相同时，RX 与 $NaOH(H_2O)$ 反应速率最快的是（   ）。
   A. R—F   B. R—Br   C. R—I   D. R—Cl

第九章　卤代烃

8. 卤代烃发生消去反应所需要的条件是（　　）。
   A. AgNO₃ 醇溶液　　　　　　　　B. AgNO₃ 水溶液
   C. NaOH 醇溶液　　　　　　　　D. NaOH 水溶液
9. 制备格氏试剂时，可以用作保护气的是（　　）。
   A. O₂　　　　B. HCl　　　　C. N₂　　　　D. CO₂
10. 常用于表示格氏试剂的通式是（　　）。
    A. RMgR′　　　B. RMgX　　　C. RX　　　D. MgX₂

二、用系统命名法命名下列化合物或写出结构简式

1. 　　　　　　　　2. （苯环-CHCH₂Cl，带CH₃）

3. CH₂CH=CHCH₂Cl　　　　　　　4. CH₃CHClCH₃

5. 4-溴-2-戊烯　　　　　　　　　6. 环己基氯

7. 3-甲基-5-氯庚烷　　　　　　　8. 2-溴-1,3-己二烯

9. 苄基溴　　　　　　　　　　　10. 2,4-二氯-对溴甲基苯

三、简答题

1. 比较下列化合物的沸点高低。
   （1）CH₃(CH₂)₃I 和 CH₃(CH₂)₃Br　　（2）CH₃(CH₂)₅Br 和 CH₃(CH₂)₆Br

2. 用下列化合物能否制备格氏试剂？为什么？
   （1）OHCH₂CH₂Br　　　　　　　（2）(H₃C)₃CCH₂CH₂Br
   （3）CH₃COCH₂Br　　　　　　　（4）CH₃CH₂CH(OCH₃)CH₂Br

3. 选择合适的方法将 3-苯基丙烯转化为 1-苯基丙烯（无机试剂任选）。

实训四　碘水中碘的萃取

一、实训目的

1. 体验从碘水中提取碘单质，树立环保意识。
2. 熟练掌握分液漏斗的操作。
3. 了解萃取分液的基本原理。

二、实训原理

液-液萃取是利用物质在两种互不相溶（或微溶）的溶剂中溶解度或分配系数的不同，使溶质物质从一种溶剂内转移到另外一种溶剂中的操作。另外，将萃取后两种互不相溶的液体分开的操作，叫作分液。虽然萃取经常被用在化学试验中，但它的操作过程并不造成被萃取物质化学成分的改变，所以萃取操作是一个物理过程。

碘水也指碘的水溶液（100g 水在常态下只能溶解 0.029g 碘，因此常加入碘化钾增

大溶解度），呈黄色或黄褐色。含碘较高的碘水呈紫红色（溶液中存在大量碘单质小颗粒造成）。碘单质在水中溶解度很小，在四氯化碳中溶解度大。把四氯化碳加入碘水中，振荡后，水中溶解的碘单质就会转移到四氯化碳中，水与四氯化碳不互溶，出现分层。静置后，上层几乎是不含有碘单质的水，下层是含有较多碘单质的四氯化碳，见图 9-1。

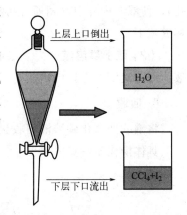

图 9-1 碘水中碘的萃取

三、仪器及试剂

1. 仪器

分液漏斗、量筒、烧杯、带铁圈的铁架台。

2. 试剂

碘的饱和水溶液、四氯化碳。

四、操作步骤

1. 检漏

关闭分液漏斗的颈部旋塞，打开上口玻璃塞，向分液漏斗中加入适量的水，观察旋塞的两端以及漏斗的下口处是否漏水。如不漏水，则盖紧上口玻璃塞，左手握住颈部旋塞，右手食指摁住上口玻璃塞，倒立，检查是否漏水。若不漏水，则正立，将上口玻璃塞旋转180°，倒立，检查是否漏水，若不漏水，则此分液漏斗可以使用。

2. 装液

关闭分液漏斗的颈部旋塞，打开上口玻璃塞，用量筒量取 10mL 碘的饱和水溶液，加入分液漏斗中，然后再注入 4mL 四氯化碳（CCl_4），盖好上口玻璃塞。溶液分层，上层黄色，下层无色透明、油状。

3. 振荡萃取

用左手握住颈部旋塞，右手食指摁住上口玻璃塞，将分液漏斗下端朝上 45°倾斜，振荡，使两种液体充分接触，振荡时有少量气泡产生，因此振荡过程中要放气 2~3 次。放气过程为：让分液漏斗保持倾斜状态，打开颈部旋塞，使漏斗内气体放出，使内外压力平衡，然后关闭旋塞。

4. 静置分层

将分液漏斗放在带铁圈的铁架台上，静置待液体分层，上层无色（或黄色变浅），下层紫红色。

5. 分液

按"上走上，下走下"的原则分离液体。

（1）取下层溶液 将分液漏斗上口玻璃塞打开（或使塞上的凹槽对准漏斗上的小

孔），使漏斗内外空气相通，再将分液漏斗下面的颈部旋塞拧开，使下层液体慢慢沿烧杯壁流下。

（2）**取上层溶液**　待下层液体全部流尽时，迅速关闭颈部旋塞。分液漏斗内上层液体由分液漏斗上口倒出。

6. 回收

将碘的四氯化碳溶液回收到指定容器中。清洗仪器，整理实验桌。

具体操作步骤见图 9-2。

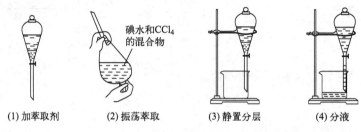

图 9-2　碘水中碘的萃取操作步骤

五、注意事项

1. 分液漏斗有梨形、球形等不同形状和不同规格，分液漏斗一般选择梨形漏斗。使用时应选择容积比液体总体积大 1 倍以上的分液漏斗，将溶液注入分液漏斗中时，溶液总量不超过其容积的 3/4。

2. 将活塞擦干，先在分液漏斗上口玻璃塞上涂一圈凡士林，不可太多，防止小孔被凡士林堵塞，然后在颈部旋塞上也涂上一圈凡士林，塞好旋塞后，旋转旋塞数圈，使凡士林均匀分布，防止液体渗出。

3. 萃取剂的选择

① 溶质在萃取剂的溶解度要比在原溶剂（水）大。

② 萃取剂与原溶剂（水）不互溶。

③ 萃取剂与溶液不发生反应。

六、思考题

1. 萃取时如发生乳化现象，应如何处理？

2. 如果将萃取剂换成苯，实验现象是否相同？使用哪种有机溶剂作萃取剂更好些？为什么？

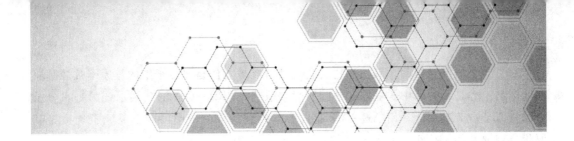

第十章
醇、酚、醚

任务目标 >>>

❖ 知识目标

1. 掌握：醇、酚、醚的命名、重要化学性质及应用。
2. 了解：醇、酚、醚的分类和物理性质。

❖ 能力目标

1. 能够认识常见的醇、酚、醚。
2. 能够写出醇、酚、醚的重要反应方程式。
3. 能够鉴别醇、酚、醚。
4. 具备推断简单醇、酚、醚结构的能力。

❖ 素质目标

1. 培养学生药用基础化学人文素养。
2. 培养学生自主学习的思维素养。

本章将主要介绍醇、酚和醚类的结构、分类、物理性质、化学性质及相关的重要化合物。

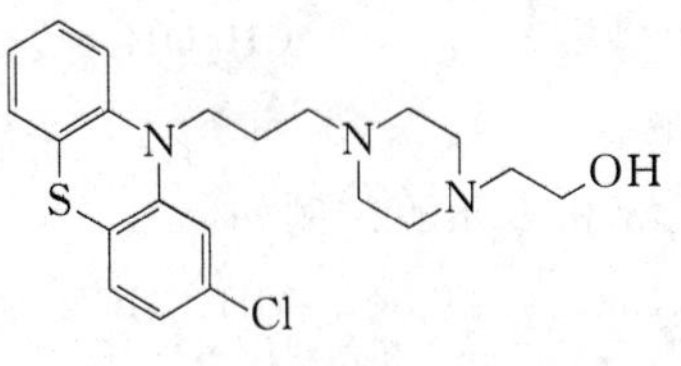

抗精神病药
奋乃静

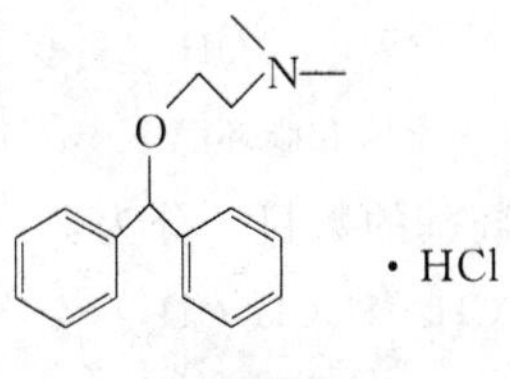

抗过敏药
盐酸苯海拉明

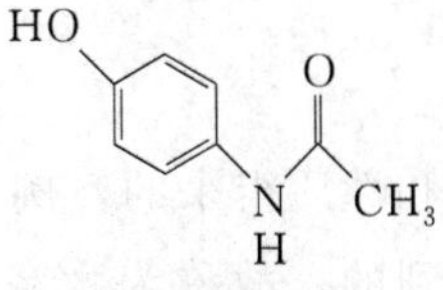

解热镇痛药
对乙酰氨基酚

醇、酚、醚都是烃的含氧衍生物，它们都可以被看作是水分子中的氢原子被烃基取代的产物。醇是水分子中的氢原子被脂肪烃基取代，用 R—OH 通式表示；酚是水分子中的氢原子被芳基取代，用 Ar—OH 通式表示；醚是水分子中的两个氢原子均被烃基取代，用 R—O—R′通式表示。

第一节　醇

一、醇的结构、分类和命名

1. 醇的结构

醇的结构特点是羟基直接与 sp^3 杂化的碳原子相连。由于氧原子的电负性比碳原子、氢原子大，因此羟基上氧原子的吸电子能力更强、电子云密度更高。醇的官能团是—OH，醇也可看成是烃分子中的氢原子被羟基取代后的生成物。

2. 醇的分类

① 根据醇分子中羟基所连碳的种类，分为伯醇（羟基与伯碳相连）、仲醇（羟基与仲碳相连）、叔醇（羟基与叔碳相连）。如：

CH_3CH_2OH　乙醇(伯醇)

$CH_3CH(OH)CH_3$　异丙醇(仲醇)

$CH_3C(CH_3)(OH)CH_3$　叔丁醇(叔醇)

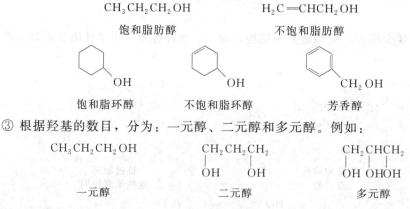

② 根据与羟基所连的烃基结构的不同，分为脂肪醇、脂环醇和芳香醇。例如：

$CH_3CH_2CH_2OH$　饱和脂肪醇

$H_2C{=}CHCH_2OH$　不饱和脂肪醇

饱和脂环醇

不饱和脂环醇

芳香醇

③ 根据羟基的数目，分为：一元醇、二元醇和多元醇。例如：

$CH_3CH_2CH_2OH$　一元醇

$CH_2(OH)CH_2CH_2(OH)$　二元醇

$CH_2(OH)CH(OH)CH_2(OH)$　多元醇

3. 醇的命名

俗名一般是根据某些醇的来源和性质得来的，例如，乙醇是酒的主要成分，也称作酒精；甲醇最开始是从木材干馏得到的，故称为木精；乙二醇有甜味，因而称为甘醇。巴豆醇、甘油、肉桂醇、叶醇等都是俗名。

（1）**普通命名法**　对于简单结构的醇的命名可采用普通命名法。一般在烃基名称后加上"醇"字，烃基的"基"字可省略。如：

$$CH_3OH \qquad\qquad CH_3CHCH_3 \atop \qquad\qquad\qquad OH$$

　　甲醇　　　　　　　　异丙醇 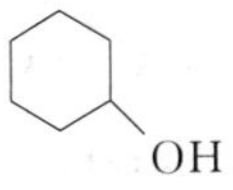　　　　　　　　环己醇

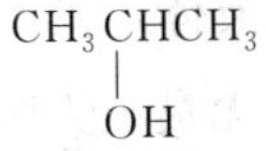

（2）**系统命名法**

① 饱和醇的命名。选择连有羟基的碳原子在内的最长碳链为主链，从靠近羟基的最近一端的碳原子开始编号，根据主链上碳原子的数目，命名为"某醇"。羟基的位次用阿拉伯数字表示，标注在"某醇"前面。例如：

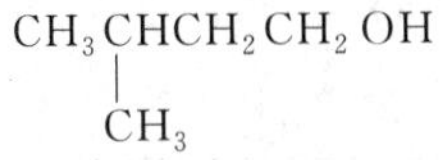

3-甲基-1-丁醇 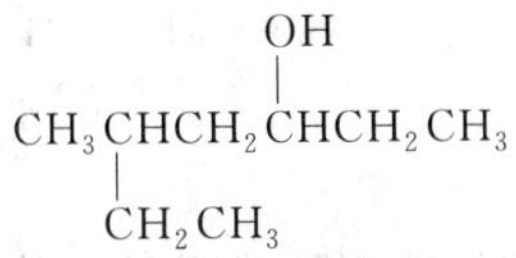　　　　　　　　　5-甲基-3-庚醇

② 不饱和醇的命名。选择包含羟基所连的碳原子和不饱和键所在的最长的碳链为主链，从靠近羟基的最近一端的碳原子开始编号，根据主链上碳原子的数目，命名为"某烯醇"或"某炔醇"。如：

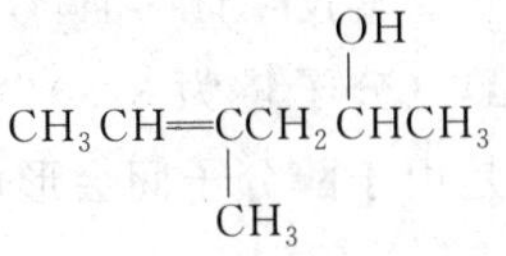

4-甲基-4-己烯-2-醇 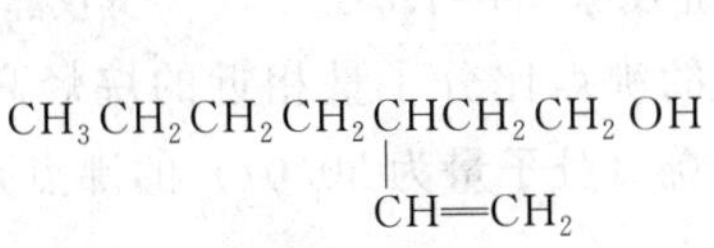　　　　　　　3-丁基-4-戊烯-1-醇

③ 脂环醇的命名。以羟基和脂环烃基为母体，命名为"环某醇"，从与羟基所连的碳原子开始编号，尽可能使环上的取代基的编号最小。羟基的位次可省略不写。如：

环己醇 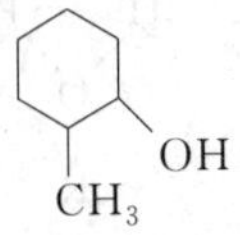　　　　　　　　　　2-甲基-环己醇

④ 芳香醇的命名。以脂肪醇为母体，芳基为取代基。如：

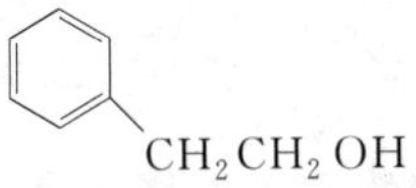

2-苯基乙醇 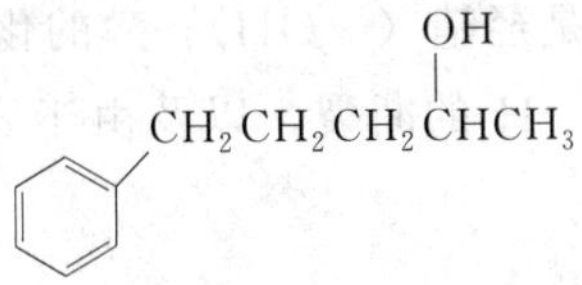　　　　　　　　　5-苯基-2-戊醇

⑤ 多元醇的命名。选择连有羟基的碳原子在内的最长碳链为主链，根据羟基的数目称为"某二醇"或"某三醇"，并将羟基的位次标在"某二醇"或"某三醇"的前面。

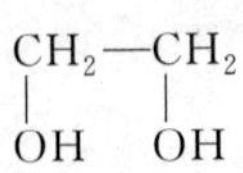

乙二醇 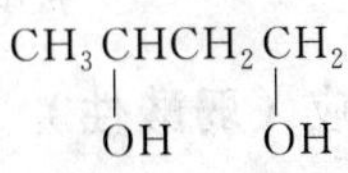　　　　　　　　　　1,3-丁二醇

第十章　醇、酚、醚

二、醇的物理性质

在常温常压下，$C_1\sim C_4$ 的醇为无色液体，具有特殊气味；$C_5\sim C_{11}$ 的醇为油状液体，仅部分可溶于水；C_{12} 及以上的醇为无臭、无味的蜡状固体。

水与醇分子间可以形成氢键，低级醇（如甲醇、乙醇、丙醇）可以与水混溶，但随着分子量的增大，溶解度降低；烷基对整个分子的影响会越来越大，从而使高级醇的物理性质与烷烃相似。

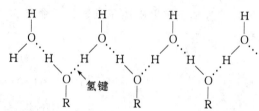

直链一元醇的沸点随碳原子个数增多而升高，例如甲醇的沸点是 65.4℃，乙醇的沸点是 78℃，丙醇的沸点是 97℃；同碳数的醇随支链数增多沸点降低，例如：

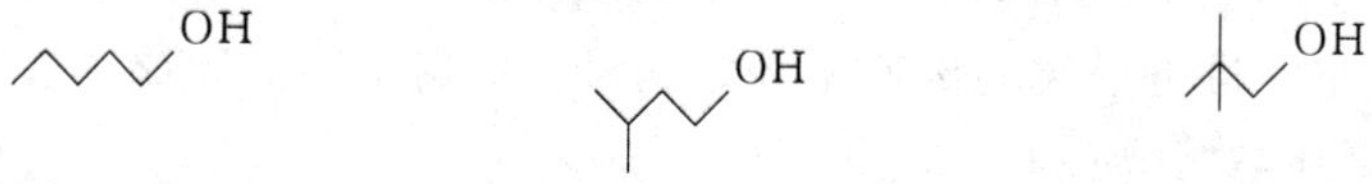

正戊醇 136~138℃　　异戊醇 131~132℃　　新戊醇 113~114℃

低级醇的沸点比分子量相近的烷烃高得多，如甲醇（分子量为 32.04）的沸点是 65.4℃，乙烷（分子量为 30.07）的沸点是 -88℃，这是由于醇分子间会形成氢键，以缔合状态存在。

醇分子间氢键的形成

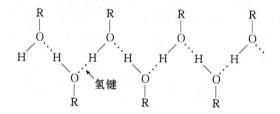

醇的化学性质

三、醇的化学性质

醇的官能团是羟基（—OH），醇的化学反应主要发生在羟基及其相连的碳原子上，包括 C—O 及 O—H 的断裂，以及由于 α—H 原子和 β—H 原子的活性引发的氧化反应、消除反应等。

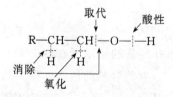

1. 与活泼金属的反应（弱酸性）

在醇羟基（—OH）中，由于氧原子（O）的电负性较强，O—H 键是极性键，因此，醇与水类似，可以与活泼金属如 Na、K、Mg 等反应，生成醇的金属化合物并放出氢气。例如：

$$2ROH + 2Na \longrightarrow 2RONa + H_2\uparrow$$

水与金属的反应比醇与金属的反应剧烈，这说明醇的酸性比水弱。实验室中有残余的金属钠需要处理时，一般先加少量的乙醇使其反应完全，再加水进行溶解。

醇钠与水反应，可迅速水解生成氢氧化钠和醇，利用这个反应可去除醇中的水。

$$CH_3CH_2ONa + H_2O \longrightarrow CH_3CH_2OH + NaOH$$

各种醇与金属钠的反应活性顺序为：甲醇＞伯醇＞仲醇＞叔醇。

2. 与无机酸的反应

（1）与氢卤酸的反应 醇与氢卤酸（HX）作用，C—O 键断裂，醇羟基被卤素（X）取代生成卤代烃（RX）和水（H_2O）。

$$ROH + HX \longrightarrow RX + H_2O \quad (X=Cl、Br、I)$$

醇与卤化氢的种类都会影响反应速率，当醇一定时，HX 的反应活性为 HI＞HBr＞HCl；当 HX 一定时，ROH 的活性为：烯丙醇≈苄醇＞叔醇＞仲醇＞伯醇。

利用不同结构的醇与卤化氢的反应速率的不同，可以鉴别伯、仲、叔醇，所用的试剂是浓盐酸与无水氯化锌配制成的混合溶液，称为卢卡斯（Lucas）试剂，可用于鉴别 6 个碳以下的醇。反应生成的氯代烃（RCl）不溶于卢卡斯试剂，会出现混浊或分层现象。在常温下，卢卡斯试剂与伯、仲、叔醇分别作用，叔醇立即出现混浊现象，仲醇其次，伯醇最慢。例如：

叔醇
$$H_3C-\underset{\underset{CH_3}{|}}{\overset{\overset{CH_3}{|}}{C}}-OH + HCl \xrightarrow[\text{室温, 1min}]{ZnCl_2} H_3C-\underset{\underset{CH_3}{|}}{\overset{\overset{CH_3}{|}}{C}}-Cl + H_2O$$

仲醇
$$CH_3CH_2-\underset{\underset{CH_3}{|}}{CH}-OH + HCl \xrightarrow[\text{室温, 10min}]{ZnCl_2} CH_3CH_2-\underset{\underset{CH_3}{|}}{CH}-Cl + H_2O$$

伯醇
$$CH_3CH_2CH_2CH_2-OH + HCl \xrightarrow[\text{室温, 数小时不出现混浊}]{ZnCl_2} CH_3CH_2CH_2CH_2-Cl + H_2O$$

醇与卢卡斯试剂反应

（2）与无机含氧酸的反应 醇与无机含氧酸（如硫酸、硝酸、亚硝酸、磷酸等）反应，醇脱去羟基上的氢，酸脱去羟基，生成无机酸酯。

3. 脱水反应

醇在一定的条件下，可发生脱水反应。根据醇的结构和反应条件的不同，可发生分子内脱水形成烯烃，也可发生分子间脱水生成醚。

（1）分子内脱水 醇能发生分子内脱水形成烯烃。如：乙醇与浓硫酸在 170℃ 的条件下加热，乙醇发生分子内脱水形成乙烯。

$$H_2C-CH_2 \xrightarrow[170℃]{\text{浓 }H_2SO_4} H_2C=CH_2 + H_2O$$
$$\quad|\quad\ \ |$$
$$\ H\ \ OH$$

（2）分子间脱水 醇能发生分子间脱水生成醚。如：乙醇与浓硫酸在 140℃ 的条件下加热，乙醇发生分子间脱水形成乙醚。

$$CH_3CH_2-OH + H-OCH_2CH_3 \xrightarrow[140℃]{浓 H_2SO_4} CH_3CH_2OCH_2CH_3 + H_2O$$

由此可见，温度对脱水反应的方式是有影响的，在较低温度下，有利于分子间发生脱水生成醚；在较高温度下，有利于分子内发生脱水生成烯烃。

4. 氧化反应

在有机化合物分子中引入氧原子或脱去氢原子的反应，称为氧化反应。由于醇羟基的影响，α-H 原子比较活泼，容易发生氧化反应。例如：

伯醇先被氧化生成醛，醛很容易继续被氧化生成羧酸。

$$RCH_2OH \xrightarrow{[O]} RCHO \xrightarrow{[O]} RCOOH$$
$$\text{伯醇} \qquad\qquad \text{醛} \qquad\qquad \text{羧酸}$$

仲醇被氧化生成相应的酮。

$$\underset{\text{仲醇}}{\underset{|}{R\overset{}{C}H-R}}\xrightarrow{[O]}\underset{\text{酮}}{\underset{\|}{R-\overset{}{C}-R}}$$
$$OH O$$

叔醇无 α-H 原子，同样条件下，难以被氧化。

伯醇和仲醇在酸性重铬酸钾溶液中被氧化，会使溶液由橙红色（$Cr_2O_7^{2-}$）变为绿色（Cr^{3+}），叔醇不会被重铬酸钾氧化，所以不会出现颜色变化，因此可利用此反应，鉴别叔醇与伯醇、仲醇。

5. 多元醇的特性

多元醇分子中含有多个羟基，醇分子间、醇分子与水分子间形成氢键的机会增多，因此，低级多元醇的沸点比同碳数的一元醇高很多。多元醇中羟基数目的增多，会使醇分子有甜味，如含有三个羟基的丙三醇、含有五个羟基的木糖醇。

多元醇具有与一元醇相似的化学性质，但是由于其具有多个羟基，因此它又具有一些特殊的性质，如具有邻二醇结构的多元醇，可以与新制的氢氧化铜溶液作用，生成一种深蓝色的溶液，可利用此性质鉴别具有邻二醇结构的多元醇。

第二节 酚

酚是指羟基与苯环直接相连的一类化合物。酚的官能团称为酚羟基。

一、酚的分类和命名

1. 酚的分类

① 根据酚羟基的数目，分为一元酚、二元酚或多元酚。

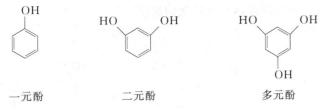

| 一元酚 | 二元酚 | 多元酚 |

② 根据酚羟基所连芳环的不同,分为苯酚、萘酚等。

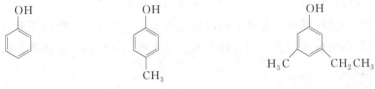

2. 酚的命名

(1) 一元酚的命名　在芳环的名字后面加上"酚"字,将取代基的位次、名称和数目放在芳环名称前。如:

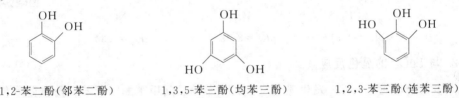

苯酚　　　　　4-甲基苯酚(对甲基苯酚)　　　　3-甲基-5-乙基苯酚

(2) 多元酚的命名　在"酚"字前标明羟基数目,在芳环名称前注明酚羟基的位次。

1,2-苯二酚(邻苯二酚)　　　1,3,5-苯三酚(均苯三酚)　　　1,2,3-苯三酚(连苯三酚)

二、酚的物理性质

酚类化合物多数为无色晶体,在空气中易氧化成醌类化合物而呈粉红色至深棕色。大多数酚有难闻的气味,但有些酚有香味(如百里香酚)。由于酚分子间能形成氢键,因此酚的熔、沸点比分子量相近的烃要高得多。酚分子与水分子能形成氢键,所以酚类化合物在水中有一定的溶解度,酚羟基数目越多,水溶性越大。酚能溶于乙醇、乙醚、苯等有机溶剂中。

三、酚的化学性质

酚类分子具有羟基和芳环,因此酚类化合物具有羟基和芳环所特有的性质,羟基受芳环的影响,故酚具有一些与醇不同的化学性质。

1. 弱酸性

酚羟基由于受苯环的影响而表现出弱酸性,酚羟基的酸性比醇羟基的酸性更强。苯酚可以与活泼金属反应，还可以与氢氧化钠反应。

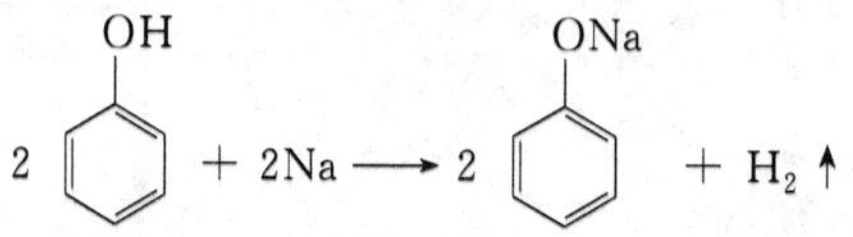

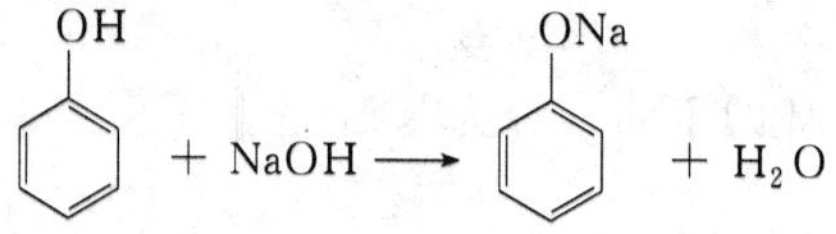

$$2\ C_6H_5OH + 2Na \longrightarrow 2\ C_6H_5ONa + H_2\uparrow$$

$$C_6H_5OH + NaOH \longrightarrow C_6H_5ONa + H_2O$$

苯酚的酸性（$pK_a=10.0$）比碳酸（$pK_a=6.35$）还弱，所以苯酚只能溶于 NaOH 或 $NaCO_3$ 溶液，不溶于 $NaHCO_3$ 溶液。若向苯酚钠水溶液中加入无机酸，甚至通入二氧化碳，苯酚就可以游离出来，而使溶液变混浊。

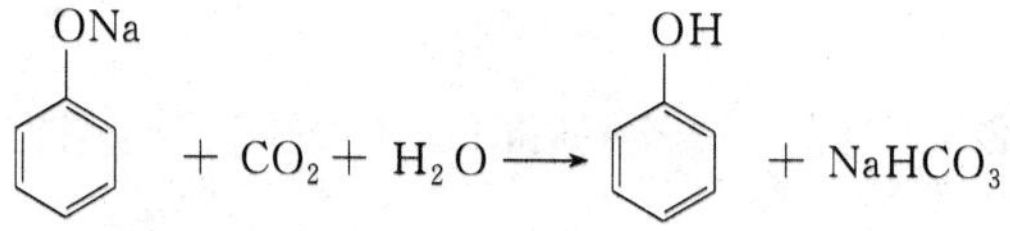

$$C_6H_5ONa + CO_2 + H_2O \longrightarrow C_6H_5OH + NaHCO_3$$

利用以上反应，可以将酚从其他物质中分离提纯出来。

酚类化合物酸性的强弱和芳环上的取代基有关，当芳环上有吸电子基（如硝基、羧基等）时，可使酚的酸性增强；当芳环上有给电子基（如甲基、乙基等）时，可使酚的酸性减弱。如：

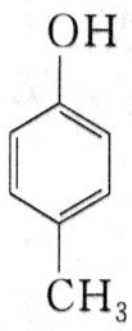

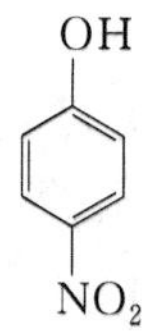

对甲苯酚 $pK_a=10.17$　　对硝基苯酚 $pK_a=8.15$　　2,4,6-三硝基苯酚 $pK_a=0.38$

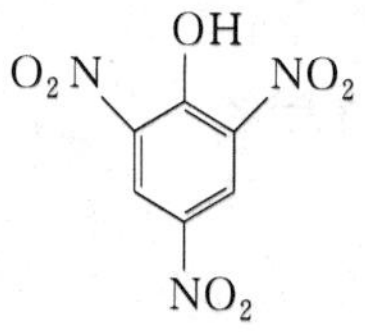

酚与三氯化铁显色反应

2. 与 $FeCl_3$ 的显色反应

大多数酚都能与 $FeCl_3$ 发生显色反应，如苯酚、间甲苯酚、间苯二酚显蓝紫色，邻甲苯酚、对甲苯酚显蓝色，邻苯二酚显绿色，1,2,3-苯三酚显淡棕红色。

3. 苯环上的取代反应

羟基是强的邻、对位定位基，也是很强的活化基，可使苯环活化，使苯环上的电子云密度，尤其使邻、对位，增加较多，所以酚比苯环更容易发生亲电取代反应，且取代主要发生在羟基的邻、对位。

苯酚与溴水在室温下发生亲电取代反应，溴取代羟基的邻、对位的三个氢原子，生成 2,4,6-三溴苯酚白色沉淀。这个反应灵敏、迅速、简单，常用于苯酚的定性检验和定量分析。

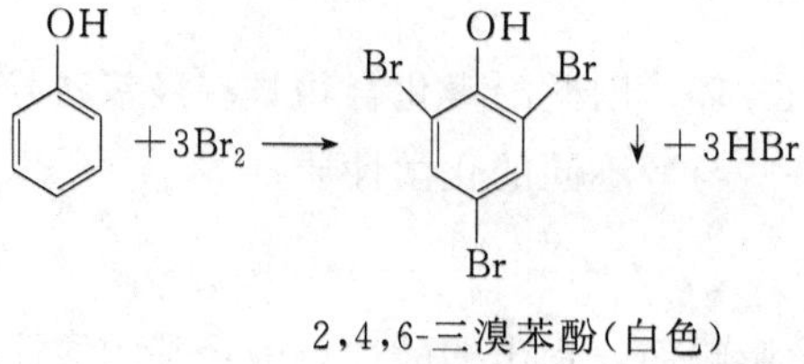

$$C_6H_5OH + 3Br_2 \longrightarrow C_6H_2Br_3OH\downarrow + 3HBr$$

2,4,6-三溴苯酚（白色）

4. 氧化反应

酚类化合物很容易被氧化，无色的苯酚在空气中，就能被氧化变成粉红色、红色或暗红色。因此苯酚在保存时，应该避免与空气接触，必要时要添加抗氧剂。苯酚与重铬酸钾酸性溶液反应，会生成对苯醌。

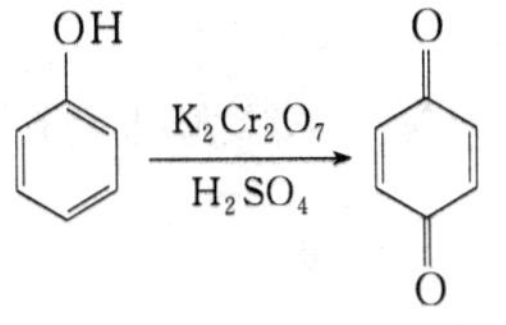

$$\text{苯酚} \xrightarrow[\text{H}_2\text{SO}_4]{\text{K}_2\text{Cr}_2\text{O}_7} \text{对苯醌}$$

第三节　醚

醚是醇或酚分子中的羟基上的氢原子被烃基取代而形成的化合物，也可以看作是两分子醇或酚脱去一分子水形成的产物。其官能团是醚键（—C—O—C—）。

一、醚的分类和命名

1. 醚的分类

① 根据分子中与氧原子相连的烃基是否相同，可分为单醚和混醚。羟基相同时，为简单醚，简称单醚；羟基不同时，为混合醚，简称混醚。如：

$$\text{CH}_3\text{CH}_2\text{OCH}_2\text{CH}_3 \qquad \text{CH}_3\text{CH}_2\text{OCH}_3$$
　　　乙醚　　　　　　　　　甲乙醚
　　　（单醚）　　　　　　　（混醚）

② 根据分子中羟基的种类，可分为脂肪醚和芳香醚。烃基都为脂肪烃基时，为脂肪醚；烃基中有一个为芳香烃基时，即为芳香醚。如：

$$\text{CH}_3\text{CH}_2\text{OCH}_2\text{CH}_3 \qquad \text{C}_6\text{H}_5\text{OCH}_3 \qquad \text{C}_6\text{H}_5\text{OC}_6\text{H}_5$$

　　脂肪醚　　　　　　　　　　芳香醚

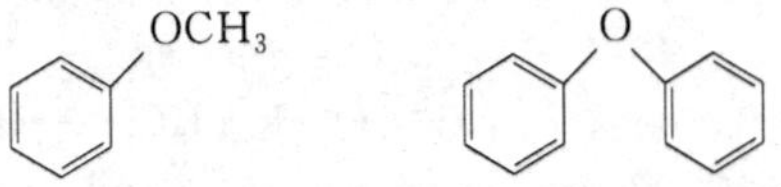

③ 若醚分子呈环状，则称为环醚。如：

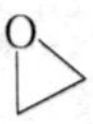

2. 醚的命名

（1）**单醚**　先写出与氧相连的烃基的名称，再加上"醚"字即可，当两个烃基相同时，可省略烃基的数目，命名为"某醚"。如：

$$\text{CH}_3\text{OCH}_3 \qquad \text{CH}_3\text{CH}_2\text{OCH}_2\text{CH}_3$$
　　（二）甲醚　　　　　　　（二）乙醚

第十章　醇、酚、醚

（2）混醚 对于脂肪混醚，简单的烃基名称写在前，复杂的烃基名称写在后；对于芳香醚，芳基的名称写在前，脂肪烃基的名称写在后，命名为"某某醚"。如：

CH₃CH₂OCH₃　　　　　苯－OCH₃

甲乙醚　　　　　　　苯甲醚

（3）环醚 可以称为"环氧某烷"或按杂环命名。如：

环氧乙烷　　　　　　四氢呋喃

（4）复杂醚 取碳链最长的烃基为母体，以简单的烷氧基（RO—）作为取代基，按照系统命名法进行命名。如：

CH₃CH₂CHCH₂CHCH₃　　CH₃CH=CHCHCH₃　　HO—苯—OCH₃
　　　│　　　│　　　　　　　　│
　　　CH₃　OCH₃　　　　　　OCH₃

4-甲基-2-乙氧基己烷　　4-甲氧基-2-戊烯　　对甲氧基苯酚

二、醚的物理性质

常温下，甲醚和甲乙醚是气态，一般的醚为无色、有特殊气味的液体，比水密度小。低级的醚有高挥发性，所形成的蒸气易燃，故使用时要注意通风及避免使用明火。与醇不同，醚类分子间无法形成氢键，所以沸点比同分异构体的醇低很多，而与分子量相近的烷烃接近。如甲醚的沸点为 $-24.9℃$，乙醇的沸点为 $78.4℃$，丙烷的沸点为 $-42.1℃$。多数醚不溶于水，易溶于有机溶剂。

三、醚的化学性质

1. 锌盐的生成

由于醚键的氧原子上有孤对电子，可以接受质子，故醚能与质子酸（硫酸、盐酸等）作用，以配位键的形式结合生成锌盐。

$$R-\ddot{O}-R + HCl \longrightarrow [R-\overset{H}{\underset{}{\ddot{O}}}-R]^+ Cl^-$$

醚的锌盐很不稳定，遇水会分解，变为原来的醚。

由于锌盐能溶于强酸中，而烷烃或卤代烃不能溶于强酸中，因此可利用此反应将醚与烷烃或卤代烃进行区分。

2. 醚的氧化

醚在空气中久置，α-C 原子上的氢会被空气氧化，生成醚的过氧化物。

$$CH_3CH_2O-CH_2CH_3 + O_2 \longrightarrow CH_3CH_2O-\overset{O-OH}{\underset{}{C}}HCH_3$$

过氧化物

过氧化物不稳定，受热时易分解发生爆炸，因此使用久置的乙醚时，要进行检查。

检查方法是：若醚能使 KI-淀粉试纸变蓝或使 $FeSO_4$-KSCN 混合液变红，说明醚中存在过氧化物。

3. 醚键的断裂

醚与强酸共热，醚键会发生断裂，生成卤代烃和醇。使醚键断裂的有效试剂是氢卤酸，其中以 HI 作用最强，生成卤代烃和醇（或酚）。脂肪混醚断裂时，一般是小的烃基形成卤代烃；芳基烷基醚断裂时，生成卤代烃和酚。如：

$$CH_3CH_2OCH_3 + HI \longrightarrow CH_3I + CH_3CH_2OH$$

$$C_6H_5OCH_3 + HI \longrightarrow CH_3I + C_6H_5OH$$

4. 醚的制备

（1）醇分子间脱水

$$2CH_3CH_2OH \xrightarrow[140℃]{浓 H_2SO_4} CH_3CH_2OCH_2CH_3 + H_2O$$

这种方法只适合制备对称的醚，因为不同的醇之间脱水所形成的副产物很多，难以分离纯化，故无实际应用价值；叔醇在此条件下，易发生消除反应，难以形成醚。

（2）威廉逊合成法　醇钠或酚钠与卤代烃反应，生成醚的方法称为威廉逊（Williamson）合成法。这个合成法主要用来合成混醚。

$$CH_3CH_2Cl + C_6H_5ONa \longrightarrow C_6H_5OCH_2CH_3 + NaCl$$

知识框架

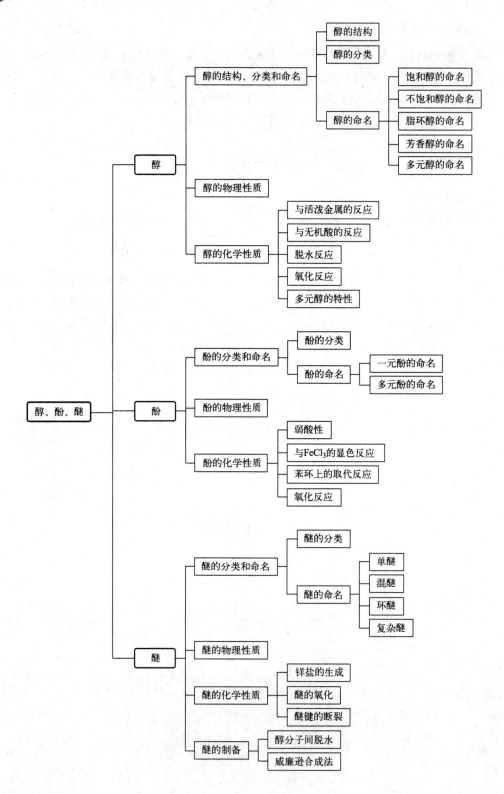

练习思考

一、判断题

1.（　）乙醚易被空气氧化为过氧化物，故蒸馏乙醚时不要蒸干，以免发生危险。

2.（　）含有—OH 的化合物都是醇。

3.（　）醇的酸性比水的酸性还弱，所以醇显碱性。

4.（　）乙醇和乙醚是同分异构体。

5.（　）甲醇的俗称是酒精。

二、单项选择题

1. 下列物质中，含酚羟基的是（　　）。

A. C₆H₅—CH₂OH　　B. C₆H₅—OH　　C. 环己醇　　D. C₆H₅—OCH₃

2. 下列物质中属于仲醇的是（　　）。

A. 1-丙醇　　B. 2-甲基丙醇　　C. 2-丙醇　　D. 2-甲基-2-丙醇

3. 下列物质中，既能使三氯化铁显色又能与溴水反应的是（　　）。

A. 苯酚　　B. 甘油　　C. 苄醇　　D. 溴苯

4. 误食工业酒精会严重危及人的健康甚至生命，这是因为其含有（　　）。

A. 乙醇　　B. 甲醇　　C. 苯　　D. 苯酚

5. 能区别 6 个碳以下伯、仲、叔醇的试剂是（　　）。

A. $KMnO_4$ 的酸性溶液　　B. 卢卡斯试剂

C. 费林试剂　　D. 溴水

三、完成下列反应方程式

1. $CH_3CH(OH)CH_2CH_3 + HCl \xrightarrow{ZnCl_2}$

2.  $+ Br_2 \longrightarrow$

3. $CH_3CH_2CH(CH_3)CH_2OH \xrightarrow[H^+]{K_2Cr_2O_7}$

4. C₆H₅ONa $+ HCl \longrightarrow$

实训五 乙醇的蒸馏

一、实训目的

1. 了解蒸馏提纯液体有机物的原理、用途。
2. 掌握蒸馏提纯液体有机物的操作步骤。

二、实训原理及装置

1. 原理

蒸馏是分离和纯化液体有机混合物的重要方法之一。当液体混合物受热时,由于低沸点物质易挥发,首先被蒸出,而高沸点物质因不易挥发或挥发的少量气体易被冷凝而滞留在蒸馏瓶中,从而使混合物得以分离。液体混合物各组分的沸点必须相差至少 30℃。

2. 实训装置图

实训装置图见图 10-1。

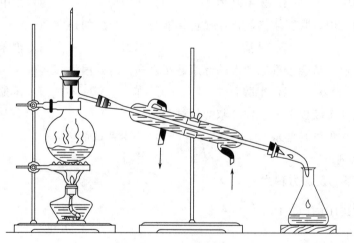

图 10-1 乙醇蒸馏装置

三、仪器和药品

100mL 圆底烧瓶、100mL 锥形瓶、蒸馏头、尾接管、直型冷凝管、温度计、200mL 量筒、乳胶管、沸石、乙醇水溶液、水浴锅(热源)。

四、操作步骤

1. 仪器的安装

从热源开始,按自下而上、自左至右的顺序进行安装。高度以热源为准。各固定的铁夹位置应以蒸馏头与冷凝管连接成一直线为宜。冷凝管的进水口应在靠近接收管的一端。

安装过程中要特别注意：各仪器接口要用凡士林密封；铁夹以夹住仪器又能轻微转动为宜。不可让铁夹的铁柄接触到玻璃仪器，以防损坏仪器；整个装置安装好后要做到端正，使之从正面和侧面观察，各部分都在同一平面。

2. 蒸馏操作

（1）加料 将60%乙醇水溶液60mL通过长颈漏斗倒入圆底烧瓶中，再加入2～3粒沸石，接通冷凝水。

（2）加热 开始沸腾后，蒸气缓慢上升，温度计读数增加。当蒸气包围温度计的水银或酒精球时，温度计读数急速上升，记录第一滴馏出液进入接收器时的温度。此时调节热源温度，使水银球上液滴温度，与周围蒸气温度达到平衡，此时的温度即为沸点。

（3）收集馏出液 在液体达到沸点时，控制加热，使流出液滴的速度为1～2滴/s。当温度计读数稳定时，另换接收器收集记录下各馏分的温度范围和体积。95%乙醇馏分最多应为77～79℃。在保持加热程度的情况下，不再有馏分且温度突然下降时，应立即停止加热。记下最后一滴液体进入接收器时的温度。关冷凝水，计算产率。

五、数据处理

乙醇的质量：　　g；　　　乙醇的理论值：　　g；　　　产率：　　。

六、注意事项

1. 蒸馏法只能提纯到95%的乙醇，因为乙醇和水形成恒沸化合物（沸点78.1℃），若要制得无水乙醇，需用生石灰、金属钠或镁条法等化学方法。
2. 接通冷凝水应从下口入水，上口出水，方可达到最好的冷凝效果。
3. 加热记录温度时，热源温度不能太高或太低。太高会在圆底烧瓶中出现过热现象，使温度计读数偏高；太低，温度及水银球周围蒸气短时中断，使温度计读数偏低或不规则。

七、思考题

1. 什么叫沸点？液体的沸点和大气压有什么关系？文献上记载的物质的沸点温度是否和本次实训中的沸点温度相同？
2. 蒸馏时为什么蒸馏瓶所盛液体的量不应超过其容积的2/3，也不应少于1/3？
3. 蒸馏时加入沸石的作用是什么？如果蒸馏前忘记加入沸石，能否立即将沸石加至将近沸腾的液体中？当重新进行蒸馏时，用过的沸石能否继续使用？
4. 为什么蒸馏时最好控制馏出液的速度为1～2滴/s？

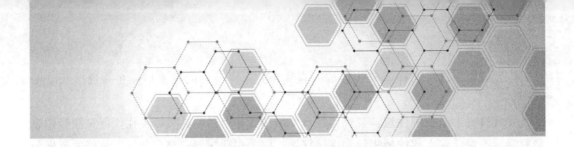

第十一章
醛、酮

任务目标 >>>

❖ 知识目标

1. 掌握：简单醛和酮的命名，醛和酮的重要理化性质。
2. 熟悉：醛和酮的鉴别方法。
3. 了解：醛和酮的结构与分类。

❖ 能力目标

1. 能够认识常见醛酮。
2. 能够写出醛酮的重要反应方程式。
3. 能够鉴别常见的醛酮。
4. 具备推断简单醛酮结构的能力。

❖ 素质目标

1. 学习天然药物研究者和药物化学家的科学探索精神。
2. 培养学生化学与药学密不可分的职业观念，用化学去成就药学。

本章将主要介绍醛和酮的结构、性质以及它们在医药领域中的应用。

一、醛和酮的结构

碳原子以双键和氧原子相连构成的官能团称为羰基。醛、酮和醌结构中都具有羰基，所以这类化合物总称为羰基化合物。羰基的两端分别与烃基和氢原子相连的称为醛，可简写成—CHO（甲醛的羰基与两个氢原子相连）；羰基的两端均连接烃基的称为酮，可简写为—CO—，酮分子中的两个烃基可以相同，也可以不相同；醌是一类不饱和的环二酮，在分子中含有两个双键和两个羰基。醛和酮的官能团分别是醛基和酮基。

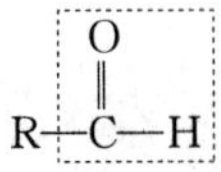

醛基 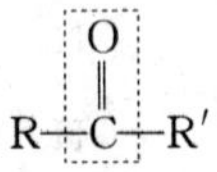　　　　　　　酮基

一些常见的醛、酮的酮如下：

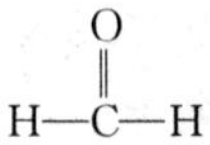

甲醛 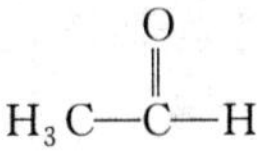　　乙醛 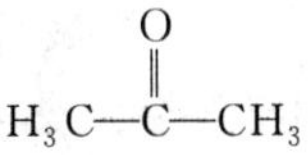　　丙酮 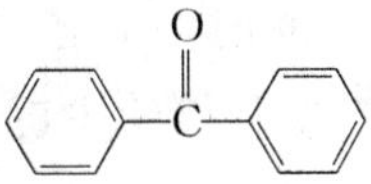　　二苯甲酮 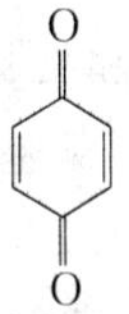　　对苯醌 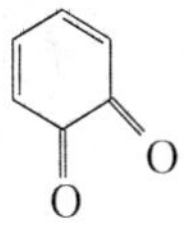　　邻苯醌

二、醛和酮的分类与命名

1. 醛和酮的分类

① 根据醛基或酮基所连接的烃基的种类不同，可将醛和酮分为三类，如表 11-1 所示。

② 根据烃基中是否含有不饱和键，将醛、酮分为饱和醛、酮与不饱和醛、酮。

③ 根据分子中所含羰基的数目，分为一元醛、酮与多元醛、酮。一元酮分子中与羰基相连的两个烃基相同，称为单酮；两个烃基不相同的，称为混酮。

表 11-1　部分醛酮结构及名称

醛	实例	酮	实例
脂肪醛	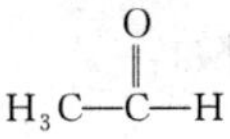 H_3C-CHO	脂肪酮	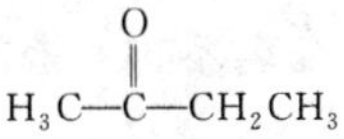 $H_3C-CO-CH_2CH_3$
芳香醛	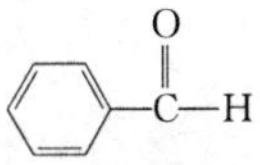 苯-CHO	芳香酮	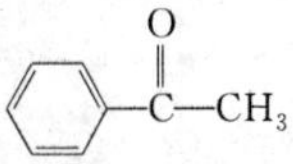 苯-CO-CH_3
脂环醛	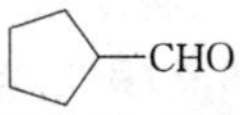 环戊基-CHO	脂环酮	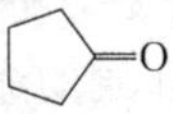 环戊酮

📖 知识拓展

乌洛托品的结构与应用

甲醛与浓氨水作用，生成一种环状结构的白色晶体，叫作六亚甲基四胺（$C_6H_{12}N_4$），药品名为乌洛托品，在医药上用作利尿药及尿道消毒剂。

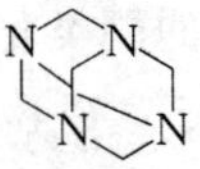

乌洛托品

2. 普通命名法

适用于简单的醛、酮命名。脂肪醛、酮按所含碳原子数称为"某醛"，脂肪酮的命名与醚相似，可按羰基所连的两个烃基命名。例如：

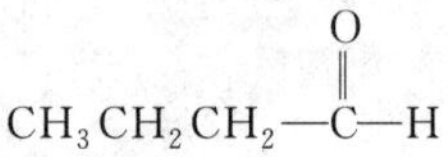

丁醛 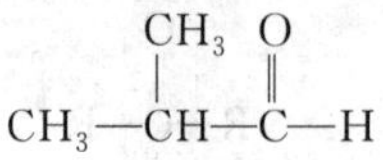　　　　　　异丁醛 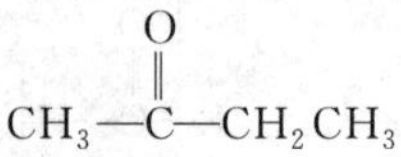　　　　　　甲乙酮 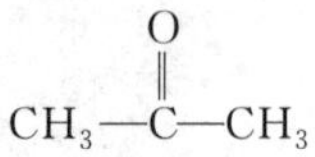　　　　　　丙酮

3. 系统命名法

① 命名饱和脂肪醛、酮时，应选择含有羰基的最长碳链为某链，称为"某醛"或"某酮"。从靠近羰基的一端开始给主链碳编号，省略醛基碳位次，在酮的名称前注明酮基的位次，如有取代基，则将取代基的位次、数目和名称写在母体名称前。也可用希腊字母 α、β、γ⋯给非羰基碳原子编号。例如：

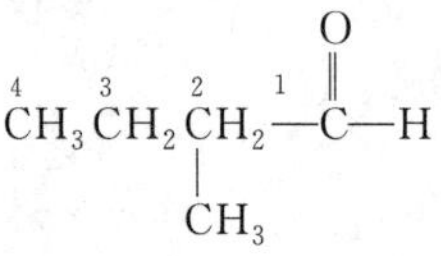

2-甲基丁醛(α-甲基丁酸) 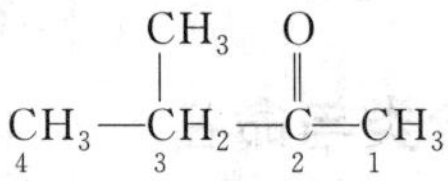　　　　　　3-甲基-2-丁酮

② 命名不饱和芳香醛、酮时，以脂肪醛、酮为母体，将芳香烃基作为取代基。例如：

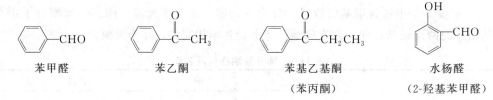

苯甲醛　　　　　苯乙酮　　　　　苯基乙基酮　　　　　水杨醛
　　　　　　　　　　　　　　　　　（苯丙酮）　　　　（2-羟基苯甲醛）

③ 命名不饱和醛酮时，应使羰基的位次最小。例如：

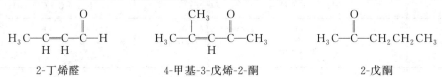

2-丁烯醛　　　　　4-甲基-3-戊烯-2-酮　　　　　2-戊酮

④ 脂环酮的命名与脂肪酮的命名相似，称为"环某酮"，编号从羰基碳原子开始。例如：

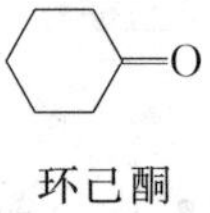

环己酮 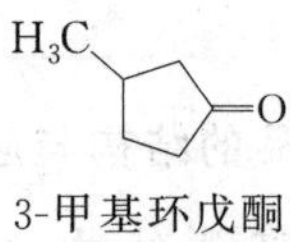　　　　3-甲基环戊酮 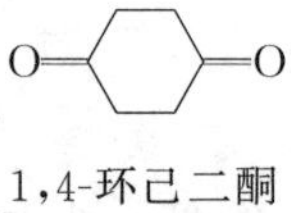　　　　1,4-环己二酮

📖 **知识拓展**

典型的酮类化合物

酮类化合物在一些天然药用植物和抗菌药物中分布广泛，常见的如香豆素类、黄酮类和喹诺酮类等。香豆素是一种重要的香料，常用作配制香水和香料等，也用作食品、塑料和橡胶制品等的增香剂；黄酮类化合物泛指两个具有酚羟基的苯环（A环与B环）通过中央三碳原子相互联结而成的一系列化合物，黄酮的功效涉及抗氧化、改善心脑血管疾病症状等；诺氟沙星为第三代喹诺酮类抗菌药，适用于敏感菌所致的呼吸道和尿路感染、淋病、前列腺炎。

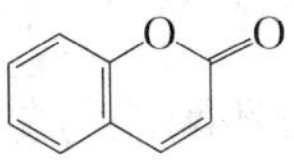

香豆素 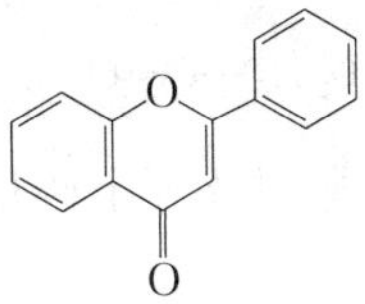　　黄酮母核 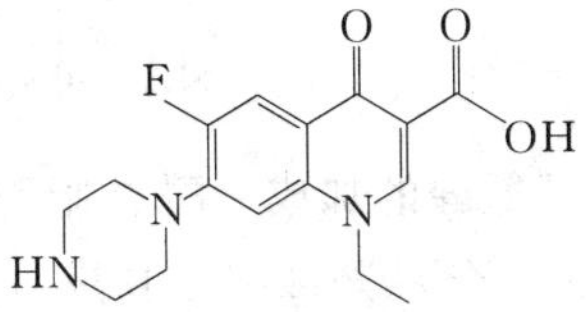　　喹诺酮类：诺氟沙星

三、醛和酮的物理性质

常温下，甲醛为气体，其余 10 个碳原子以内的脂肪醛、酮均为液体，高级脂肪醛、酮及芳香酮多为固体。醛和酮的沸点比相应的醇低，比分子量相近的烃或醚高。这是因为醛和酮分子间都不能像醇分子那样形成氢键。

含 3 个碳原子以内的醛和酮易溶于水。例如丙酮能与水混溶，这是因为丙酮能与水形成分子间氢键。当醛、酮分子中烃基部分增大时，水溶性迅速降低，含 6 个碳原子以上的醛和酮几乎不溶于水，而易溶于苯、乙醚、四氯化碳等有机溶剂。醛和酮的相对密度均小于 1。

四、醛和酮的化学性质

醛和酮分子中含有羰基，所以他们有许多相似的化学性质，主要有羰基的加成反应、α-H 的反应及还原反应等，醛的化学性质比酮活泼得多，且具有不同于酮的许多特征反应，醛、酮化合物的主要反应及其反应部位描述如下：

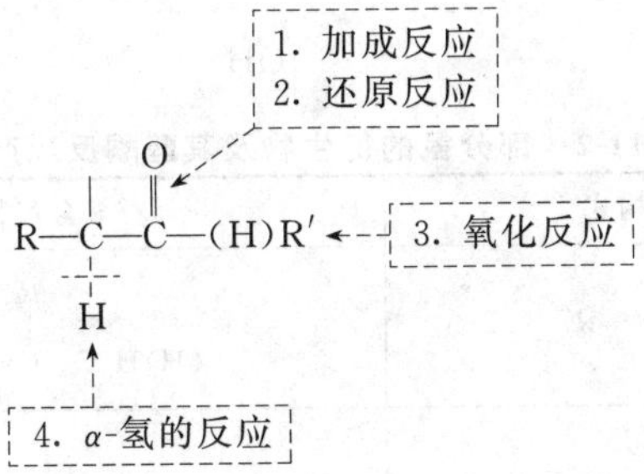

醛酮的化学性质

1. 加成反应
2. 还原反应
3. 氧化反应
4. α-氢的反应

1. 加成反应

醛、酮羰基的碳氧双键由一个 σ 键和一个 π 键组成，在一定的条件下，容易和一些试剂发生加成反应。

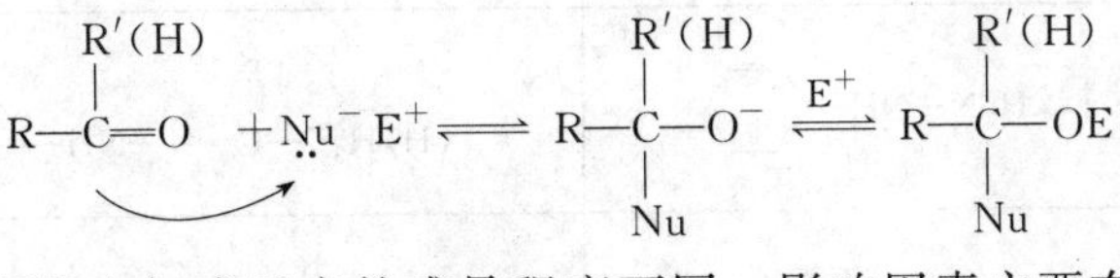

$$R-\overset{R'(H)}{\underset{}{C}}=O + Nu^-\ E^+ \rightleftharpoons R-\overset{R'(H)}{\underset{Nu}{C}}-O^- \overset{E^+}{\rightleftharpoons} R-\overset{R'(H)}{\underset{Nu}{C}}-OE$$

不同结构的醛、酮发生加成反应的难易程度不同，影响因素主要有电子效应和空间效应，羰基碳原子带正电愈多，空间位阻愈小，反应活性愈强。下列化合物加成反应的活性顺序是：

第十一章　醛、酮

$$\underset{H}{\overset{H}{C}}=O > \underset{H}{\overset{CH_3}{C}}=O > \underset{H_3C}{\overset{CH_3}{C}}=O > \underset{C_2H_5}{\overset{C_2H_5}{C}}=O > \underset{H_3C}{\overset{C_6H_5}{C}}=O > \underset{C_6H_5}{\overset{C_6H_5}{C}}=O$$

（1）**与氢氰酸的加成** 醛、脂肪族甲基酮及 8 个碳以下的环酮能与氢氰酸发生加成反应，生成一个 α-羟基腈，其反应式为：

$$R-\underset{\parallel}{\overset{O}{C}}-R' + HCN \longrightarrow R-\underset{CN}{\overset{OH}{\underset{|}{C}}}-R' \text{（α-羟基腈）}$$

（2）**与亚硫酸氢钠的加成** 醛、脂肪族甲基酮及 8 个碳以下的环酮能与饱和亚硫酸氢钠水溶液发生加成反应，生成一个 α-羟基磺酸钠的白色晶体，其反应式为：

$$H_3C-\underset{\parallel}{\overset{O}{C}}-R + \underset{OH}{\overset{O}{\underset{\parallel}{S}}}-\overset{-}{O}\overset{+}{Na} \rightleftharpoons H_3C-\underset{SO_3H}{\overset{O\overset{-}{N}a}{\underset{|}{C}}}-R \rightleftharpoons H_3C-\underset{SO_3Na}{\overset{OH}{\underset{|}{C}}}-R$$

α-羟基磺酸钠的白色晶体不溶于饱和亚硫酸氢钠溶液，易分离，与酸或碱共热，又得到原来的醛、酮，利用此特性，可鉴别、分离、提纯醛、脂肪族甲基酮和少于 8 个碳的环酮。

（3）**与氨的衍生物的加成** 氨的衍生物，如羟胺、肼、苯肼、2,4-二硝基苯肼、氨基脲等能与醛、酮的羰基发生加成反应，加成产物脱水后，生成缩合产物。部分氨的衍生物及其醛酮反应产物见表 11-2。

$$(H)H_3C-\underset{\parallel}{\overset{O}{C}}-R + H_2N-R' \underset{}{\overset{H^+}{\rightleftharpoons}} (H)H_3C-\underset{OH}{\overset{R}{\underset{|}{C}}}-\underset{H}{\overset{|}{N}}-R' \xrightarrow{-H_2O} (H)H_3C-\overset{R}{\underset{|}{C}}=N-R'$$

表 11-2　部分氨的衍生物及其醛酮反应产物

氨的衍生物	结构式	缩合产物	名称
伯胺	H_2N-R'	$(H)H_3C-\overset{R}{\underset{\parallel}{C}}=N-R'$	席夫碱
羟胺	H_2N-OH	$(H)H_3C-\overset{R}{\underset{\parallel}{C}}=N-OH$	肟
肼	H_2N-NH_2	$(H)H_3C-\overset{R}{\underset{\parallel}{C}}=N-NH_2$	腙
苯肼	$H_2N-NH-C_6H_5$	$(H)H_3C-\overset{R}{\underset{\parallel}{C}}=N-NH-C_6H_5$	苯腙
2,4-二硝基苯肼	$H_2N-NH-C_6H_3(NO_2)_2$	$(H)H_3C-\overset{R}{\underset{\parallel}{C}}=N-NH-C_6H_3(NO_2)_2$	2,4-二硝基苯腙

续表

氨的衍生物	结构式	缩合产物	名称
氨基脲	$H_2N{-}NH{-}\overset{O}{\overset{\|}{C}}{-}NH_2$	$R{-}\underset{R'}{\overset{\|}{C}}{=}N{-}NH{-}\overset{O}{\overset{\|}{C}}{-}NH_2$	缩氨脲

肟、腙、苯腙、缩氨脲等缩合产物为结晶型固体，特别是 2,4-二硝基苯肼几乎可以与大多数的醛酮反应，产生黄色沉淀，故常用于醛、酮的鉴别。缩合产物在稀酸作用下，能水解成原来的醛、酮，也可利用此类反应来分离提纯醛、酮。

（4）与醇的加成 醇在干燥氯化氢的作用下，能与醛发生加成反应，生成半缩醛。半缩醛羟基可继续与醇羟基脱水，生成缩醛。

$$R{-}\overset{H}{\underset{\|}{C}}{=}O + HOR' \xrightarrow{\text{干燥 HCl}} R{-}\overset{H}{\underset{OR'}{\overset{\|}{C}}}{-}OH \xrightarrow[HOR']{\text{干燥 HCl}} R{-}\overset{H}{\underset{OR'}{\overset{\|}{C}}}{-}OR'$$

缩醛对碱及氧化剂稳定，在酸性溶液中水解成原来的醛，可利用此性质保护羰基。

（5）与格氏试剂的加成 格氏试剂是一种比较常用的亲核试剂，其亲核性非常强，它与醛、酮发生的亲核加成反应是不可逆的，加成产物不经分离直接进行水解就可以得到醇类。

格氏试剂与甲醛反应时可以制得伯醇，与其他醛反应可制得仲醇，与酮反应可制得叔醇。药物合成中经常利用此反应来制备增长碳链的醇。例如：

$$CH_3CHO \xrightarrow{CH_3CH_2MgCl} \xrightarrow{H_3O^+} CH_3CH_2\underset{OH}{\overset{\|}{C}H}CH_3$$

2. α-H 的反应

由于羰基的强吸电子作用，醛和酮中的 α-碳氢键的极性增大，α-H 变得活泼，从而在醛和酮 α-H 上能发生卤仿反应和缩合反应。

（1）卤代和卤仿反应 在醛、酮中，直接和羰基碳相连的碳原子是 α-碳，α-碳原子上的氢原子称为 α-氢，由于受邻近羰基的影响，α-氢原子性质比较活泼。如醛、酮与卤素作用，发生 α-氢的卤代反应，生成 α-卤代醛、酮，如果控制卤素用量，可使得反应停止在一卤代、二卤代、三卤代烃阶段，例如：

$$CH_3{-}\overset{O}{\overset{\|}{C}}{-}H + 3Cl_2 \xrightarrow{H_2O} \underset{Cl}{\overset{Cl}{\overset{\|}{C}}}{-}\overset{O}{\overset{\|}{C}}{-}H + 3HCl$$
三氯乙醛

$$CH_3{-}\overset{O}{\overset{\|}{C}}{-}CH_3 + Cl_2 \xrightarrow[65℃]{CH_3COOH} CH_3{-}\overset{O}{\overset{\|}{C}}{-}CH_2Cl + HCl$$

碱性条件下，乙醛、甲基酮的 3 个 α-H 全部被卤代，生成三卤代物，由于 3 个卤原子的吸电子作用，增大了羰基碳的正电性，三卤代物在碱性溶液中不稳定，分解为三卤甲烷（卤仿）和羧酸盐，此反应称为卤仿反应。如果反应中使用的是碘，产物碘仿是不溶于水的黄色固体，并有特殊气味，易于观察。因此常用碘和氢氧化钠溶液来鉴别乙醛及甲基酮。

$$CH_3-\underset{\underset{O}{\|}}{C}-H(R) + I_2 + 2NaOH \longrightarrow CH_3I\downarrow + (R)H-\underset{\underset{O}{\|}}{C}-ONa + NaI + H_2O$$

由于 I_2 与 NaOH 发生歧化反应，生成的 NaIO 具有氧化性，能将乙醇和具有 $CH_3CH(OH)$— 结构的醇氧化成相应的乙醛和甲基酮，所以它们也可以发生碘仿反应。

$$CH_3-CH_2-OH \xrightarrow{NaIO} CH_3-CHO \xrightarrow{NaIO} HCOONa + CHI_3\downarrow$$

$$CH_3-\underset{\underset{OH}{|}}{CH}-R \xrightarrow{NaIO} CH_3-\underset{\underset{O}{\|}}{C}-R \xrightarrow{NaIO} RCOONa + CHI_3\downarrow$$

因此，碘仿反应也可用于乙醇和具有 $CH_3CH(OH)$— 结构的化合物的鉴别。

（2）羟醛缩合　在稀酸或者稀碱的作用下，一分子醛的 α-碳原子加到另一分子醛的羰基碳原子上，而 α-H 加到羰基碳原子上，生成 β-羟基醛，这个反应称为羟醛缩合反应，这是有机合成上增长碳链的一种方法，例如

$$CH_3-\underset{\underset{H}{|}}{\overset{\overset{H}{|}}{C}}=O + H-\overset{\alpha}{C}H_2CHO \xrightarrow{OH^-} CH_3-\underset{\underset{H}{|}}{\overset{\overset{OH}{|}}{C}}-CH_2-CHO$$

若生成的 β-羟基醛上仍有 α-H，受热或在酸作用下容易发生分子内脱水反应，生成 α,β-不饱和醛。如：

$$CH_3CH-CH-CHO \xrightarrow{\triangle} CH_3CH=CH-CHO + H_2O$$
$$\underset{OH\ H}{}$$

3. 还原反应

醛和酮可以被多种还原剂还原，生成相应的醇。采用催化氢化，可以使羰基还原为相应的醇羟基，即醛被还原成伯醇、酮被还原成仲醇。

$$R-\underset{\underset{O}{\|}}{C}-H + H_2 \xrightarrow[\text{或 Pt 或 Pd}]{Ni} R-CH_2OH$$

在上述反应中，如果醛、酮分子中有不饱和基团（如碳碳双键、碳碳三键、硝基、氰基等），也同时被还原。采用选择性还原剂，如硼氢化钠、氢化铝锂等金属氢化物可以选择性地还原羰基，而分子中的碳碳双键等不饱和基团不受影响。如

$$CH_2=CH-CH_2-CHO + H_2 \xrightarrow[\text{或 } NaBH_4]{LiAlH_4} CH_2=CH-CH_2-CH_2OH$$

$LiAlH_4$ 极易水解，反应需要在无水条件下进行，$NaBH_4$ 不与水及质子性溶剂作

用,但还原能力较弱。

4. 氧化反应

醛基上的氢原子比较活泼,容易被氧化,即醛具有较强的还原性。醛不仅能被高锰酸钾等强氧化剂氧化,也能被一些弱氧化剂氧化。酮分子中无此活泼氢,不易被氧化。常用氧化剂有托伦(Tollens)和费林(Fehling)试剂。

甲酸的银镜反应

(1)**银镜反应** 托伦试剂是含有无色可溶性银氨配离子的试剂。试剂的主要成分是银氨配离子,遇醛即发生氧化还原反应,有金属银沉淀于洁净的试管壁上形成明亮的银镜,故该反应亦称"银镜反应"。利用"银镜反应",可区别醛和酮。例如:

$$(Ar)R-\overset{O}{\underset{\|}{C}}-H + 2[Ag(NH_3)_2]^+ + 2OH^- \xrightarrow{\triangle} (Ar)R-\overset{O}{\underset{\|}{C}}-O^- NH_4^+ + 2Ag\downarrow + H_2O + 3NH_3\uparrow$$

(2)**费林反应** 费林试剂由费林试剂 A 和费林试剂 B 两种溶液组成,费林试剂 A 是硫酸铜溶液,费林试剂 B 是酒石酸钾钠的氢氧化钠溶液,使用时将两者等体积混合,得到深蓝色的二价铜的配离子溶液。费林试剂与脂肪醛共热,生成砖红色的氧化亚铜沉淀;与甲醛共热生成铜镜;不与酮或芳香醛反应。利用费林试剂,可以区分脂肪酮和芳香醛。例如:

$$H-\overset{O}{\underset{\|}{C}}-H + Cu^{2+}(配离子) + 2OH^- \xrightarrow{\triangle} H-\overset{O}{\underset{\|}{C}}-OH + Cu\downarrow + H_2O$$

$$R-\overset{O}{\underset{\|}{C}}-H + 2Cu^{2+}(配离子) + 4OH^- \xrightarrow{\triangle} R-\overset{O}{\underset{\|}{C}}-OH + Cu_2O\downarrow + 2H_2O$$

5. 还原反应

(1) 还原成醇

① 催化氢化

例如:

$$\underset{H}{\overset{R}{>}}C=O + H_2 \xrightarrow[\text{热,加压}]{Ni} \underset{H(R')}{\overset{R}{>}}CH-OH$$

所有双键都被还原,如要保留碳碳双键而只还原羰基,则应选用金属氢化物为还原剂。

② 金属氢化物还原

a. LiAlH₄ 还原

$$CH_3CH=CHCH_2CHO \xrightarrow[\text{②}H_3O^+]{\text{①}LiAlH_4,干乙醚} CH_3CH=CHCH_2CH_2OH$$

(只还原 C=O)

LiAlH₄ 是强还原剂,但一方面选择性差,除不还原 C=C、C≡C 外,其他不饱和键都可被其还原;另一方面不稳定,遇水剧烈反应,通常只能在无水醚或 THF 中使用。

b. NaBH₄ 还原

$$CH_3CH=CHCH_2CHO \xrightarrow[\text{②}H_3O^+]{\text{①}NaBH_4} CH_3CH=CHCH_2CH_2OH$$
（只还原 C=O）

$NaBH_4$ 只还原醛、酮、酰卤中的羰基，不还原其他基团，同时不受水、醇试剂的影响。

(2) 还原为烃

较常用的还原方法有两种。第一种是乌尔夫-凯惜纳-黄鸣龙还原法。简写为：

$$\text{>C=O} + NH_2NH_2 \xrightarrow[\triangle]{(HOCH_2CH_2)_2O, KOH} \text{>CH}_2 + N_2$$

将醛或酮与水合肼作用生成腙，再将腙、KOH 和缩一缩二乙二醇加热，可还原醛酮为烃。如：

$$\text{Ph-CO-CH}_2CH_3 \xrightarrow[(HOCH_2CH_2)_2O, \triangle]{NH_2NH_2, KOH} \text{Ph-CH}_2CH_2CH_3 + N_2$$
82%

第二种是将醛或酮与锌汞齐和浓盐酸共热而将羰基还原成亚甲基，称为克莱门森还原反应。

$$\begin{array}{c} R \\ \text{C=O} \\ H(R') \end{array} \xrightarrow[\triangle]{Zn-Hg, \text{浓 }HCl} \begin{array}{c} R \\ \text{CH}_2 \\ H(R') \end{array}$$

此法适用于还原芳香酮，是间接在芳环上引入直链烃基的方法。对酸敏感的底物（醛酮）不能使用此法还原（如醇羟基、C=C 等）。

6. 与席夫试剂的反应

品红是一种红色染料，将二氧化硫通入品红溶液中至溶液的红色褪去，这种无色溶液称为品红亚硫酸试剂，又称席夫（Schiff）试剂。醛与席夫试剂作用呈紫红色，而酮则不显色，因此可用席夫试剂来鉴别醛类化合物。使用这种方法时，不能加热，溶液中不能含有酸、碱性物质和氧化剂，否则会消耗亚硫酸，溶液变为品红的红色，出现假阳性反应。甲醛与席夫试剂作用生成的紫红色物质，加硫酸后紫红色不消失，而其他醛生成的紫红色物质遇硫酸后褪色，故用此方法也可将甲醛与其他醛区分开来。

五、重要的醛和酮

1. 甲醛

甲醛又称蚁醛，是具有刺激性气味的无色气体，熔点 -92℃，沸点 -19.5℃，易溶于水。40% 的甲醛水溶液称为"福尔马林"，是常用的消毒剂和防腐剂，常用于生物标本的固定和防腐。甲醛化学性质活泼，易聚合生成多聚甲醛，多聚甲醛加热后可解聚生成甲醛。甲醛可与浓氨水反应，生成环状结构的六亚甲基四胺白色晶体，药品名为乌洛托品，医药上用作尿道消毒剂。

2. 乙醛

乙醛是有刺激性气味、易挥发的无色液体，沸点 21℃，易溶于水、乙醇、乙醚。乙醛是重要的工业原料，可用于合成乙酸、乙酐、丁醇、季戊四醇、聚乙醛和三氯乙醛等。乙醛易聚合生成具有环状结构的三聚乙醛或四聚乙醛，三聚乙醛是有香味的液体，难溶于水。三聚乙醛加稀硫酸蒸馏，解聚而放出乙醛。

乙醛的氯代物三氯乙醛，易与水结合生成水合三氯乙醛（水合氯醛）。水合三氯乙醛是无色晶体，易溶于水、乙醚及乙醇，是比较安全的催眠药或者镇静药。

3. 苯甲醛

苯甲醛是最简单的芳香烃，无色油状液体，有杏仁香味，又称为苦杏仁油，熔点 $-26℃$，沸点 179℃。其微溶于水，易溶于乙醇、乙醚、三氯甲烷等有机溶剂。苯甲醛常以结合态存在于水果的果实中，如桃、梅、杏等的核仁中。

4. 丙酮

丙酮是最简单的酮，无色液体，有特殊气味，沸点 56.5℃，与水、乙醇、乙醚、三氯甲烷等混溶，是一种良好的有机溶剂，用作油脂、树脂、化学纤维、塑料等的溶剂。丙酮还是重要的化工原料，用于合成有机玻璃、环氧树脂、橡胶等产品。

糖尿病患者由于体内代谢紊乱，体内常有过量丙酮，随呼吸或尿液排出。临床上检查患者尿中是否含有丙酮，常用亚硝酰铁氰化钠的氨水溶液，若有丙酮存在，尿液试样呈鲜红色。也可用碘仿反应检查，若有丙酮存在，会有黄色碘仿析出。

知识拓展

"脸红"和"脸白"，谁酒量更好？

有研究统计显示，喝酒脸红的现象在亚洲人身上更常见，超过三分之一的东亚人（中国、日本、韩国等）都有这个问题。还有的人出现喝酒后脸色越来越白的现象。这究竟是怎么回事？

乙醇在肝脏内被分解代谢的过程：首先在乙醇脱氢酶的作用下，乙醇转化为乙醛，乙醛具有使毛细血管扩张的功能，而脸部毛细血管的扩张才是脸红的原因；随后乙醛脱氢酶将乙醛转化为乙酸；最后分解为二氧化碳、水和脂肪，这是乙醇代谢产生的能量在体内储存的形式，也是喝酒引起啤酒肚、脂肪肝的原因。

体内的乙醛脱氢酶含量因人而异，因此体内乙醛代谢的速率各不相同，造成乙醛在体内蓄积不同。乙醛微量就能使人表现出各种醉酒的症状，如面红耳赤、头晕目眩。因乙醛蓄积导致综合征，即呼吸困难、低血糖、血压骤降、意识障碍、休克等，严重者可出现呼吸衰竭、心肌梗死，甚至死亡。β-内酰胺类抗生素可抑制乙醛脱氢酶，使饮酒者体内的乙醛蓄积。

酒精 —90%在肝脏代谢→ 乙醇 —乙醇脱氢酶→ 乙醛 —乙醛脱氢酶→ 乙酸 → 水 / 二氧化碳 / 脂肪

| 酒精中毒 | 过敏反应 |

第十一章 醛、酮

知识框架

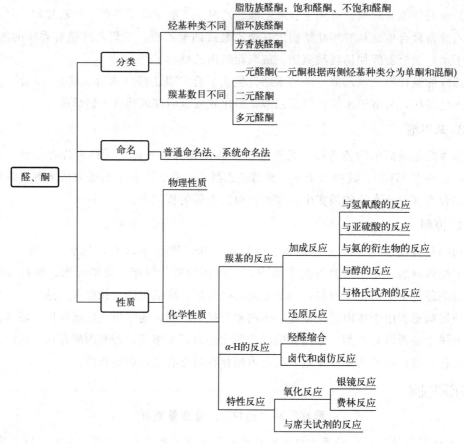

练习思考

一、判断题

1. （　）醛都能发生碘仿反应。
2. （　）鉴别醛和酮，采用托伦试剂，发生银镜反应的是醛，不反应的为酮。
3. （　）醛和酮都能发生催化加氢反应。
4. （　）能将甲醛、乙醛和苯甲醛分开的试剂是费林试剂。
5. （　）区别丙醛和丙酮，可以采用托伦试剂和费林试剂。
6. （　）区别 2-戊酮和 3-戊酮，可以采用 $I_2/NaOH$ 溶液。

二、单项选择题

1. 下列化合物中，属于芳香醛的是（　　）。

A. $H_3C-\overset{O}{\underset{\|}{C}}-CH_3$　　B. 环己酮　　C. 苯甲醛　　D. 环己基甲醛

2. 下列试剂中，能与醛反应生成紫红色的是（　　）。

A. Schiff 试剂　　B. Fehling 试剂　　C. $FeCl_3$　　D. $AgNO_3$

3. 醛和 HCN 的反应属于（　　）。
   A. 亲电加成反应　　B. 亲核加成反应　　C. 亲电取代反应　　D. 亲核取代反应
4. 在药物分析中，用来鉴别醛和酮的羟胺、苯肼等氨的衍生物的试剂被称为（　　）。
   A. 卢卡斯试剂　　B. 席夫试剂　　C. 羰基试剂　　D. 托伦试剂
5. 在碱性存在下，不能发生碘仿反应的物质是（　　）。
   A. C_6H_5CHO　　B. CH_3COCH_3　　C. CH_3CHO　　D. CH_3CH_2OH
6. 在稀酸或稀碱的作用下，含 α-H 的醛分子之间发生加成，生成 β-羟基醛的反应称为（　　）。
   A. 银镜反应　　B. 缩醛反应　　C. 碘仿反应　　D. 羟醛缩合反应
7. 下列化合物中，沸点最高的是（　　）。
   A. 乙烷　　B. 乙醇　　C. 乙醚　　D. 乙醛

三、命名或写出下列化合物的结构式

1. CH_3CH_2CHCHO
      $|$
      CH_3

2. 苯-CH_2CCH_3
         $\|$
         O

3. $CH_3CHCH_2CCH_3$
      $|$ $\|$
      CH_3 O

4. 间位取代苯，CHO 和 OCH_3

5. 3-苯甲醛

6. 4,5-二甲基-3-己酮

7. 邻羟基苯乙酮

四、写出下列反应的主要产物

1. $\begin{array}{c}H_3C\\ C=O\\ H_3C\end{array}$ + $HOCH_2CH_2OH \xrightarrow{\text{干燥 HCl}}$

2. 环己酮 $\xrightarrow{HCN}$

3. 苯-CHO $\xrightarrow{[Ag(NH_3)_2]^+}$

4. $CH_3COCH_3 \xrightarrow[NaOH]{I_2}$

5. $CH_3CH_2COCH_3$ + H_2NNH-(2,4-二硝基苯基) $\xrightarrow{-H_2O}$

6. 环戊酮 =O + $NH_2OH \longrightarrow$

五、简答题

利用格氏试剂与醛、酮反应，可以制备伯、仲、叔醇。试着写出乙基溴化镁分别与甲醛、乙醛和丙酮先加成再水解的主要产物。

实训六 醛和酮的性质（碘仿反应）

一、实训目的

1. 验证醛酮能否发生碘仿反应。
2. 掌握发生碘仿反应的醛酮特征。
3. 熟悉醛酮的化学性质。

二、实训原理

在强碱性的条件下，含有 3 个 α-H 的醛、酮或醇［甲基酮、乙醛、乙醇以及 $CH_3CH(OH)-$］都可以与 NaOH 作用，甲基酮的甲基氢原子被碘取代，生成的三碘甲基酮在碱性水溶液中转化成少一个碳原子的羧酸盐，同时生成 CH_3I 沉淀，也叫碘仿。

三、仪器和试剂

1. 仪器

大试管、小试管、烧杯、水浴锅、温度计（100℃）。

2. 试剂

碘粉、碘化钾、2mol/L 的 NaOH 溶液、乙醛水溶液、乙醇、丙酮、正丁醇、异丙醇。

四、操作步骤

① 碘-碘化钾溶液的配制：

将 20g 碘化钾溶于 100mL 蒸馏水中，然后加入 10g 研细的碘粉，搅动至全溶，得到深红色的溶液。

② 分别取 5 支洁净试管，向试管中加入 1mL 蒸馏水和 3~4 滴样品（分别是乙醛水溶液、乙醇、丙酮、正丁醇、异丙醇，不溶或难溶于水的样品用尽量少的二氧六环溶解后再滴加），再加入 1mL 2mol/L 的氢氧化钠溶液，然后滴加碘-碘化钾溶液并摇动，反应液变为淡黄色。继续摇动，淡黄色逐渐消失，随之出现浅黄色沉淀，同时有碘仿的特殊气味逸出，则表明样品为甲基酮。

若无沉淀析出，可用水浴温热至 60℃ 左右，静置观察。若溶液的淡黄色已经褪色但无沉淀生成，应补加几滴碘-碘化钾溶液并温热后静置观察。

③ 观察出现反应现象及颜色变化的试管，记录数据，对发生碘仿反应的醛酮作简要总结。

五、注意事项

1. 碘试剂的配制：称取 2g 碘和 5g 碘化钾，溶于 100mL 纯化水中，可由监管实训的老师或者一个小组的同学来配制即可。

2. 应注意样品不能过多，否则生成的碘仿可能会溶于醛或酮中，另外，添加氢氧化钠的时候也不能过量，至溶液呈淡黄色（有微量的碘）即可。

六、思考题

1. 起初滴入碘-碘化钾试液的时候，溶液变成淡黄色的原因是什么？
2. 上述使用试液中，哪一种不能发生碘仿反应，为什么？

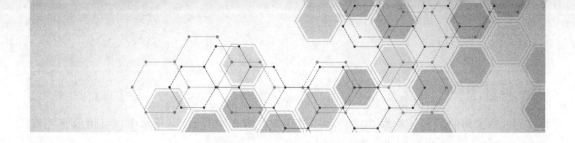

第十二章
羧酸及其衍生物

> 任务目标 >>>

❖ 知识目标
1. 掌握：羧酸及羧酸衍生物的结构、分类、命名和理化性质。
2. 了解：羧酸的制备方法及常见羧酸及羧酸衍生物在药学中的应用。

❖ 能力目标
能独立完成常见羧酸化合物结构的书写，能够设计简单羧酸的合成。

❖ 素质目标
1. 激发学生的爱国主义情感、学习科学报国精神。
2. 使学生学会认知、把握现代化学的重要特点，培养科学探索的兴趣和创新精神。

第一节 羧酸及取代羧酸

一、羧酸的分类和命名

分子中含有羧基（—COOH）的化合物称为羧酸，羧酸（除甲酸外）可以看作是烃分子中的氢原子被羧基取代的衍生物。

1. 羧酸的分类

羧酸可根据分子中烃基种类的不同，分为脂肪酸和芳香酸；根据烃基是否饱和，分为饱和羧酸和不饱和羧酸；可根据分子中羧基的数目，分为一元酸、二元酸和多元酸等。

2. 羧酸的命名

许多羧酸的命名是根据其来源命名的，比如：甲酸最初是从蒸馏蚂蚁得到的，又称为蚁酸；乙酸存在于醋酸中，又称为醋酸；丁酸来自于奶酪的特殊气味，又称为酪酸；苯甲酸又称安息香酸；乙二酸又称草酸；丁二酸又称琥珀酸。

羧酸的系统命名与醛相似，命名时选择含羧基在内的最长碳链作为主链，根据主链碳上碳原子的数目称为某酸，如表12-1。

表12-1 羧酸的分类

类别	一元酸示例	二元酸示例
饱和脂肪酸	CH_3CH_2COOH	HOOC—COOH 乙二酸（草酸）
不饱和脂肪酸	H_3C—CH=CH—COOH	顺-HOOC—CH=CH—COOH
脂环羧酸	环己基—CH_2CH_2COOH 3-环己基丙酸	环己烷-1,2-二甲酸 1,2-环己基二甲酸
芳香酸	苯—COOH 苯甲酸	邻苯二甲酸

（1）**饱和脂肪羧酸** 选择分子中含羧基的最长碳链作为主链，根据主链碳原子数目称为"某酸"，主链编号从羧基碳原子开始，取代基的位次用阿拉伯数字表示。简单的羧酸习惯上也常用希腊字母来表示取代基位次，即与羧基直接相连的碳原子位置为 α，依次是 $\beta, \gamma, \delta, \cdots, \omega$，$\omega$ 为碳链末端的位置。如：

H_3C—$CH_2CH_2CH_2$—COOH

正戊酸

H_3C—CH—CH_2—COOH
           |
          CH_3

3-甲基丁酸（β-甲基丁酸）

（2）**不饱和脂肪酸** 选择包含羧基和不饱和键在内的最长碳链作为主链，称为"某烯酸"或"某炔酸"。主链碳原子的编号从羧基开始，将双键、三键的位次写在某烯酸或某炔酸名称前面。当主链碳原子数大于10时，需要在表示碳原子数的中文小写数字后加上"碳"字。

H_3C—CH=C—COOH
            |
           CH_3

2-甲基-2-丁烯酸

H_3C—$(CH_2)_7$C=C$(CH_2)_7$—COOH
              | |
              H H

9-十八碳烯酸（油酸）

（3）**二元脂肪酸** 选择含有两个羧基在内的最长碳链为主链，称为"某二酸"，将取代基的位次、数目和名称写在"某二酸"之前。

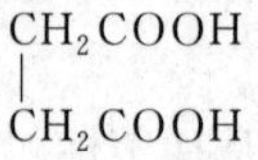

$$\begin{matrix} CH_2COOH \\ | \\ CH_2COOH \end{matrix} \qquad HOOC-CH-CH_2-CH-COOH \\ \qquad\qquad\qquad\qquad | \qquad\qquad | \\ \qquad\qquad\qquad\qquad CH_3 \qquad\qquad CH_3$$

　　　丁二酸 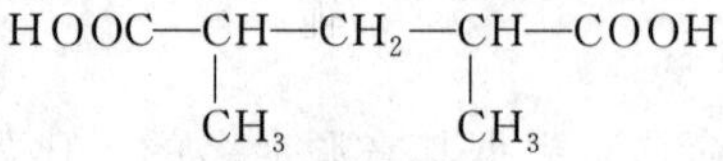　　　　　　　　　2,4-二甲基戊二酸

（4）脂环羧酸和芳香酸 以脂肪羧酸为母体，将脂环和芳环看作取代基。

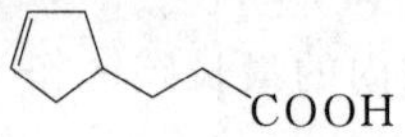

　　3-环戊烯基丙酸 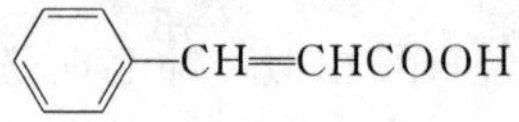　　　　　　3-苯基丙烯酸（肉桂酸）

二、羧酸的结构

羧酸分子中羧基的碳原子是 sp^2 杂化，羟基氧原子上的孤对电子与 C=O 键作用形成 p-π 共轭体系，如图 12-1 所示。共轭体系对羧基的性质产生的影响：羟基氧原子的电子云分散在共轭体系中，故 O—H 的极性大大增加，利于质子离解，使得氢原子的酸性大大增强；p-π 共轭作用可以分散羧酸根负离子的电荷，利于质子离解，所以羧酸具有明显的酸性；由于 O—H 与 C=O 共轭，酰基碳原子上的正电荷大大降低，所以羧基不利于发生类似于醛、酮羰基上的亲核加成反应。

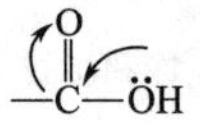

图 12-1 羧基的 p-π 共轭体系

三、羧基的性质

1. 物理性质

饱和一元羧酸中，低级脂肪酸如甲酸、乙酸、丙酸等是具有强烈刺激性气味的液体；中级羧酸（$C_4 \sim C_9$）是具有腐败气味的油状液体；高级羧酸（C_{10} 及以上）是无味蜡状固体，挥发性低；脂肪二元羧酸和芳香羧酸均为固体。

由于羧酸中的羧基是亲水基团，C_4 以下的羧酸可与水混溶。水溶性随碳原子数增加而降低，高级脂肪酸难溶于水而易溶于乙醇、苯等有机溶剂。

饱和一元羧酸的沸点随着分子量的增加而升高。羧酸的极性比分子量近似的醇、醛和酮的极性大得多，分子间的作用力也强得多，有较高的沸点和熔点。

2. 化学性质

羧酸的化学性质主要由羧基（ $-\overset{\underset{\displaystyle\parallel}{O}}{C}-OH$ ）的结构决定。羧基由羟基和羰基相连，两者相互作用，使得羧基主要表现出的化学性质有：羧基的酸性、羟基的取代反应、羰基的还原反应、α-H 的卤代反应和脱羧反应，如图 12-2 所示。

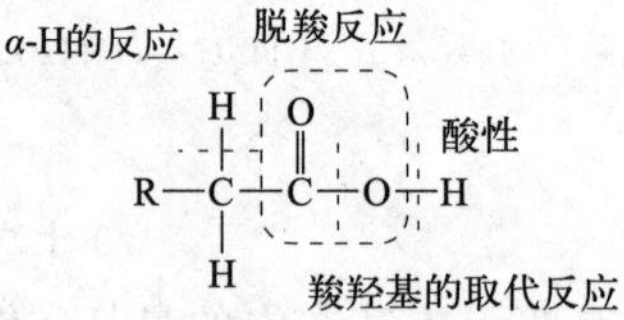

图 12-2 羧酸的结构与化学性质

（1）酸性 羧酸由于 p-π 共轭体系的存在，氧氢键极性极高，在水溶液中易解离出 H^+ 表现为酸性，酸性是羧酸的主要化学性质，可以和碱发生中和反应生成盐和水，羧酸的电离方程式如下：

$$RCOOH \rightleftharpoons RCHOO^- + H^+$$

羧酸的酸性强弱可用 K_a 或 pK_a 来表示，K_a 值越大或 pK_a 值越小，酸性越强。一元饱和羧酸 pK_a 一般为 3~5，酸性弱于盐酸、硫酸等无机酸，强于碳酸（pK_a=6.38）和苯酚（pK_a=9.89）。羧酸和常见酸性化合物的酸性大小如下：

$$H_2SO_4、HCl > RCOOH > H_2CO_3 > ArOH > H_2O > ROH$$

羧酸能和氢氧化钠、碳酸钠、碳酸氢钠反应，在羧酸盐中加入无机强酸时，羧酸又会游离出来，可以利用此性质分离、精制羧酸。有些羧酸类药物在水中溶解度低，难于吸收且作用缓慢，羧酸的钠、钾、铵盐在水中溶解度较大，临床上常把一些含羧基但难溶于水的药物制成羧酸盐，便于配制水剂或注射使用，如青霉素就是用它的钠盐或者钾盐。

羧酸的结构不同，酸性强弱不同，羧酸的酸性强弱受整个分子的影响。在饱和一元羧酸中，甲酸（pK_a=3.77）比其他羧酸（pK_a=4.7~5.0）的酸性都强，这是因为其他羧酸分子中烷基的给电子诱导效应使酸性减弱。一般情况下，饱和脂肪酸的酸性随着烃基的碳原子数增加和给电子能力的增强而减弱，如：

$$HCOOH > CH_3COOH > CH_3CH_2COOH > (CH_3)_3CCOOH$$
pK_a 3.77   4.75   4.87   5.05

凡能使羧基电子云密度降低的基团，如碳碳双键、碳碳三键、卤原子、硝基、羟基、羧基等基团对羧基产生吸电子诱导效应，使羧酸酸性增强。基团的电负性越大，取代基的数目越多，距羧基位置越近，吸电子诱导效应越强，则使羧酸的酸性越强。

pK_a 4.20   2.21   3.49   3.42

pK_a 4.20   3.00   4.12   4.54

二元羧酸中，由于羧基是吸电子基团，两个羧基间吸电子诱导效应的相互影响使其酸性比一元饱和羧酸大，这种影响随着两个羧基间距离的增大而减小，如：

乙二酸 > 丙二酸 > 丁二酸 > 戊二酸 > 己二酸
pK_a 1.27   2.85   4.16   4.33   4.43

（2）羧酸衍生物的生成 羧酸中的羟基不如醇羟基易被取代。在一定的条件下，

羧酸中的—OH可以被烷氧基（—OR）、酰氧基（$R-\overset{\underset{\displaystyle\|}{O}}{C}-O-$）、卤素（—X）及氨基（—NH$_2$）取代，生成一系列羧酸衍生物。

① 酯的生成。羧酸和醇在浓硫酸或其他脱水剂催化下生成酯和水的反应称为酯化反应。酯化反应是可逆反应，在同样条件下，酯和水又可以作用生成羧酸和醇，称为酯的水解反应。

$$H_3C-\overset{\underset{\displaystyle\|}{O}}{C}-OH + R'-OH \underset{\triangle}{\overset{浓\,H_2SO_4}{\rightleftharpoons}} H_3C-\overset{\underset{\displaystyle\|}{O}}{C}-OR' + H_2O$$

用含有^{18}O的醇和羧酸进行酯化反应，生成含有^{18}O的酯，这个实验说明酯化反应是羧酸的酰氧键发生了断裂，羧酸分子中的羟基被醇分子中的烃氧基取代，生成酯和水。

$$H_3C-\overset{\underset{\displaystyle\|}{O}}{C}-OH + H-^{18}OCH_2CH_3 \underset{\triangle}{\overset{浓\,H_2SO_4}{\rightleftharpoons}} H_3C-\overset{\underset{\displaystyle\|}{O}}{C}-^{18}OCH_2CH_3 + H_2O$$

② 酸酐的生成。羧酸（除甲酸外）在脱水剂存在下加热，两个羧基间脱去一分子水生成酸酐，常用的脱水剂有乙酸酐、乙酰氯和P_2O_5。

$$R-\overset{\underset{\displaystyle\|}{O}}{C}-OH + R-\overset{\underset{\displaystyle\|}{O}}{C}-OH \underset{\triangle}{\overset{脱水剂}{\longrightarrow}} R-\overset{\underset{\displaystyle\|}{O}}{C}-O-\overset{\underset{\displaystyle\|}{O}}{C}-R + H_2O$$

五元或六元的环状酸酐（环酐）可由1,4-或1,5-二元羧酸受热分子内脱水形成。如：

$$\begin{array}{c}HC-\overset{\underset{\displaystyle\|}{O}}{C}-OH \\ \| \\ HC-\overset{\underset{\displaystyle\|}{O}}{C}-OH\end{array} \overset{\triangle}{\longrightarrow} \begin{array}{c}HC-\overset{\underset{\displaystyle\|}{O}}{C} \\ \| \quad\quad\;\; O \\ HC-\overset{\underset{\displaystyle\|}{O}}{C}\end{array} + H_2O$$

③ 酰卤的生成。羧基中的羟基被卤素取代后生成的化合物称为酰卤。酰卤中酰氯极为重要，由羧酸与PCl_3、PCl_5或氯化亚砜等试剂催化得到，如：

$$3R-\overset{\underset{\displaystyle\|}{O}}{C}-OH + PCl_3 \overset{\triangle}{\longrightarrow} 3R-\overset{\underset{\displaystyle\|}{O}}{C}-Cl + H_3PO_3$$

$$R-\overset{\underset{\displaystyle\|}{O}}{C}-OH + SOCl_2 \overset{\triangle}{\longrightarrow} R-\overset{\underset{\displaystyle\|}{O}}{C}-Cl + SO_2\uparrow + HCl$$

④ 酰胺的生成。在羧酸中通入氨气，首先生成羧酸的铵盐，铵盐受热分子内脱水生成酰胺。

$$RCOOH + NH_3 \longrightarrow RCOONH_4 \overset{\triangle}{\longrightarrow} R-\overset{\underset{\displaystyle\|}{O}}{C}-NH_2 + H_2O$$

（3）α-H的卤代反应 羧酸分子中α-碳原子上的氢原子受羧基的吸电子作用具有一定的酸性，可以在红磷的催化下发生卤代反应，生成α-卤代酸，如：

$$CH_3COOH \xrightarrow[P]{Cl_2} \underset{Cl}{CH_2COOH} \xrightarrow[P]{Cl_2} \underset{Cl}{\overset{Cl}{CHCOOH}} \xrightarrow[P]{Cl_2} \underset{Cl}{\overset{Cl}{Cl-CCOOH}}$$

利用这一性质，可以在羧酸的 α-位引入卤原子，然后再将卤原子转变成羟基、氨基和羧基。

（4）**脱羧反应** 羧酸分子脱去羧基中的二氧化碳的反应称为脱羧反应。饱和一元羧酸不易发生脱羧反应。特殊情况下，常用的脱羧方法是将羧酸盐和碱石灰或固体氢氧化钠共同加热，实验室用碱石灰与无水乙酸钠强热制备甲烷。

$$CH_3COONa + NaOH \xrightarrow[\text{强热}]{CaO} CH_4 + Na_2CO_3$$

羧基的 α-位上连有强吸电子基（如羟基、硝基、酰基等）或有些低级二元羧酸的脱羧反应比较容易发生。如：

$$R-\underset{\underset{}{}}{\overset{O}{\overset{\|}{C}}}-CH_2COOH \xrightarrow{\triangle} R-\overset{O}{\overset{\|}{C}}-CH_3 + CO_2\uparrow$$

$$HOOC-COOH \xrightarrow{\triangle} HCOOH + CO_2\uparrow$$

四、取代羧酸

羧酸分子中烃基上的氢原子被其他原子或者基团取代后的化合物称为取代羧酸，分子中既有羧基，也有其他的官能团。常见的取代羧酸有羟基酸、氨基酸、羰基酸及卤代酸等，本节仅介绍氨基酸。

分子中既有氨基又有羧基的化合物称为氨基酸。许多氨基酸与生命起源和生命活动密切相关，氨基酸是蛋白质的基本组成单位，是人体必不可少的物质，有些氨基酸可直接作为药物使用。自然界已经发现的氨基酸有几百种，存在于生物体内用于组成蛋白质的氨基酸主要有 20 种，如表 12-2 所示，且均属于 α-氨基酸。

1. 氨基酸的结构、分类和命名

α-氨基酸的结构通式如下（R 代表不同的侧链基团）：

$$R-\underset{NH_2}{\overset{H}{\overset{|}{\underset{|}{C}}}}-COOH$$

表 12-2 存在于蛋白质中的 20 种常见氨基酸

分类	名称	中文缩写	符号	结构式	等电点
酸性氨基酸	谷氨酸（glutamic acid）（α-氨基戊二酸）	谷	Glu	$HOOCCH_2CH_2CHCOOH$ $\underset{NH_2}{\|}$	3.22
	天冬氨酸（aspartic acid）（α-氨基丁二酸）	天门冬	Asp	$HOOCCH_2CHCOOH$ $\underset{NH_2}{\|}$	2.77

续表

分类	名称	中文缩写	符号	结构式	等电点
碱性氨基酸	精氨酸(arginine) (α-氨基-δ-胍基戊酸)	精	Arg	$\underset{NH}{H_2NCNH(CH_2)_3}\underset{NH_2}{CHCOOH}$	10.76
	赖氨酸(lysine) (α,ω-二氨基己酸)	赖	Lys	$H_2N(CH_2)_4\underset{NH_2}{CHCOOH}$	9.74
	组氨酸(histidine) [α-氨基-β(5-咪唑)丙酸]	组	His	咪唑-$CH_2\underset{NH_2}{CHCOOH}$	7.59
中性氨基酸	甘氨酸(glycine) (氨基乙酸)	甘	Gly	$\underset{NH_2}{CH_2COOH}$	5.97
	丙氨酸(alanine) (α-氨基丙酸)	丙	Ala	$CH_3\underset{NH_2}{CHCOOH}$	6.00
	丝氨酸(serine) (α-氨基-β-羟基丙酸)	丝	Ser	$HOCH_2\underset{NH_2}{CHCOOH}$	5.68
	半胱氨酸(cysteine) (α-氨基-β-巯基丙酸)	半胱	Cys	$HSCH_2\underset{NH_2}{CHCOOH}$	5.05
	天冬酰胺(asparagine) (α-氨基丁酰胺酸)	天胺	Asn	$H_2NCCH_2\underset{NH_2}{CHCOOH}$ (C=O)	5.41
	谷氨酰胺(glutamine) (α-氨基戊酰胺酸)	谷胺	Gln	$H_2NCCH_2CH_2\underset{NH_2}{CHCOOH}$ (C=O)	5.65
	苏氨酸(threonine) (α-氨基-β-羟基丁酸)	苏	Thr	$CH_3\underset{NH_2}{\overset{OH}{CHCHCOOH}}$	5.7
	蛋氨酸(methionine) (α-氨基-γ-甲硫基丁酸)	蛋	Met	$CH_3SCH_2CH_2\underset{NH_2}{CHCOOH}$	5.74
	缬氨酸(valine) (α-氨基-β-甲基丁酸)	缬	Val	$(CH_3)_2CH\underset{NH_2}{CHCOOH}$	5.96
	亮氨酸(leucine) (α-氨基-γ-甲基戊酸)	亮	Leu	$(CH_3)_2CHCH_2\underset{NH_2}{CHCOOH}$	6.02
	异亮氨酸(isoleucine) (α-氨基-β-甲基戊酸)	异亮	Ile	$CH_3CH_2\underset{NH_2}{\overset{CH_3}{CHCHCOOH}}$	5.98
	苯丙氨酸(phenylalanine) (α-氨基-β-苯基丙酸)	苯丙	Phe	$C_6H_5CH_2\underset{NH_2}{CHCOOH}$	5.48
	酪氨酸(tyrosine) (α-氨基-β-对羟苯基丙酸)	酪	Tyr	$HOC_6H_4CH_2\underset{NH_2}{CHCOOH}$	5.66

续表

分类	名称	中文缩写	符号	结构式	等电点
中性氨基酸	脯氨酸（proline）（α-吡咯啶甲酸）	脯	Pro	(结构式：吡咯烷-COOH)	6.30
	色氨酸（tryptophan）[α-氨基-β-(3-吲哚)丙酸]	色	Trp	(吲哚-$CH_2CHCOOH$，NH_2)	5.80

2. 氨基酸的物理性质

氨基酸都是无色或白色晶体，熔点在 230～300℃ 之间，熔融时易脱羧分解并放出二氧化碳，α-氨基酸都能溶于强酸或强碱溶液中，难溶于乙醇、乙醚等有机溶剂，大部分氨基酸能溶于水。

3. 氨基酸的化学性质

（1）氨基的反应

① 成盐反应。氨基酸分子的氨基氮上有一未共用的电子对，可以接受质子，表现出碱性，能够和酸性物质发生酸碱反应生成盐。

$$RCHCOOH\ (NH_2) + HX \longrightarrow RCHCOOH\ (NH_3^+ X^-)$$

② 与亚硝酸反应。α-氨基酸中的氨基能和亚硝酸反应放出氮气，并生成 α-羟基酸。该反应定量进行，可以从释放出的氮气的体积计算出分子中氨基酸的数量，这种方法称为范斯莱克（Van Slyke）氨基测定法，用于定量测定氨基酸、多肽和蛋白质的 α-氨基的数目。

$$RHC(NH_2)-COOH + HNO_2 \longrightarrow RHC(OH)-COOH + N_2\uparrow + H_2O$$

③ 氧化脱氨反应。氨基酸通过氧化脱氢首先生成 α-亚氨基酸，再水解得到 α-酮酸和氨气。

$$RCHCOOH(NH_2) \xrightarrow{[O]} RCCOOH(NH) \xrightarrow{+H_2O} RCCOOH(O) + NH_3\uparrow$$

（2）羧基的反应

① 酯化反应：在少量酸的作用下，氨基酸能与醇发生酯化反应。

$$RHC(NH_2)-COOH + CH_3OH \xrightarrow{H^+} RHC(NH_2)-COOCH_3 + H_2O$$

② 成盐反应：氨基酸分子中酸性的羧基能和强碱氢氧化钠反应生成钠盐。

$$RHC(NH_2)-COOH + NaOH \longrightarrow RHC(NH_2)-COONa + H_2O$$

③ 脱羧反应：氨基酸在 $Ba(OH)_2$ 存在下加热，可脱羧生成少一个碳原子的伯胺。

$$\underset{NH_2}{RHC}-COOH \xrightarrow[\triangle]{Ba(OH)_2} \underset{NH_2}{CH_2R} + CO_2\uparrow$$

在生物体内，氨基酸可在细菌中脱羧酶的作用下发生脱羧反应。如蛋白质腐败时，由精氨酸等发生脱羧反应生成丁二胺。组氨酸脱羧后生成组胺，人体中过多组胺可引起过敏、胃酸分泌、发炎反应等，影响脑部神经的传导。

第二节 羧酸衍生物

羧酸衍生物一般是指分子中的—OH 被卤原子（—X）、酰氧基（—OCOR）、烃氧基（—OR）和氨基（—NH₂）取代后得到的产物。酰卤、酸酐、酯和酰胺都是羧酸的衍生物，都含有酰基，所以又称为酰基化合物。

$$\underset{\text{酰卤}}{R-\overset{O}{\underset{\|}{C}}-X} \quad \underset{\text{酸酐}}{R-\overset{O}{\underset{\|}{C}}-O-\overset{O}{\underset{\|}{C}}-OR'} \quad \underset{\text{酯}}{R-\overset{O}{\underset{\|}{C}}-OR'} \quad \underset{\text{酰胺}}{R-\overset{O}{\underset{\|}{C}}-NH_2}$$

一、羧酸衍生物的分类和命名

1. 酰卤

酰卤的命名是在酰基的名称后面加上卤原子的名称，命名为"某酰卤"。如：

乙酰氯　　　间甲基苯甲酰氯

2. 酸酐

酸酐是羧酸脱水的产物，也可以看成是一个氧原子连接了两个酰基得到的化合物。酸酐的命名是在酰基对应羧酸的名称后面加上"酐"字，由两个相同羧酸形成的简单酸酐称为"某酸酐"，简称"某酐"，由两个不同羧酸形成的混合酸酐称为"某酸某酸酐"，简称"某某酐"，命名时简单的羧酸放在前面，复杂的羧酸放在后面，二元羧酸分子内失去一个水分子形成的酸酐称为内酐，称为"某二酸酐"。如：

乙酸酐　　　乙酸丙酸酐　　　丁二酸酐　　　苯甲酸酐

3. 酯

酯是由生成它的羧酸和醇的名称组合来命名的。一元醇和羧酸形成的酯，羧酸名称

在前,醇名称在后,将"醇"改为"酯",称为"某酸某酯"。如:

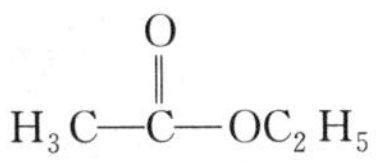

$$H_3C-\overset{O}{\underset{\|}{C}}-OC_2H_5 \qquad C_6H_5-\overset{O}{\underset{\|}{C}}-OC_2H_5 \qquad邻苯二甲酸二乙酯$$

乙酸甲酯 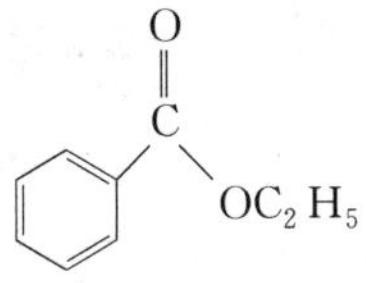　　　　苯甲酸乙酯 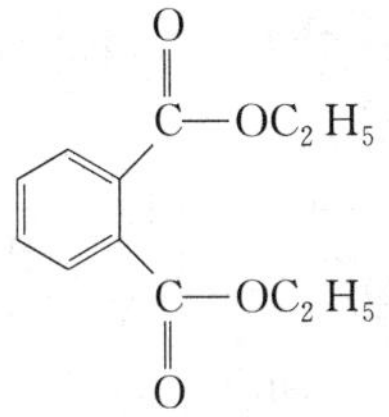　　　邻苯二甲酸二乙酯

由多元醇和羧酸形成的酯,命名时,醇在前,羧酸在后,称为某醇某酸酯。如:

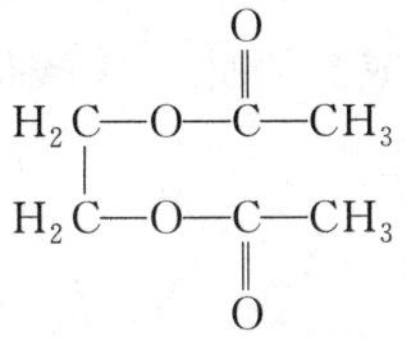

乙二醇二乙酸酯 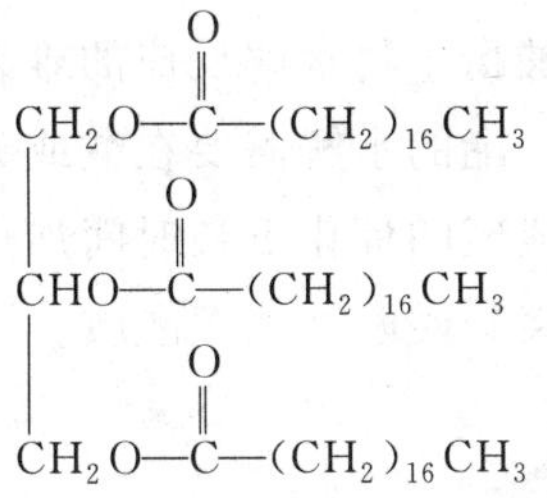　　　　　三硬脂酸甘油酯

4. 酰胺

酰胺是酰基与氨基或者取代氨基相连形成的羧酸衍生物,酰胺的命名和酰卤相似,根据所含酰基的不同称为某酰胺。氨基氮原子上连有烃基的酰胺,在烃基名称前加"$N-$"或"$N,N-$"表示取代基与氮原子直接相连。如:

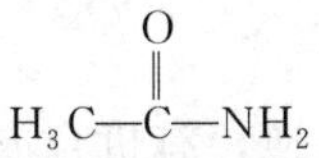

乙酰胺 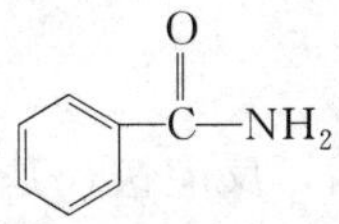　　　　苯甲酰胺 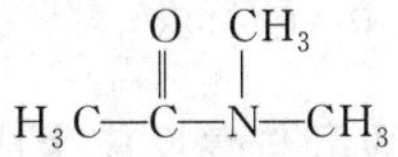　　　N,N-二甲基乙酰胺

二、羧酸衍生物的物理性质

低级酸酐和酰卤多数具有强烈刺激性气味,为无色液体或低熔点固体,高级酸酐为无色无味固体。

低级酯多数为挥发性无色液体,有愉快的芳香气味,高级酯为蜡状液体,许多水果或花草的香味是由酯引起的,许多酯可用作食品、药品和化妆品的香料。

酰卤、酸酐和酯不溶于水,沸点比分子量相近的羧酸或醇都低,都难溶于水易溶于乙醚、丙酮等有机溶剂。酯本身也是一种有机溶剂,挥发性强,便于分离。

酰胺除了甲酰胺外,其余多数为白色结晶,沸点比分子量相近的羧酸要高。

三、羧酸衍生物的化学性质

1. 水解反应

酰卤、酸酐、酯和酰胺都可以发生水解反应生成相应的产物羧酸。

羧酸衍生物的化学性质

$$\begin{matrix} R-\overset{O}{\underset{\|}{C}}-X \\ R-\overset{O}{\underset{\|}{C}}-O-\overset{O}{\underset{\|}{C}}-R' \\ R-\overset{O}{\underset{\|}{C}}-OR' \\ R-\overset{O}{\underset{\|}{C}}-NH_2 \end{matrix} + H-OH \longrightarrow R-\overset{O}{\underset{\|}{C}}-OH + \begin{matrix} R'-\overset{O}{\underset{\|}{C}}-OH \\ R'OH \\ NH_3\uparrow \end{matrix} + HX$$

四种不同羧酸衍生物水解反应的难易程度不同。酰卤和水在室温下立即反应。酸酐与热水容易反应。酯的水解需要在酸或碱的催化下加热进行，为可逆反应。酰胺的水解较难，需要在酸或碱的催化下长时间加热回流才能完成。因此，羧酸衍生物水解反应的活性次序为：酰卤＞酸酐＞酯＞酰胺。

2. 醇解反应

酰卤、酸酐、酯都能发生醇解反应，主要产物是酯。

$$\begin{matrix} R-\overset{O}{\underset{\|}{C}}-X \\ R-\overset{O}{\underset{\|}{C}}-O-\overset{O}{\underset{\|}{C}}-R' \\ R-\overset{O}{\underset{\|}{C}}-OR' \end{matrix} + H-OR'' \longrightarrow R-\overset{O}{\underset{\|}{C}}-OR'' + \begin{matrix} HX \\ R'-\overset{O}{\underset{\|}{C}}-OH \\ R'OH \end{matrix}$$

酰卤和酸酐与醇反应生成相应的酯，反应快，基本上不可逆，有机合成中经常用此方法制备难合成的酯。

酯的醇解反应又称酯交换反应，在酸或碱的催化下生成新的酯和新的醇，反应可逆。有机合成中借助酯交换反应由低级醇酯制备高级醇酯，生物体内也有类似的酯交换反应。

3. 氨解反应

酰卤、酸酐和酯都能和氨（或胺）作用生成酰胺。氨解反应可以看成氨分子中的氢原子被酰基取代，又称为酰化反应。

$$\begin{matrix} R-\overset{O}{\underset{\|}{C}}-X \\ R-\overset{O}{\underset{\|}{C}}-O-\overset{O}{\underset{\|}{C}}-R' \\ R-\overset{O}{\underset{\|}{C}}-OR' \end{matrix} + H-NH_2 \longrightarrow R-\overset{O}{\underset{\|}{C}}-NH_2 + \begin{matrix} HX \\ R'-\overset{O}{\underset{\|}{C}}-OH \\ R'OH \end{matrix}$$

酰卤和酸酐氨解反应剧烈，是常用的酰化试剂；酯的氨解不需要酸或碱的催化可以顺利进行；酰胺的氨解是可逆反应，反应中胺的碱性比离去氨的碱性要强。酰化反应在药物合成中应用广泛，在药物中引入酰基，增加脂溶性，改善药物在体内的吸收，增强疗效；药物中的羟基或氨基经酰化后不易失活代谢，可以增强药物的稳定性，延长体内作用时间；有的药物引入酰基可降低毒性，减少不良反应。如对氨基苯酚具有解热镇痛作用，毒性较大不易直接服用，引入乙酰基制成对乙酰氨基酚，无毒，解热镇痛效果好。

4. 异羟肟酸铁盐反应

酸酐、酯和酰伯胺都能与酰胺发生酰化反应生成异羟肟酸，异羟肟酸可以与三氯化铁作用生成红紫色的异羟肟酸铁。

$$\begin{Bmatrix} R-\overset{O}{C}-O-\overset{O}{C}-R' \\ R-\overset{O}{C}-OR' \\ R-\overset{O}{C}-NH_2 \end{Bmatrix} + H-NHOH \longrightarrow R-\overset{O}{C}-NHOH + \begin{matrix} R'-\overset{O}{C}-OH \\ R'OH \\ NH_3\uparrow \end{matrix}$$

羟胺　　异羟肟酸

$$3\ R-\overset{O}{C}-NHOH + FeCl_3 \longrightarrow \left(R-\overset{O}{C}-NHO\right)_3Fe + 3HCl$$

异羟肟酸铁（紫红色）

该反应可用于羧酸及其衍生物的鉴定，称为异羟肟酸铁试验，临床上经常用该反应检验含酯基药物。酰卤、N-、N,N-取代酰胺不易发生该显色反应，酰卤与醇作用转化为酯后才能有此反应。

5. 酰胺的特性

（1）酸碱性　酰胺一般为中性化合物，由于氮原子中的孤对电子与羰基的 π 键形成了给电子的 p-π 共轭，使得氮原子上的电子云密度降低，减弱了氮原子接收质子的能力，因此酰基使氨的碱性减弱，酰胺呈中性。

$$R-\overset{\overset{O}{\|}}{C}-\ddot{N}H_2$$

（2）与亚硝酸反应　酰胺与亚硝酸反应，氨基被羟基取代，生成羧酸，并放出氮气。该反应定量进行，可用于酰胺的鉴定。

$$R-\overset{O}{\underset{\|}{C}}-NH_2 + HNO_2 \longrightarrow R-\overset{O}{\underset{\|}{C}}-OH + N_2\uparrow + H_2O$$

四、重要的羧酸衍生物

1. 乙酰氯

乙酰氯为无色、有刺激性气味的液体，有毒，对皮肤、黏膜、眼睛有强烈刺激性，沸点 52℃，可溶解在三氯甲烷、乙醚、苯等有机溶剂中，遇水或乙醇发生剧烈分解（乙酰氯遇到空气中的水即可剧烈水解），生成氯化氢气体冒白烟，同时放出大量的热，应密闭保存。乙酰氯是常用的乙酰化试剂。

2. 乙酸酐

乙酸酐又称醋酐，是有强烈刺激气味的无色液体，沸点 139.6℃，有腐蚀性，易燃，微溶于水，易溶于乙醚和苯等有机溶剂。乙酸酐是重要的乙酰化试剂，也是良好的溶剂，在医药工业中用于制造呋喃唑酮、咖啡因、磺胺药物、阿司匹林等。

3. 乙酸乙酯

乙酸乙酯是无色透明液体，有果香味，高浓度时有刺激性气味，易挥发，沸点 77℃，微溶于水，能与乙醇、乙醚、三氯甲烷等有机溶剂混溶。在工业上广泛用于制药和有机合成。

4. 对乙酰氨基酚

对乙酰氨基酚，又称为扑热息痛，是白色结晶或结晶性粉末，易溶于热水或乙醇，是常用的解热镇痛药，特别适用于不能使用羧酸类药物的患者，也可用于治疗感冒、牙痛。

知识框架

羧酸及其衍生物
羧酸及其取代羧酸
羧酸的分类和命名
羧酸的结构
羧酸的性质
取代羧酸
羧酸衍生物
羧酸衍生物的分类和命名
羧酸衍生物的物理性质
羧酸衍生物的化学性质
重要的羧酸衍生物

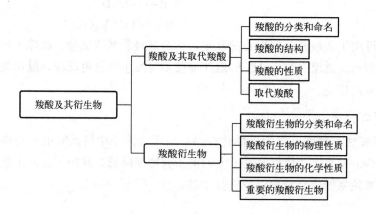

练习思考

一、写出下列化合物的结构式或者名称

1. 水杨酸　　2. 草酰乙酸　　3. 乳酸　　4. 对苯二甲酸　　5. 马来酸酐

6.

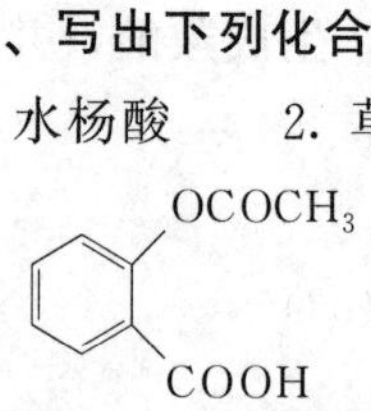

$OCOCH_3$
COOH

7.

CH═CCOOH
C_2H_5

8.

CH_2COOH
CH_2COOH

9.

O
CH_3CH_2C—Cl

10.

$COOC_2H_5$
$COOC_2H_5$

11.

O
CH_3
CH_3C—N
C_2H_5

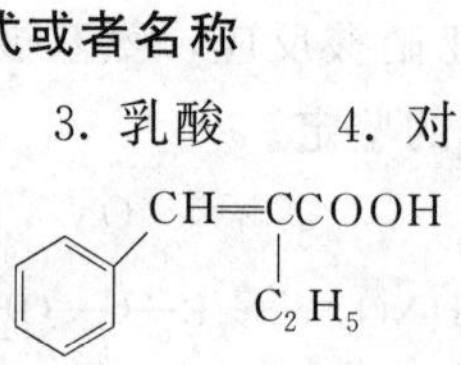

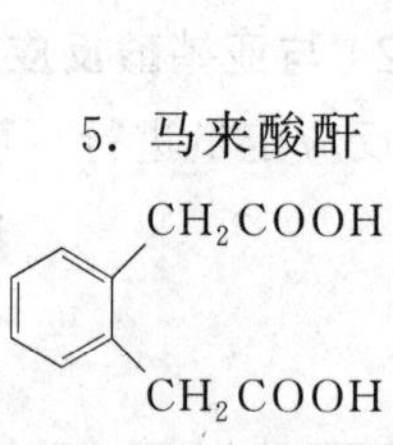

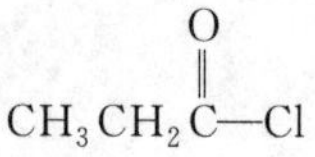

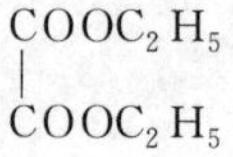

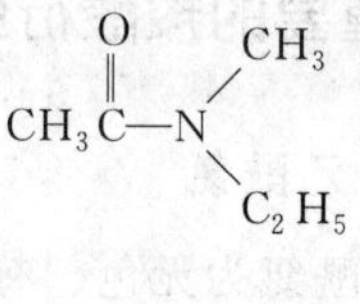

二、写出下列各反应的主要产物

1. 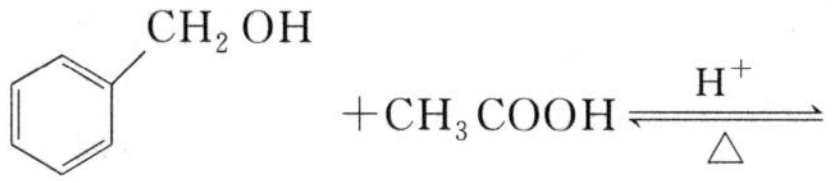 $C_6H_5CH_2OH + CH_3COOH \xrightleftharpoons[\triangle]{H^+}$

2. 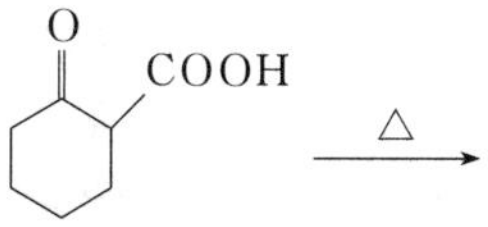 2-氧代环己烷甲酸 $\xrightarrow{\triangle}$

3. 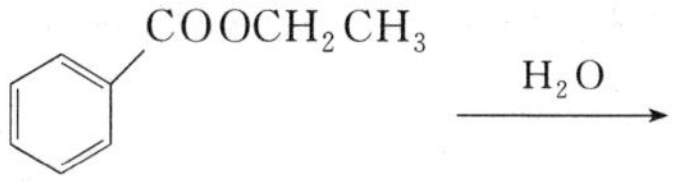 $C_6H_5COOCH_2CH_3 \xrightarrow{H_2O}$

4. $H_2N-\underset{\underset{O}{\|}}{C}-NH_2 + HNO_3 \longrightarrow$

5. 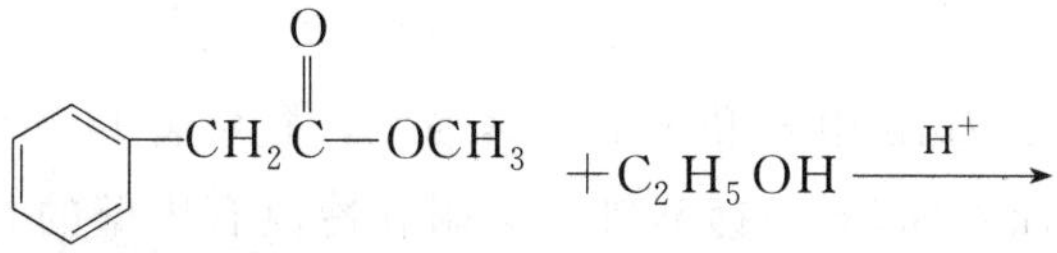 $C_6H_5CH_2\underset{\underset{O}{\|}}{C}-OCH_3 + C_2H_5OH \xrightarrow{H^+}$

三、设计实验区分下列各组化合物

1. 甲酸、乙酸、乙二酸
2. 乙酰氯、乙酸乙酯、乙酸
3. 缩二脲、乙酰胺、乙酰乙酸乙酯

四、结构推断

化合物 A 和 B 的分子式均为 $C_4H_6O_4$，且都可以与 Na_2CO_3 作用放出 CO_2。A 受热生成 C（$C_4H_4O_3$），B 受热发生脱羧反应，生成 D（$C_3H_6O_2$）。试写出化合物 A、B、C、D 的结构式。

实训七 苯甲酸的制备

一、实训目的

1. 通过苯甲酸的制备，学习苯环支链上氧化反应的理论和实验方法。
2. 掌握重结晶提纯的实验方法和操作。

二、实训原理

苯甲酸，又名安息香酸，因最初由安息胶干馏制取而得名，是羟基直接与苯环碳原子相连接的最简单的芳香酸，可用于医药、食品防腐剂、增塑剂、防锈剂、香料、染料载体等。

制备苯甲酸的方法有很多，工业上常用甲苯氧化法、邻苯二甲酸酐脱羧法和甲苯氧化法等。邻苯二甲酸酐脱羧法成本较高，甲苯氯化法所得产品不适合用于食品，因此甲苯氧化法是目前最主要的生产方法。

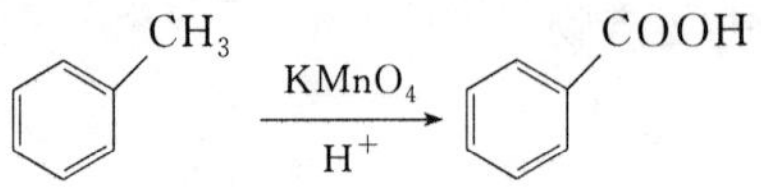

$$\underset{\text{H}^+}{\overset{\text{KMnO}_4}{\longrightarrow}} \text{C}_6\text{H}_5\text{CH}_3 \longrightarrow \text{C}_6\text{H}_5\text{COOH}$$

三、仪器和试剂

1. 仪器

电子天平、量筒、圆底烧瓶、冷凝管、恒温磁力搅拌器、电炉、抽滤装置。

2. 试剂

甲苯、高锰酸钾、沸石、浓盐酸、活性炭。

四、操作步骤

① 在250mL圆底烧瓶中加入2.7mL甲苯和80mL蒸馏水，瓶口装上冷凝管，加热回流至沸腾。经冷凝管上口分批加入8.5g高锰酸钾，黏附在冷凝管内壁的高锰酸钾用20mL水冲入烧瓶中。继续加热回流，直到甲苯层消失，回流液中不再出现油珠为止。

② 反应混合物趁热过滤，用少量热水洗涤滤渣，合并滤液和洗涤液，置于冰水浴中冷却，然后加入浓盐酸酸化至苯甲酸全部析出。

③ 将所得滤液用布氏漏斗抽滤，所得晶体置于沸水中充分溶解（若有颜色，加入活性炭除去），然后趁热抽滤，滤液置于冰水浴中析出晶体，抽滤，压干后即得。

五、注意事项

1. 在加热回流时，圆底烧瓶中的反应液沸腾后，分批加入高锰酸钾，不可一次全部加入，避免反应剧烈反应液从回流管上端喷出。

2. 步骤②在制备苯甲酸时，抽滤所得滤液若显紫色是因为有未反应完全的高锰酸钾，可加入亚硫酸氢钠将其除去。

六、思考题

制备苯甲酸时如何避免高锰酸钾在瓶口附着？实验结束，黏附在瓶壁上的黑色固体是什么物质？如何除去？

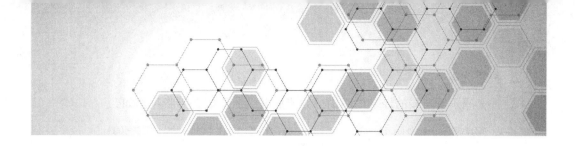

第十三章 含氮化合物

任务目标 >>>

❖ **知识目标**

了解：胺类及酰胺的结构与分类。

❖ **能力目标**

1. 能够认识常见胺类化合物。
2. 能够认识常见酰胺类化合物。

❖ **素质目标**

1. 学习科学家的思辨精神，认识到化学物质既是毒也是药，需要正确认识有机化合物。
2. 具有独立认真思考的科学精神、探索精神。

第一节 胺类化合物

一、胺的结构、分类和命名

1. 胺的结构

胺类化合物可以看作是 NH_3 中的氢原子被烃基取代后的衍生物。

$$NH_3 \rightarrow \begin{cases} R(或\ Ar)—NH_2 \\ R(或\ Ar)—NH—R'(或\ Ar') \\ R(或\ Ar)—N—R'(或\ Ar') \\ \qquad\qquad\quad | \\ \qquad\qquad R''(或\ Ar'') \end{cases}$$

2. 胺的分类

① 按氮原子所连接的烃基的不同分为脂肪胺、芳香胺、芳脂胺。如：

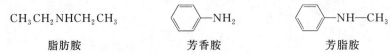

② 按氮原子上所连烃基的数目分为伯胺（1°胺）、仲胺（2°胺）、叔胺（3°胺）。伯胺、仲胺、叔胺分子中所含的官能团分别为—NH_2（氨基）、—NH—（亚氨基）、

$$—\overset{|}{\underset{|}{N}}—$$（次氨基）。如：

$$C_2H_5—NH_2 \quad C_2H_5—NH—C_2H_5 \quad C_2H_5—\overset{C_2H_5}{\underset{|}{N}}—C_2H_5$$

伯胺　　　　　仲胺　　　　　　叔胺

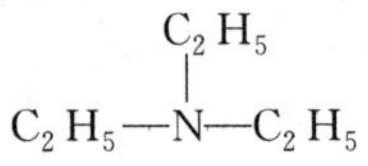

胺分子与卤代烃反应，形成一种结构类似NH_4^+的季铵离子（R_4N^+），季铵离子与X^-结合形成季铵盐（$[R_4N]^+X^-$），季铵离子与OH^-结合形成季铵碱（$[R_4N]^+$$OH^-$）。

③ 根据分子中氨基的数目多少分为一元胺、二元胺、多元胺。如：

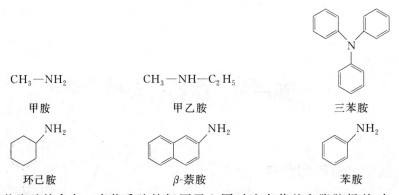

一元胺　　　　　　二元胺　　　　　　多元胺

3. 胺的命名

（1）简单胺的命名　采用普通命名法，一般以胺为母体，烃基作取代基，称为某胺。如：

$$CH_3—NH_2 \qquad CH_3—NH—C_2H_5 \qquad$$

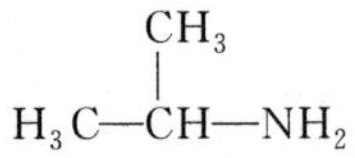

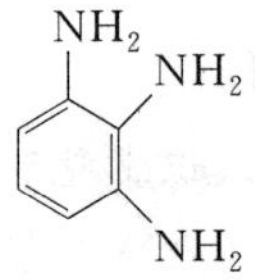

甲胺　　　　　　　甲乙胺　　　　　　　三苯胺

环己胺　　　　　β-萘胺　　　　　　苯胺

（2）芳脂胺的命名　当芳香胺的氮原子上同时连有芳基和脂肪烃基时，这种胺称为芳脂胺，命名时一般以芳胺为母体，脂肪烃基作为取代基，用"N-"或"N,N-"等编号方式指出脂肪烃基是连在氮原子上而非芳烃上。例如：

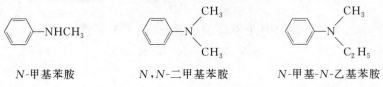

N-甲基苯胺　　　　N,N-二甲基苯胺　　　　N-甲基-N-乙基苯胺

(3) 复杂胺的命名 采用系统命名法命名。以烃基为母体,氨基作为取代基。例如:

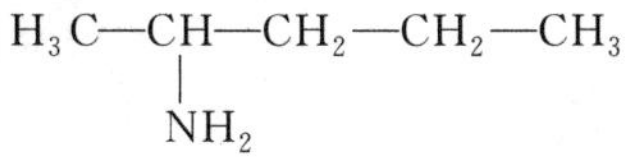

$$H_3C-CH-CH_2-CH_2-CH_3$$
$$\quad\quad |$$
$$\quad NH_2$$

2-氨基戊烷

$$H_3C-CH-CH_2-CH_2-CH-CH_2-CH_3$$
$$\quad\quad | \qquad\qquad\qquad |$$
$$\quad NH_2 \qquad\qquad\quad CH_3$$

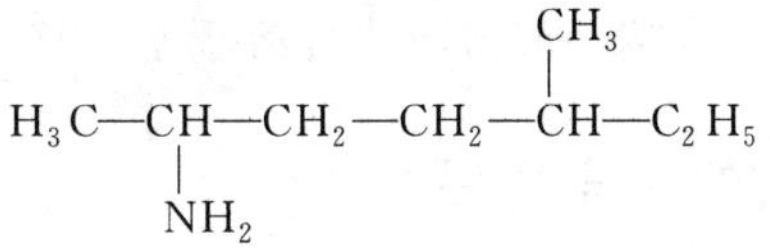

3-甲基-6-氨基庚烷

> **知识拓展**
>
> ### 胺类物质的生理或药理活性
>
> 许多胺类物质具有生理或药理活性。如机体神经传导物质肾上腺素、多巴胺、乙酰胆碱及 5-羟色胺等是存在于生物体内的生物胺;具有药理活性的麻黄碱和一些维生素、磺胺类药物是广泛应用的胺类药物;临床上抗心律失常药盐酸胺碘酮、抗高血压药物尼群地平等也是含氮化合物。 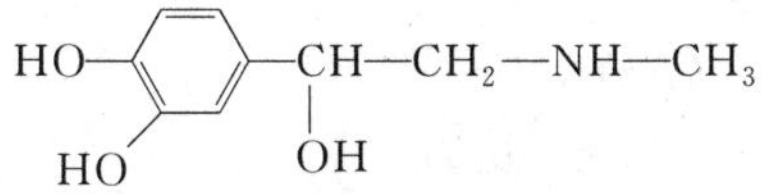
>
> 肾上腺素 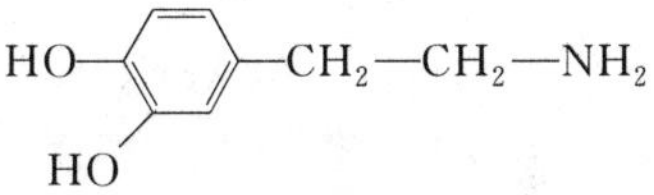
>
> 多巴胺 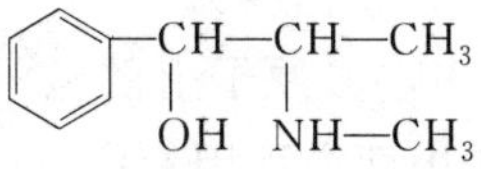
>
> 麻黄碱 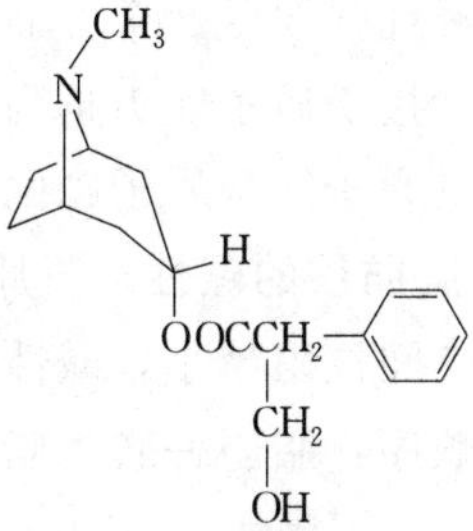
>
> 阿托品 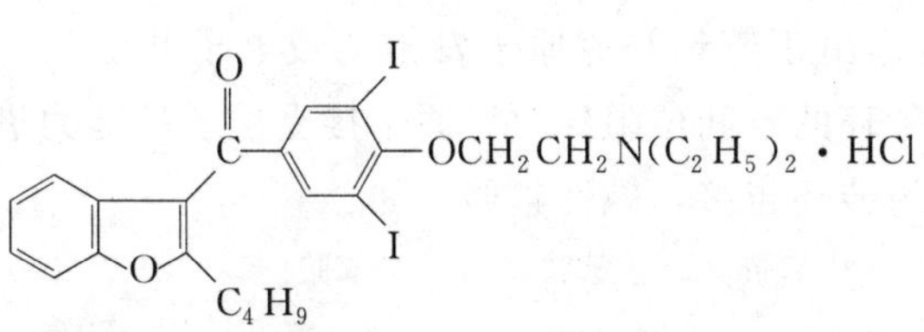
>
> 盐酸胺碘酮(抗心律失常药) 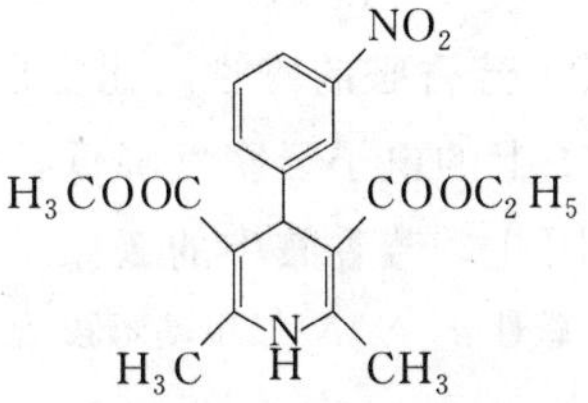
>
> 尼群地平(抗高血压药)

二、胺的物理性质

脂肪胺中的甲胺、乙胺和二甲胺在常温下为气体,其他低级胺为液体,高级胺为固体。低级胺有特殊的鱼腥味,如腐鱼的臭味是由于蛋白质分解产生的三甲胺所引起的;肉腐烂时可以产生极臭而且剧毒的丁二胺(腐胺)和戊二胺(尸胺)。高级胺不易挥发,近乎无味。芳胺的毒性很大,并能渗入皮肤,因此无论接触皮肤或吸入蒸气都会引起中毒现象。

胺和氨一样是极性分子,伯胺、仲胺都形成分子间氢键而相互缔合。因此沸点较相应的烷烃高,相比相应的醇和羧酸低。

低级胺能与水分子形成氢键而易溶于水,随着分子量的增加,溶解性降低。芳胺一般微溶或难溶于水。绝大多数胺均可溶于有机溶剂。

胺的主要性质

三、胺的化学性质

胺的化学性质与官能团氨基和氮原子上的孤对电子有关。胺分子中的氮原子呈碱性和亲核性,易被氧化,能与HNO_2发生反应。芳香胺分子中,由于N原子上的孤对电子与芳环发生共轭作用,使得芳环被活化,芳环上易进行亲电取代反应和氧化反应,而N原子的碱性和亲核性较脂肪胺降低。胺的化学性质如图13-1所示。

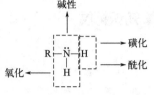

图13-1 胺的化学性质

1. 碱性

脂肪胺的碱性中氮原子上的孤对电子能接受质子,因此胺在水溶液中呈碱性。

$$(Ar)RNH_2 + H_2O \rightleftharpoons (Ar)R\overset{+}{N}H_3 + OH^-$$

碱性: 脂肪胺 > 氨 > 芳香胺
pK_b: 小于4.70 4.75 大于8.40

胺的碱性强弱受2个方面因素的影响,即电子效应和空间效应。氮原子上的电子云密度越大,接受质子能力越强,胺的碱性就越强,pK_b值越小;氮原子周围的空间位阻越大,氮原子结合质子越困难,胺的碱性越弱,pK_b值越大。

(1)**脂肪胺的碱性** 氮原子所连脂肪烃基越多,氮原子上的电子云密度越小,碱性越强;空间位阻越小,碱性越强。因此。综合考虑两方面因素的影响,脂肪胺碱性由强到弱的顺序:脂肪仲胺>脂肪伯胺>脂肪叔胺。如:

碱性: $(CH_3)_2NH$ > CH_3NH_2 > $(CH_3)_3N$ > NH_3
pK_b: 3.27   3.36   4.24   4.75

(2)**芳香胺的碱性** 比氨弱。这是由于芳环与氮原子发生了吸电子共轭效应,使得氮原子上的电子云密度降低,同时芳环的空间位阻导致氮原子接受质子的能力进一步减弱。因此,芳香胺中的氮原子连接的芳环越多,碱性越弱。如:

碱性: N,N-二甲基苯胺 > N-甲基苯胺 > 苯胺 > 二苯胺 > 三苯胺
pK_b: 8.93   9.15   9.40   13.00   近中性

(3)**胺与酸作用生成铵盐** 铵盐一般都是具有一定熔点的结晶型物质,易溶于水和乙醇,而不溶于非极性溶剂。由于胺的碱性不强,所以一般只能与强酸反应生成稳定的铵盐。

$$RNH_2 + HCl \rightleftharpoons R\overset{+}{N}H_3\overset{-}{C}l$$

由于胺是弱碱,与酸生成的铵盐遇强碱会释放出原来的胺。

$$R\overset{+}{N}H_3\overset{-}{C}l + NaOH \rightleftharpoons RNH_2 + NaCl + H_2O$$

可以利用这一性质进行胺的鉴别、分离、提纯。如将不溶于水的胺溶于稀酸形成盐,经分离后,再用强碱将胺由铵盐中释放出来。

2. 酰化与磺酰化反应

(1)**酰化反应** 酰卤、酸酐和酯是常见的酰基化试剂,伯胺、仲胺均能与酰基化

试剂反应生成酰胺。叔胺由于 N 原子上没有 H，故不能发生酰基化反应。酰胺是具有一定熔点的固体，在强酸或强碱的水溶液中加热易水解生成胺。由于—NH₂ 易被氧化，因此，此反应在有机合成中常用来保护芳香胺中的氨基，例如：

$$\underset{NH_2}{\underset{|}{C_6H_4}}-CH_3 \xrightarrow{H_3C-\overset{O}{\underset{\|}{C}}-Cl} \underset{NHCOCH_3}{\underset{|}{C_6H_4}}-CH_3 \xrightarrow{[O]} \underset{NHCOCH_3}{\underset{|}{C_6H_4}}-COOH \xrightarrow[H_2O]{OH^-} \underset{NH_2}{\underset{|}{C_6H_4}}-COOH$$

酰化反应对于药物的修饰具有重要的意义。药物分子中引入酰基后常可以增加药物的脂溶性，有利于机体吸收，提高或延长其疗效，并降低药物毒性。例如：对氨基苯酚虽然具有解热镇痛的作用，但毒副作用大，对其进行酰化制成对乙酰氨基酚（扑热息痛）可大大降低毒副作用，并增强疗效。

$$HO-C_6H_4-NH_2 + (CH_3CO)_2O \longrightarrow HO-C_6H_4-NH-\overset{O}{\underset{\|}{C}}-CH_3 + CH_3COOH$$

（2）磺酰化反应　胺与磺酰化试剂反应生成磺酰胺的反应称之为磺酰化反应，又称兴斯堡反应。常见的磺酰化试剂是苯磺酰氯和对甲基苯磺酰氯。

$$C_6H_5-SO_2Cl \qquad H_3C-C_6H_4-SO_2Cl$$
　　苯磺酰氯　　　　　　　　　对甲基苯磺酰氯

伯胺和仲胺可与苯磺酰氯或对甲基苯磺酰氯反应，生成相应的磺酰胺。叔胺由于 N 原子上没有 H，不能磺酰化，不溶于氢氧化钠溶液而出现分层现象；而伯胺生成相应的磺酰胺，由于 N 原子上的 H 受磺酰胺影响呈弱酸性，可溶于氢氧化钠溶液生成水溶性盐；仲胺形成的磺酰胺由于 N 上没有 H，不能与氢氧化钠溶液成盐呈白色固体析出。常利用此反应鉴别或分离伯、仲、叔胺。如：

$$C_6H_5-SO_2Cl + RNH_2 \xrightarrow{NaOH} C_6H_5-SO_2NHR \xrightarrow{NaOH} C_6H_5-SO_2\underset{R}{\overset{R}{N}}Na^+$$

3. 与亚硝酸的反应

不同的胺与亚硝基反应，产物各不相同。由于亚硝基不稳定，在实际反应中使用的亚硝酸盐与盐酸（或硫酸）的混合物。根据脂肪族和芳香族伯、仲、叔胺与亚硝酸反应的不同结果，可以鉴别伯、仲、叔胺。

（1）脂肪族胺与亚硝酸反应

① 脂肪族伯胺与亚硝酸在常温下作用，定量放出氮气并生成醇类。通过测定氮气的量可以进行脂肪族伯胺的定量分析。例如：

$$RNH_2 + HNO_2 \longrightarrow ROH + N_2\uparrow + H_2O$$

② 脂肪族仲胺与亚硝酸反应，生成有致癌作用的黄色油状液体或固体 N-亚硝基胺。

$$R_2N\!-\!H + HO\!-\!NO \longrightarrow R_2N\!-\!NO + H_2O$$
$$\qquad\qquad\qquad\qquad N\text{-亚硝基胺}$$

③ 脂肪族叔胺因氮原子上没有氢原子，不能发生消去反应，只能与亚硝酸形成不

稳定的亚硝酸盐。

$$R_3N + HNO_2 \longrightarrow [R_3NH]NO_2$$

（2）芳香族胺与亚硝酸反应

① 芳香族伯胺与亚硝酸在低温下反应，生成重氮盐，此反应称为重氮化反应。芳香族重氮盐在低温（5℃以下）和强酸水溶液中是稳定的，加热则分解成酚和氮气，干燥的易爆炸。

$$\text{C}_6\text{H}_5\text{NH}_2 \xrightarrow[0\sim5℃]{\text{NaNO}_2+\text{HCl}} \text{C}_6\text{H}_5\text{N}_2^+\text{Cl}^- + \text{H}_2\text{O} + \text{NaCl}$$

$$\xrightarrow{\triangle} \text{C}_6\text{H}_5\text{OH} + \text{N}_2\uparrow$$

> **知识拓展**
>
> **盐酸普鲁卡因注射液的含量测定建立依据**
>
> 盐酸普鲁卡因注射液是临床上常用的局麻药，为无色澄明液体。其主要化学成分是对氨基苯甲酸，属芳香伯胺类化合物，因芳香伯胺具有与亚硝酸定量反应的化学性质，所以《中国药典》对其含量的测定方法是：取本品约 0.6g，精密称定，照永停滴定法（通则 0701），在 15~25℃，用亚硝酸钠滴定液（0.1mol/L）滴定。每 1mL 亚硝酸钠滴定液（0.1mol/L）相当于 27.28mg 的 $C_{13}H_{20}N_2O_2 \cdot HCl$。该反应的方程式如下：
>
> $$Ar-NH_2 + NaNO_2 + 2HCl \longrightarrow Ar-N_2^+Cl^- + NaCl + 2H_2O$$

② 芳香族仲胺与亚硝酸反应，生成不溶于水的黄色油状液体或固体亚硝基胺。例如：

$$\text{C}_6\text{H}_5\text{N}(\text{CH}_3)\text{-H} + \text{HO-NO} \longrightarrow \text{C}_6\text{H}_5\text{N}(\text{CH}_3)\text{-NO} + \text{H}_2\text{O}$$

N-亚硝基胺具有较强的致癌作用，与稀酸共热，可分解为原来的胺，可用来分离、提纯仲胺。

③ 芳香族叔胺与亚硝酸反应，在芳环上发生亲电取代导入亚硝基，生成对亚硝基胺。如：

$$\text{C}_6\text{H}_5\text{N}(\text{CH}_3)_2 \xrightarrow{\text{NaNO}_2+\text{HCl}} \text{ON-C}_6\text{H}_4\text{-N}(\text{CH}_3)_2$$

对亚硝基-N,N-二甲基苯胺
（绿色叶片状）

亚硝基芳香族叔胺通常带有颜色，在不同介质中，其结构不同，颜色也不同。如在碱性溶液中呈翠绿色，在酸性溶液中由于变成醌式盐而呈橘黄色。

$$(H_3C)_2N-\underset{\text{(翠绿色)}}{\bigcirc}-NO \underset{OH^-}{\overset{H^+}{\rightleftharpoons}} (H_3C)_2\overset{+}{H}N=\underset{\text{(橘黄色)}}{\bigcirc}=NOH$$

4. 氧化反应

脂肪胺容易被氧化，芳香胺更容易被氧化。例如，纯苯胺是无色的，暴露在空气中很快就变成黄色或红棕色。用氧化剂处理苯胺时，生成复杂的混合物。在一定的条件下，苯胺的氧化产物主要是对苯醌。

$$\underset{}{\bigcirc}-NH_2 \xrightarrow[10℃]{MnO_2+H_2SO_4} \text{对苯醌} \xrightarrow{[O]} \text{苯胺黑}$$

5. 芳环上的取代反应

（1）卤代反应 苯胺很容易发生卤代反应，与溴水反应迅速生成2,4,6-三溴苯胺白色沉淀。此反应能定量完成，可用于苯胺的定性鉴别或定量分析。

$$\underset{}{\bigcirc}-NH_2 + 3Br_2 \longrightarrow \text{2,4,6-三溴苯胺} + 3HBr$$

（2）磺化反应 苯胺的磺化是将苯胺溶于浓硫酸中，首先生成苯胺硫酸盐，此盐在高温（200℃）下加热脱水发生分子内重排，即生成对氨基苯磺酸。例如

$$\underset{}{\bigcirc}-NH_2 \xrightarrow{H_2SO_4} \underset{}{\bigcirc}-\overset{+}{N}H_2 HSO_4^- \xrightarrow[-H_2O]{\Delta} \underset{}{\bigcirc}-NHSO_3H \xrightarrow{180℃} \underset{SO_3H}{\underset{}{\bigcirc}}-NH_2$$

对氨基苯磺酸分子内同时存在碱性氨基和酸性磺酸基，可发生质子的转移形成盐，称为内盐，例如：

$$\underset{SO_3H}{\underset{}{\bigcirc}}-NH_2 \longrightarrow \underset{SO_3^-}{\underset{}{\bigcirc}}-\overset{+}{N}H_3$$

四、季铵盐和季铵碱

1. 概念

季铵化合物是氮原子上连有四个烃基的化合物，在结构上可以看作是铵根离子（NH_4^+）中的4个氢都被烃基所取代而生成的化合物。季铵化合物分为季铵盐和季铵碱，如：

$$\begin{bmatrix} & C_2H_5 & \\ H_3C-&N-&CH_3 \\ & CH_3 & \end{bmatrix}^+ Cl^-$$

季铵盐

$$\begin{bmatrix} & C_2H_5 & \\ H_3C-&N-&CH_3 \\ & CH_3 & \end{bmatrix}^+ OH^-$$

季铵碱

2. 命名

若四个烃基相同时，其命名与卤化铵和氢氧化铵的命名相似，称为卤化四某铵和氢氧化四某铵；若烃基不同时，烃基名称按次序规则由小到大进行排列。如：

$[(CH_3)_4N^+]Cl^-$　　　　　　氯化四甲铵

$[(CH_3)_3N^+CH_2CH_3]OH^-$　　　氢氧化三甲基乙基铵

$[HOCH_2CH_2N^+(CH_3)_3]OH^-$　　氢氧化三甲基-2-羟乙基铵（胆碱）

$[C_6H_5CH_2N^+(CH_3)_2C_{12}H_{25}]Br^-$　溴化二甲基十二烷基苄基溴化铵（新洁尔灭）

 知识拓展

新洁尔灭和胆碱

溴化二甲基十二烷基苄基溴化铵也称苯扎溴铵、新洁尔灭，为微黄色的黏稠液，吸湿性强，易溶于水和醇，水溶液呈碱性。新洁尔灭是具有长链烷基的季铵盐，为最常用的阳离子型表面活性剂之一，具有洁净、杀菌消毒和灭藻作用，临床上用于皮肤、器皿术前的消毒。

胆碱则是一种季铵碱，普遍存在于生物体中，脑组织和蛋黄中含量较多，是卵磷脂的组成部分。胆碱为白色晶体，吸湿性强，易溶于水和乙醇，而不溶于乙醚和三氯甲烷等。在生物体内，多以乙酰胆碱形式存在，分布在相邻神经细胞之间，是通过神经节传导神经刺激的重要物质。

3. 性质

（1）季铵盐　白色结晶固体，有盐的性质，能溶于水，不溶于非极性有机溶剂。季铵盐与无机卤化铵的性质相似，对热不稳定，加热易分解成原来的叔胺和卤代烷。如：

$$\begin{bmatrix} & CH_3 & \\ H_3C-&N-&CH_3 \\ & CH_3 & \end{bmatrix}^+ Cl^- \xrightarrow{\triangle} H_3C-N\begin{matrix}CH_3\\ \\CH_3\end{matrix} + CH_3Cl$$

具有一个长链烷基的季铵盐，是一类表面活性剂，具有去污作用，可用作洗涤剂、乳化剂、悬浮剂、起泡剂、分散剂等。

（2）季铵碱　在水中可完全电离，因此是强碱，其碱性与氢氧化钠相当。易溶于水、易吸收空气中的二氧化碳、易吸潮等。

$$\begin{bmatrix} & CH_3 & \\ H_3C-&N-&CH_3 \\ & CH_3 & \end{bmatrix}^+ OH^- \xrightarrow{\triangle} H_3C-N\begin{matrix}CH_3\\ \\CH_3\end{matrix} + CH_3OH$$

第二节 酰胺

一、酰胺的命名

酰胺是酰基与氨基或烃氨基相连形成的化合物，其命名与酰卤相似，也是根据所含的酰基的不同称为"某酰胺"。当氨基氮原子上的氢原子被烃基取代时，可用"N-"表示取代酰胺中烃基的位置。

$$H_3C-\underset{\underset{O}{\|}}{C}-NH_2 \qquad C_6H_5-\underset{\underset{O}{\|}}{C}-NH_2 \qquad C_2H_5-\underset{\underset{O}{\|}}{C}-N(CH_3)_2$$

乙酰胺　　　　　　苯甲酰胺　　　　　　N,N-二甲基丙酰胺

二、酰胺的物理性质

酰胺除甲酰胺是液体外，其他多为固体。酰胺（N,N-二取代酰胺除外）由于分子间形成氢键缔合，故其沸点比相应的羧酸要高，一般是结晶型固体。低级酰胺易溶于水，随着分子量增大，在水中溶解度降低。

三、酰胺的化学性质

1. 酸碱性

在酰胺分子中，由于氮原子上的孤对电子与羰基的 π 键形成 p-π 共轭，使氮原子上的电子云密度降低，因而减弱了它接收质子的能力；同时 N—H 键极性增强，与氮相连的氢原子变得极易质子化。因此，酰胺一般是中性或接近中性的化合物。而氮上连有两个酰基的酰亚胺类化合物，由于受到两个酰基的影响，则显弱酸性，可与强碱成盐。

$$R-\underset{\underset{O}{\|}}{C}-\ddot{N}H_2$$

邻苯二甲酰亚胺 + NaOH ⟶ 邻苯二甲酰亚胺钠盐 + H_2O

2. 与亚硝酸反应

酰胺与亚硝酸反应，氨基被—OH取代，生成羧酸，同时释放出氮气。

$$R-\underset{\underset{O}{\|}}{C}-NH_2 + HONO \longrightarrow R-\underset{\underset{O}{\|}}{C}-OH + N_2\uparrow + H_2O$$

第十三章　含氮化合物

知识框架

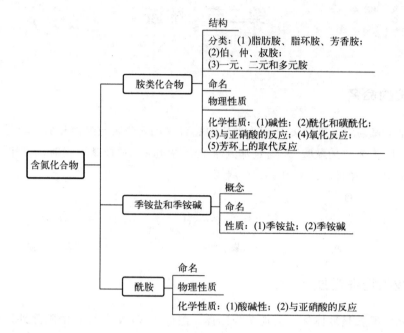

练习思考

一、判断题

1. （　　）由于硝基是强斥电子基导致 α-碳上连有氢的伯、仲脂肪胺硝基化合物显酸性。

2. （　　）根据—NH_2 所连接的碳原子类型不同可判定出伯胺、仲胺、叔胺。

3. （　　）胺都能与酰氯、酸酐等酰化试剂反应生成酰胺。

4. （　　）季铵碱是强碱，与氢氧化钠的碱性相近。

二、单项选择题

1. 下列胺中，碱性最强的是（　　）。

   A. 二乙胺　　　　　　　　　　B. 乙胺

   C. 二苯胺　　　　　　　　　　D. 苯胺

2. 下列物质中能与亚硝酸反应生成 N-亚硝基化合物的是（　　）。

   A. CH_3NH_2　　　　　　　　B. $C_6H_5NHCH_3$

   C. $(CH_3)_2CHNH_2$　　　　　D. $(CH_3)_3N$

3. 下列化合物中属于季铵碱的是（　　）。

   A. 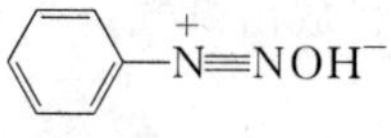 ⟨benzene⟩—N_2^+·NOH^-　　　　B. 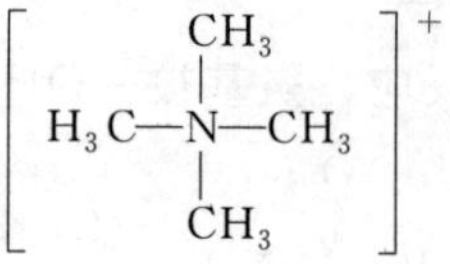 $[H_3C-N(CH_3)_2-CH_3]^+ \ OH^-$

   C. 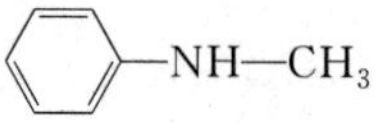 ⟨benzene⟩—$NH-CH_3$　　　　　D. $[(CH_3)_4N^+]Cl^-$

4. 对苯胺的叙述不正确的是（　　）。
A. 有毒
B. 可发生取代反应
C. 是合成磺胺类化合物的原料
D. 可与 NaOH 成盐

5. 能够与苯胺发生酰化反应的物质是（　　）。
A. 甲醇　　　　B. 甲醛　　　　C. 乙酐　　　　D. 甲胺

6. 下列化合物属于季铵盐的是（　　）。
A. $[(CH_3)_4N^+]Cl^-$
B. $[(CH_3)_3NH^+]Cl^-$
C. $[(CH_3)_2NH_2^+]Cl^-$
D. $[CH_3NH_3^+]Cl^-$

三、命名或写出下列化合物的结构式

1. $C_2H_5NHCH(CH_3)_2$

2. $H_3C-\!\!\bigcirc\!\!-N(C_2H_5)_2$

3. $[(CH_3)_3N^+CH_2CH_2OH]OH^-$

4. $H_3C-\!\!\bigcirc\!\!-CH_2NH_2$

5. 乙二胺

6. 二乙胺

7. 2-萘胺

四、写出下列各反应的主要产物

1. $CH_3NH_2 + HCl \xrightarrow{HCN}$

2. $CH_3CH_2NH_2 \xrightarrow{NaNO_2+HCl}$

3. $\bigcirc\!\!-SO_2Cl + (CH_3)_2NH \longrightarrow$

4. $\bigcirc\!\!-NH_2 + Br_2 \longrightarrow$

五、简答题

指出下列各组物质的碱性强弱顺序并解释原因。

1. 苯胺、二苯胺、三苯胺、N-甲基苯胺、N,N-二甲基苯胺

pK_b　9.40　　13.21　　中性　　9.15　　8.94

2. $\bigcirc\!\!-CH_2NH_2$　　　　$\bigcirc\!\!-NH_2$

pK_b　　4.07　　　　　　　　9.40

实训八　乙酰苯胺合成

一、实训目的

1. 掌握乙酰苯胺合成反应的原理及操作。
2. 熟悉重结晶的原理及操作步骤。

第十三章　含氮化合物

二、实训原理

乙酰苯胺一般可由苯胺和冰乙酸、乙酰氯或乙酸酐等酰化试剂作用制得。其中苯胺与乙酰氯的反应比较激烈,乙酸酐次之,冰乙酸最慢。但用冰乙酸作乙酰化试剂价格便宜,操作方便。

$$\text{C}_6\text{H}_5\text{-NH}_2 + \text{CH}_3\text{COOH} \rightleftharpoons \text{C}_6\text{H}_5\text{-NHCOCH}_3 + \text{H}_2\text{O}$$

该反应为可逆反应,本实验可采用冰乙酸过量,利用分馏出去产物水等两项措施来提高平均转化率。

三、仪器和试剂

1. 仪器

250mL 圆底烧瓶、韦氏(刺形)分馏器、电热套、升降台、温度计(150℃)、大试管、酒精灯、石棉网、锥形瓶、250mL 烧杯、量筒、表面皿、滤纸、抽滤瓶、布氏漏斗、真空循环水泵。

2. 试剂

苯胺、冰乙酸、锌粉、活性炭、冰块。

四、操作步骤

1. 乙酰苯胺粗品的合成

在 250mL 的圆底烧瓶中加入新蒸馏的反应物苯胺 10mL(10.2g)和冰乙酸(15.7mL),并加入 0.1g 锌粉,以防止苯胺在加热时被氧化,按图 13-2 进行仪器安装。

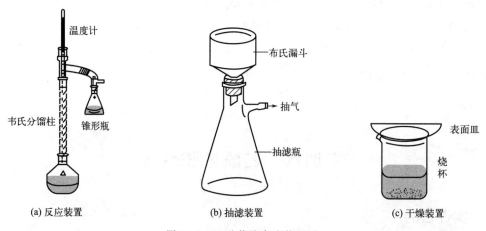

(a) 反应装置　　　(b) 抽滤装置　　　(c) 干燥装置

图 13-2　乙酰苯胺合成装置图

待装置安装好后,小火慢慢加热圆底烧瓶至反应物保持微沸约 15min,然后逐渐升高温度,当温度计读数升高 100℃左右,韦氏分馏柱的支管有液体流出时,小心控制加热,保持温度 100~110℃,继续反应 40~60min。当反应生成的水及部分乙酸被蒸出,温度计读数迅速下降时（在烧瓶的液面上方可观察到白色雾状蒸气），表示反应已经完成。停止加热，依次拆卸下接收管、温度计、分馏柱等。

趁热将圆底烧瓶中的产物倒入盛有 200mL 冷水的烧杯中，继续搅拌冷却，粗制乙酰苯胺以细粒状逐渐析出。待完全冷却后抽滤，用少量冷水（5~10mL）洗涤布氏漏斗中的固体，以除去表面上残留的酸液，即得乙酰苯胺粗品。

2. 乙酰苯胺的精制

采用重结晶的方法使乙酰苯胺粗品进行分离、提纯。

操作方法如下：将得到的乙酰苯胺粗品小心倒入 250mL 煮沸的水中，继续加热搅拌，待油状物完全溶解时，停止加热，稍冷后加活性炭约 5g，再搅拌加热至沸 1~2min，将沸腾的溶液小心倒入已预热好的布氏漏斗和抽滤瓶中快速抽滤。抽滤前，滤纸大小要剪好，并用少量水润湿滤纸，使其紧贴布氏漏斗底部，以防穿滤。静置、冷却滤液至室温，则乙酰苯胺呈无色片状结晶析出，析出完全后，需再次抽滤，并用少量冷水洗涤洁净 2~3 次，抽干后再干燥，得精制乙酰苯胺，称重，计算产率。

五、注意事项

1. 苯胺极易氧化，在空气中放置会变成红色，使用时必须重新蒸馏除去其中杂质。苯胺有毒，应避免皮肤接触或吸入蒸气。量取苯胺应在通风橱内进行并及时盖紧试剂瓶。实训中锌粉加得适量，反应混合物呈淡黄色或接近无色；加得过多，会出现不溶于水的氢氧化钠，很难从乙酰苯胺中分离出来。

2. 若冰乙酸在室温较低时凝结成冰状固体，可将试剂瓶置于热水浴中加热熔化后量取。

3. 为保持分馏柱温度在 100~110℃，可在分馏柱表面裹以石棉绳以保证分馏柱内的温度梯度。反应开始应避免强烈加热。

4. 合成反应完成时，一般收集到的水和乙酸的总体积约 8mL。

5. 活性炭在本实训中起脱色作用，注意不可趁热加入，以免暴沸，活性炭用量为粗品的 1%~5%。不宜过多，煮沸时间也不宜过长，以免部分产品被吸附。

6. 重结晶时，热过滤是关键的一步。抽滤过程要快，避免产品在布氏漏斗中结晶。而滤液要慢慢冷却，以使得到的结晶晶型好、纯度高。

7. 可将布氏漏斗用铁夹夹住，倒悬在热水浴中，利用水蒸气进行充分预热。抽滤瓶应放在水浴中预热，切不可放在石棉网上加热。也可将这两种仪器放入烘箱后使用。

8. 洗涤时，应先拆下抽滤瓶上的橡胶管，加少量水在滤饼上，用量以使晶体刚好湿润为宜，再接上橡胶管将水抽干。

9. 停止抽滤前，应先将抽滤瓶上的橡胶管拔去，以防水泵倒吸。

10. 乙酰苯胺冷却结晶时，应及时更换冷却水并保证有足够的冷却时间，使析晶完全，必要时可用冰水冷却。

六、思考题

1. 常用的乙酰化试剂有哪些？本实训为什么选用冰乙酸和分馏装置？
2. 反应时为什么要将分馏柱上端温度控制在100~110℃？若温度过高有什么后果？
3. 反应完毕为何必须趁热将溶液倒入冷水中？
4. 本实训所使用的玻璃仪器为何是干燥的？
5. 除了用水对乙酰苯胺进行重结晶之外，还可以选用其他哪些溶剂？

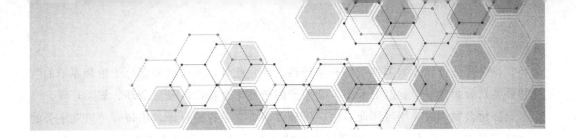

第十四章 杂环化合物及生物碱

任务目标

❖ 知识目标

1. 掌握：杂环化合物的定义、分类。
2. 熟悉：五元、六元杂环化合物的结构特点；生物碱的一般性质。
3. 了解：一些常见的杂环化合物和生物碱。

❖ 能力目标

能够认识一些不同种类的杂环化合物。

❖ 素质目标

提高对麻精药品使用的警惕意识，珍爱生命。

第一节 杂环化合物

一、杂环化合物的分类及命名

杂环化合物主要指芳杂环化合物，是一类具有芳香性质的环状有机化合物，其环状骨架结构由碳原子和杂原子构成，常见的杂原子有氮、氧、硫等。杂环化合物的芳香性结构使得其具有一定程度的稳定性，不容易开环，和前面章节讲到的环醚、内酰胺、内酯等性质差别较大，因此不在一起讨论。

杂环化合物数量庞大且种类繁多，因此对其分类是学习和研究这类化合物的前提。根据化合物中所含环的数目主要将杂环化合物分成单杂环和稠杂环，单杂环可以根据成环原子数分为三元、四元、五元、六元、七元环等，其中常见的是五元单杂环和六元单杂环；稠杂环又可以分为苯稠杂环和杂环稠杂环。此外，还可以根据分子中杂原子的数量和种类，分为含一个、两个或多个杂原子的杂环化合物，以及氮杂环、氧杂环等。

杂环化合物一般采用习惯命名法，母环多为英文名称的音译，用带有"口"字旁的同音汉字来表示，例如"furan"音译为呋喃，"pyridine"音译为吡啶，"purine"音译为嘌呤。当杂环上连有取代基时，杂环中原子的位次编号一般从杂原子开始，用阿拉伯数字（1、2、3 等）或希腊字母（α、β、γ）对原子进行编号，使取代基的位次尽可能小。如果杂环中有几个不同的杂原子，则依照 O、S、N 的顺序来编号，编号时要使杂原子的位次数之和最小。稠杂环一般有其固定的编号顺序。

常见杂环化合物母环的类别和名称如表 14-1。

表 14-1 常见杂环化合物母环的类别和名称

类别	结构与名称			
五元杂环	呋喃 furan	噻吩 thiophene	吡咯 pyrrole	
	咪唑 imidazole	噻唑 thiazole	噁唑 oxazole	
六元杂环	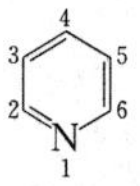 吡啶 pyridine 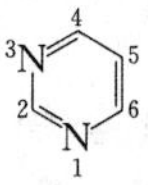	嘧啶 pyrimidine 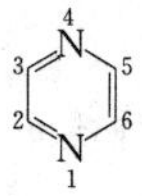	吡嗪 pyrazine 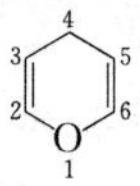	吡喃 pyran
稠杂环	吲哚 indole	喹啉 quinoline	异喹啉 iso-quinoline	
	嘌呤 purine	蝶啶 pteridine		

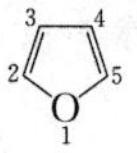

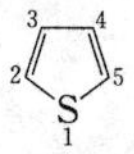

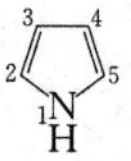

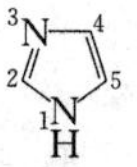

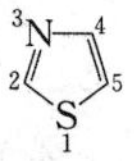

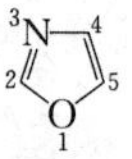

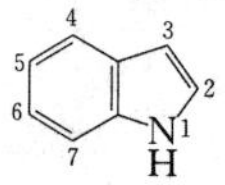

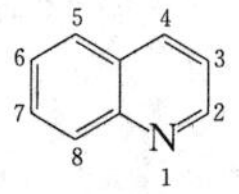

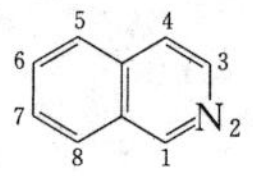

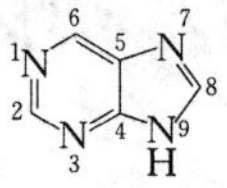

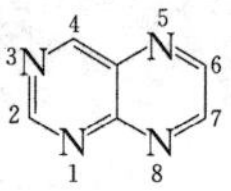

二、五元杂环化合物

五元单杂环以呋喃、噻吩、吡咯最为常见。

1. 五元杂环化合物的结构

从呋喃、噻吩、吡咯的结构式推测，它们应该具有双烯反应性能，但是实验中它们的性质却与苯类似，具有芳香性，易发生取代反应。物理分析方法表明，这三种杂环化合物都是平面五元环结构，即这些化合物分子的各个原子都在同一平面上，环上的每个原子都是 sp² 杂化。每个碳原子剩下一个未杂化的 p 轨道，其中填充一个 p 电子，而杂原子剩余的 p 轨道上填充一对未共用的 p 电子。这些 p 轨道互相平行，又都垂直于环平面，形成了一个包括五个原子和六个电子的环形共轭结构，体系中的电子数符合休克尔 $4n+2$ 规则，因此具有了芳香性。由于体系中是六个 π 电子分布在五个原子组成的分子轨道中，故整个环的 π 电子云密度比苯环大，属于富电子芳环，比苯环更容易进行亲电取代反应。呋喃、噻吩、吡咯具有相似的结构，它们的原子轨道示意图如图 14-1 所示。

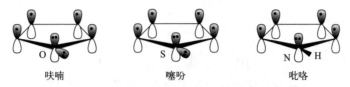

图 14-1　呋喃、噻吩、吡咯原子轨道示意图

2. 五元杂环化合物的性质

呋喃为无色液体，沸点 31.4℃，微溶于水，易溶于有机溶剂，具有类似氯仿的气味。呋喃存在于松木焦油中，蒸气遇盐酸浸湿的松木呈现绿色，称松木反应，可用来鉴定呋喃的存在。呋喃极度易燃，有麻醉和弱的刺激作用，吸入后可引起头晕、恶心、呼吸衰竭。

噻吩与苯共存于煤焦油中，是一种无色有特殊臭味的液体，沸点为 84℃，与苯相近，不易用蒸馏的方式分开。噻吩与吲哚醌在硫酸作用下显蓝色，可利用此反应检验苯中的噻吩。噻吩的衍生物中有许多重要的药物，例如一些半合成的头孢菌素等。

吡咯也是一种无色液体，沸点 130~131℃，微溶于水，易溶于乙醇、乙醚等有机溶剂。吡咯及其同系物主要存在于骨焦油中，略有苯胺的味道，暴露在空气中很快变黑，其蒸气遇盐酸浸湿的松木呈红色。

五元单杂环因为具有芳香性，与苯环类似，能够发生亲电取代、氢化反应等。

（1）亲电取代反应　与苯环相比，五元单杂环属于富电子体系，更加活泼，亲电反应的发生活性顺序为吡咯＞呋喃＞噻吩＞＞苯。五元单杂环的亲电取代一般发生在 α-位。

① 卤代反应。呋喃、噻吩、吡咯的性质活泼，进行卤代反应时不需要催化剂，且应在低温、低试剂浓度下反应。例如呋喃在 0℃下，1,4-二氧六环与溴的配合物为溴化试剂，将溴原子引入 α-位。吡咯的卤代反应与苯酚类似，生成四取代物。

② 硝化反应。硝酸是一种强氧化剂，为避免反应时将杂环氧化，一般先让硝酸与乙酸酐反应生成混酸酐，用混酸酐在低温下进行硝化，再用吡啶处理得到产物。

$$\text{furan} + CH_3COONO_2 \xrightarrow[-5℃]{乙酸酐} \text{2-nitrofuran}$$

$$\text{thiophene} + CH_3COONO_2 \xrightarrow[0℃]{乙酸酐} \text{2-nitrothiophene}$$

$$\text{pyrrole} + CH_3COONO_2 \xrightarrow[0℃]{乙酸酐} \text{2-nitropyrrole}$$

③ 磺化反应。呋喃和吡咯的磺化一般采用吡啶—SO_3配合物作为磺化试剂。

$$\text{furan} \xrightarrow[室温]{吡啶—SO_3} \text{furan-2-}SO_3H$$

$$\text{pyrrole} \xrightarrow[100℃]{吡啶—SO_3} \text{pyrrole-2-}SO_3H$$

噻吩对酸的敏感性较低，能够在室温下与浓硫酸发生磺化反应。如：

$$\text{thiophene} \xrightarrow[室温]{浓硫酸} \text{thiophene-2-}SO_3H$$

（2）**氢化反应**　呋喃、噻吩、吡咯均可以进行催化加氢反应，得到饱和的脂杂环化合物。产物中四氢呋喃（THF）是一种常用的有机溶剂。

$$\text{furan} \xrightarrow[高温]{H_2/Ni} \text{THF}$$

$$\text{thiophene} \xrightarrow[高温]{H_2/Pd} \text{tetrahydrothiophene}$$

$$\text{pyrrole} \xrightarrow[高温高压]{H_2/Pd} \text{pyrrolidine}$$

（3）**吡咯的弱酸碱性**　吡咯分子中虽然有仲胺结构，但是碱性很弱（$pK_b=13.6$），是因为氮原子上的孤对电子参与了共轭，接受质子的能力大大减弱，只能缓慢溶解于冷的稀酸中。同时由于氮原子上的电子云密度相对降低，所连接的氢原子能够以H^+的形式游离出去，吡咯又具有了微弱的酸性（$pK_a=15$）。

三、六元杂环化合物

吡啶是极为常见的、非常重要的六元杂环化合物。

1. 六元杂环化合物的结构

吡啶具有与苯环类似的结构，可以看作苯环上的一个碳原子被氮原子所替代。同苯环一样，吡啶的每个原子也都是sp^2杂化，环上每个原子都剩下一个未参与杂化的p轨道与环平面垂直，形成了六个原子和六个电子组成的环形共轭结构，π电子总数依旧符合休克尔规则，同样具有芳香性。吡啶中氮原子上的未共用电子对占据一个sp^2轨道，与环平面平行。吡啶的原子轨道示意图如图14-2。

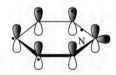

图 14-2　吡啶的原子轨道示意

2. 六元杂环化合物的性质

吡啶又称氮苯，是无色或微黄色的液体，有恶臭，沸点115.5℃，能够与水、乙醇、乙醚等溶剂任意比例混溶。吡啶及其同系物存在于骨焦油、煤焦油、石油中，工业上可用作合成一系列药品、消毒剂、染料等的原料。

（1）**碱性** 吡啶氮原子上与环共平面的孤对电子可以接受质子，使其具有了碱性。吡啶的碱性比氨和三甲胺弱，但比苯胺强（氨 $pK_b=4.75$，三甲胺 $pK_b=4.27$，吡啶 $pK_b=8.75$，苯胺 $pK_b=9.4$），它能够与强酸生成稳定的盐。如：

$$\text{吡啶} + HCl \longrightarrow \text{吡啶}H^+ Cl^-$$

吡啶的碱性使其在很多有机反应中充当催化剂或脱酸剂，因为吡啶在水中和有机溶剂中均有良好的溶解性，它的催化作用常常是很多无机碱无法企及的。

（2）**取代反应** 吡啶环上含有强电负性的 N 原子，使得电子云强烈地向 N 原子上转移，整个六元环属于缺电子体系，因此发生亲电取代反应的活性较低，发生的条件也较为苛刻。环上五个 C 原子中电荷密度以 2-、4-、6-位降低更多，因此亲电取代通常发生在 3-(β-) 位，而亲核取代则发生在 2-、4-位。

吡啶的亲电取代反应如下。

$$\text{吡啶} \xrightarrow{Br_2, \text{沸石}}_{\text{高温}} \text{3-溴吡啶}$$

$$\text{吡啶} \xrightarrow{HNO_3, H_2SO_4}_{\text{高温}} \text{3-硝基吡啶}$$

$$\text{吡啶} \xrightarrow{SO_3, H_2SO_4}_{HgSO_4, \text{高温}} \text{3-吡啶磺酸}$$

（3）**氧化还原反应** 与苯环相似，吡啶环不易被氧化。如果吡啶环上带有烃基侧链，则被氧化时侧链变为羧基，吡啶环保持不变。

$$\text{3-甲基吡啶} \xrightarrow{KMnO_4} \text{烟酸}$$

吡啶能够经过催化氢化还原为脂肪族杂环化合物六氢吡啶，又称为哌啶。

$$\text{吡啶} \xrightarrow{H_2/Pd}_{CH_3COOH} \text{哌啶}$$

哌啶具有一般脂肪族仲胺的性质，可用作碱性催化剂。许多生物碱中含有哌啶环，例如烟碱、古柯碱、马钱子碱等。

3. 一些具有生理活性的六元杂环化合物

吡啶衍生物：维生素 B_6、烟酸。

维生素 B_6　　　　　烟酸

嘧啶衍生物：胞嘧啶、尿嘧啶、胸腺嘧啶、磺胺嘧啶、5-氟尿嘧啶。

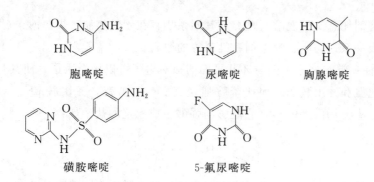

胞嘧啶　　　　尿嘧啶　　　　胸腺嘧啶

磺胺嘧啶　　　　5-氟尿嘧啶

四、稠杂环化合物

苯稠杂环主要有喹啉、吲哚及其衍生物等，杂环稠杂环主要有嘌呤、喋啶及其衍生物等。

1. 喹啉

喹啉是一个苯环和一个吡啶环在不同位置稠和的产物，和异喹啉互为异构体。喹啉主要存在于煤焦油中，为无色油状液体，有气味与吡啶相似，沸点237℃，难溶于水，易溶于有机溶剂。

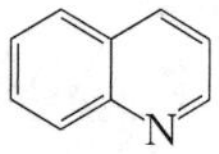

喹啉 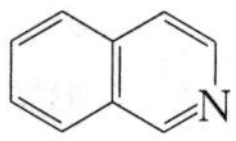　　　　异喹啉

喹啉显碱性，化学性质与吡啶相似，也能发生亲电取代反应。许多重要的药物如奎宁、喜树碱、小檗碱中都含有喹啉或异喹啉的环系结构。

2. 吲哚

吲哚是吡咯与苯并联的化合物，又称苯并吡咯。吲哚及其衍生物广泛存在于自然界，主要存在于天然花油中，纯净的吲哚为无色片状晶体，不溶于冷水，能溶于热水、乙醇、乙醚中，化学性质与吡咯相似。许多吲哚衍生物有生理活性，如吲哚乙酸、5-羟色胺、褪黑素等。

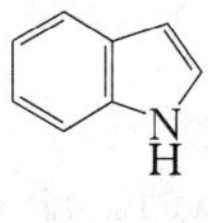

1H-吲哚 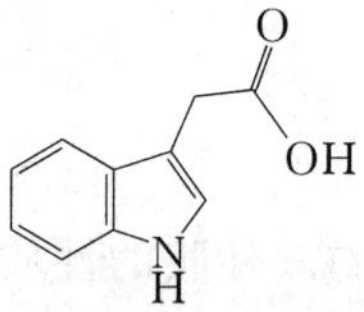　　　　吲哚-3-乙酸

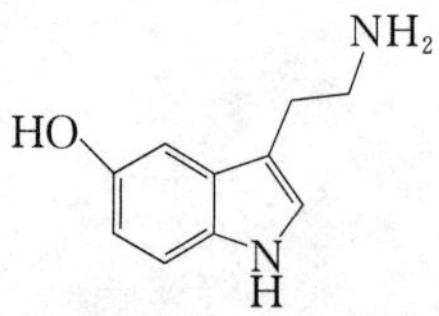

5-羟色胺 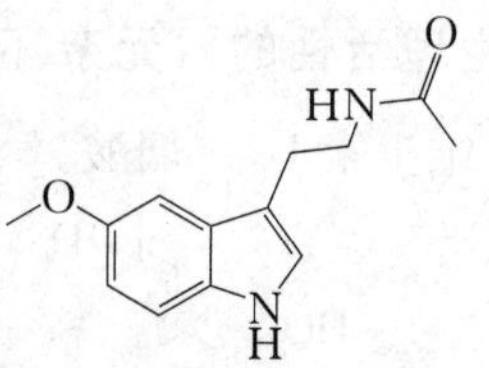　　　　褪黑素

3. 嘌呤

嘌呤由咪唑环与嘧啶环稠和而成，是一种无色结晶，熔点为217℃。嘌呤可以由尿

酸制得，其衍生物在生物体中广泛存在，如构成核酸的鸟嘌呤、腺嘌呤，咖啡因、茶碱等。

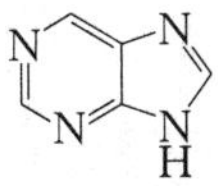

| 9H-嘌呤 | 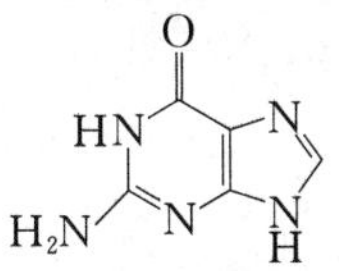 鸟嘌呤 | 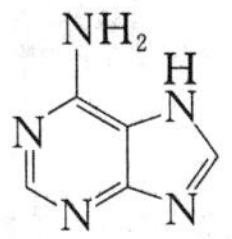 腺嘌呤 | 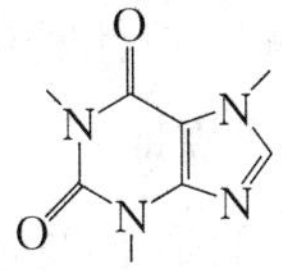 咖啡因 | 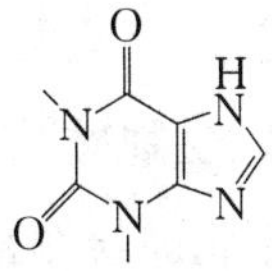 茶碱 |

> **知识拓展**
>
> **嘌呤衍生物的用途**
>
> 嘌呤衍生物：细胞分裂素能够促进植物细胞分裂，扩大和诱导细胞分化，促进种子发芽。实践中常用细胞分裂素来促进植物发芽、生长和防衰、保绿，延长蔬菜的储藏时间和防止果树生理性落果等。

第二节　生物碱

一、生物碱概述

生物碱（alkaloid）是一类含氮化合物，定义为存在于生物体（植物、动物、菌体）内、有明显生理活性的一类碱性有机化合物。绝大多数生物碱含有氮杂环结构，但有的生物碱的氮原子不在环内，例如麻黄碱；也有的生物碱几乎没有碱性，例如秋水仙碱等。而有些来源于天然的含氮有机化合物，如某些维生素、氨基酸、肽类，习惯上又不称为生物碱。由于生物碱主要存在于植物中，也常常将其称为植物碱。

生物碱种类多样，至今已经发现上万种，分离出的生物碱也多达数千种。同种植物中所含的生物碱结构往往相似。在植物体内，大多数生物碱与乙二酸、柠檬酸、硝酸等以成盐的形式存在；也有的以与糖形成苷的形式存在，如喜树碱苷等；还有的生物碱以成酯、成酰胺或游离的形式存在，如藜芦生物碱酯等。许多中草药如当归、麻黄、甘草等的有效成分都是生物碱，我国对中草药中生物碱的研究已有显著成果。

1. 生物碱的一般性质

多数生物碱是无色或白色的苦味晶体，仅少数具有高度共轭体系的生物碱显色，如黄色的利血平（蛇根碱）、红色的小檗红碱。固体生物碱多有固定的熔点，少数有升华性。具有手性碳原子的生物碱有旋光性，易受 pH、溶剂等因素影响。生物碱的碱性强弱与氮原子杂化度、诱导共轭效应、空间效应、分子内氢键等多方面因素有关。

生物碱的溶解性与分子中氮原子的存在形式和有无极性基团密切相关，一般有以下规律：

① 游离生物碱多数能溶于乙醚、丙酮、醇类有机溶剂，难溶于水；
② 生物碱盐类多数能溶于水，而不溶于有机溶剂；
③ 季铵盐类生物碱、液体类生物碱、苷类生物碱的水溶性较大。

2. 生物碱的检测及提取

生物碱检测最常用的是生物碱的沉淀反应和显色反应。

大多数生物碱都能与一种或数种沉淀试剂反应生成沉淀，常用的沉淀剂大多为重金属盐类、一些分子量较大的复盐及某些酸试剂。利用这些沉淀反应，一方面可以测试某些中草药中是否有生物碱的存在，沉淀的颜色、形态等有助于生物碱种类的鉴定；另一方面可用于检查生物碱的提取是否完全；还可以用来对提取的生物碱进行精制。

生物碱能够与很多显色试剂产生不同的颜色，用来检测生物碱的存在或鉴别生物碱。常用的有浓硫酸、钒酸铵-硫酸试剂、钼酸钠-硫酸试剂等。

生物碱的提取方法有溶剂法、沉淀法、离子交换树脂法、超临界流体提取法。

二、与医药学相关的生物碱

常见的生物碱

1. 烟碱

烟碱又称尼古丁，化学式为 $C_{10}H_{14}N_2$，存在于茄科植物中，是烟草的重要成分。烟碱对胆碱 N1 和 N2 受体及中枢神经系统均有激动作用，有加快心率、降低食欲的作用。长期使用烟碱会使人产生严重的依赖性，危害人的身心健康。

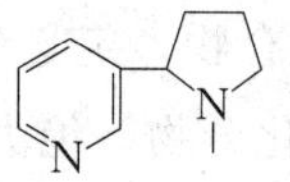

烟碱

2. 颠茄碱

颠茄碱是从颠茄、曼陀罗或莨菪等茄科植物中提取的消旋的莨菪碱，化学式是 $C_{17}H_{23}NO_3$，为无色结晶或白色粉末，易溶于水和乙醇，医学上又称之为阿托品。颠茄碱是一种抗胆碱药，为 M-受体阻断剂，其硫酸盐有镇痛、解除平滑肌痉挛的作用，也可以使瞳孔放大，常在眼科中用作散瞳剂。

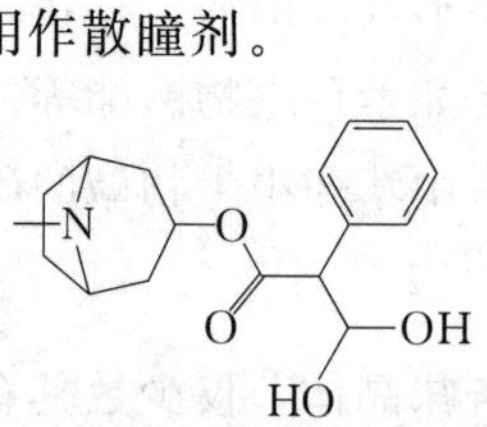

颠茄碱

3. 小檗碱

小檗碱即黄连素，是从中草药黄连中提取的一种季铵类生物碱，植物中常以盐酸盐的形式存在，称盐酸小檗碱。小檗碱是黄连发挥抗菌作用的主要成分，抗菌谱广，也是黄连苦味的来源，晶体为黄色针状，能溶于热水和乙醇。

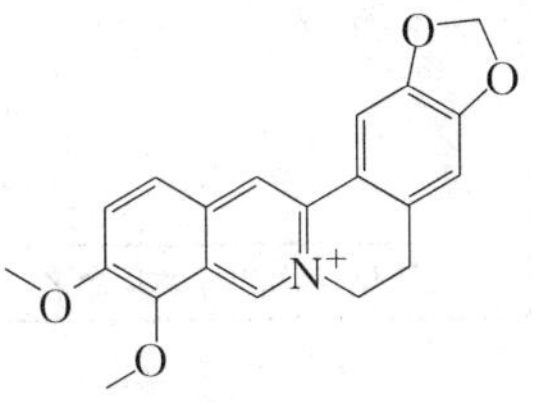

小檗碱

4. 古柯碱

古柯是原产于南美洲的一种山地常绿灌木，古柯叶中含有多种生物碱，统称为古柯碱。不同的古柯碱有着相同的主体结构。古柯碱中最出名的要数可卡因，晶体为白色，无臭，味苦而麻，具有良好的局部麻醉效果，医疗中主要用于表面麻醉。由于可卡因的中枢神经系统兴奋作用导致其被滥用，近年来其成为了世界性的主要毒品之一，成瘾性强，对免疫系统、心血管系统都有较强的损伤，被各国政府严厉打击。

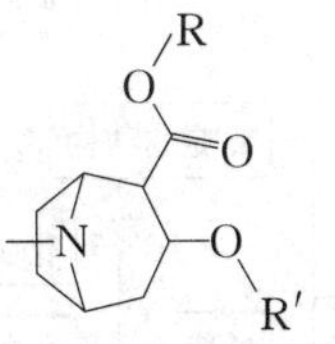

古柯碱 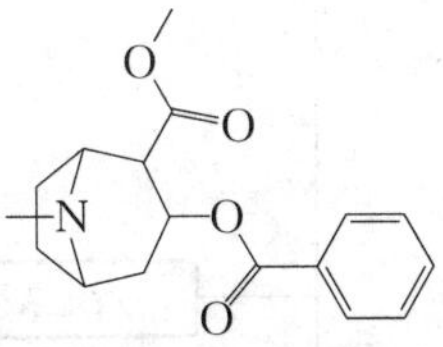　　　　　可卡因

5. 麻黄碱

麻黄碱又称麻黄素，是麻黄中的主要有效成分。麻黄碱是一种拟肾上腺素药物，能够兴奋交感神经，松弛平滑肌、收缩血管，有显著的中枢兴奋作用，临床主要用于治疗支气管哮喘。麻黄碱分子中具有两个手性碳，有两对对映异构体，分别是麻黄碱和伪麻黄碱。伪麻黄碱可以用于缓解感冒症状和过敏性鼻炎引起的鼻塞等。

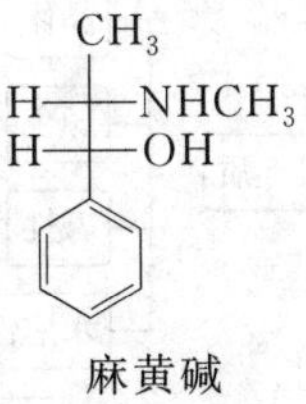

麻黄碱 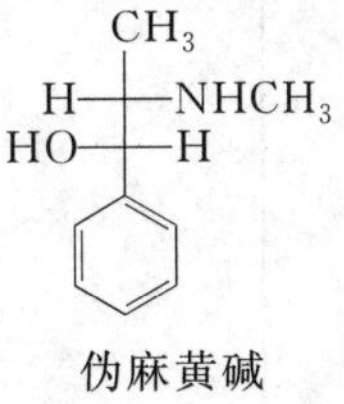　　　　　伪麻黄碱

> **知识拓展**
>
> **受到严格管控的麻黄碱**
>
> 麻黄中含有的麻黄碱是冰毒合成的重要中间产物。麻黄在药品中应用广泛，可以用于：①预防支气管哮喘发作和缓解轻度哮喘发作，例如复方可待因口服溶液；②术中升压，适用于蛛网膜下腔麻醉或硬膜外麻醉引起的低血压，例如盐酸麻黄碱注射液；③治疗鼻黏膜充血、肿胀引起的鼻塞，例如氨麻美敏片。因此化学药品中含麻黄碱或伪麻黄碱的制剂甚多。由于非法买卖、套购含麻黄碱类复方制剂制造毒品的案件时有发生，现含有盐酸麻黄碱成分的药品制剂，已经多被取代。

知识框架

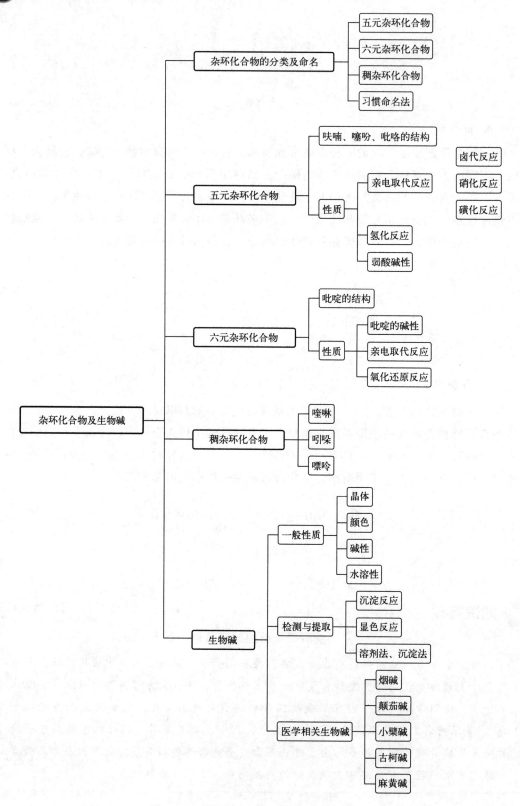

练习思考

一、判断题

1.（ ）吡啶没有芳香性。

2.（ ）生物碱都是从植物中提取的，都具有碱性。

3.（ ）喹啉和嘌呤都属于苯稠杂环类。

4.（ ）吡啶发生亲电反应的活性高于苯环。

5.（ ）稠杂环命名时一般有固定的编号顺序。

二、单项选择题

1. 下列物质中既显弱碱性又显弱酸性的是（ ）。

   A. 噻吩   B. 呋喃   C. 吡啶   D. 吡咯

2. 下列物质中不属于五元杂环的是（ ）。

   A. 嘧啶   B. 呋喃   C. 噻吩   D. 咪唑

3. 下列物质中属于苯稠杂环的是（ ）。

   A. 吡嗪   B. 嘌呤   C. 吲哚   D. 嘧啶

4. 关于吡啶，下列说法中错误的是（ ）。

   A. 吡啶是无色而有特殊臭味的液体

   B. 吡啶溶于水

   C. 吡啶显酸碱两性

   D. 吡啶能发生催化加氢反应

5. 关于生物碱，下列说法中错误的是（ ）。

   A. 生物碱主要存在于植物中

   B. 生物碱种类繁多，很多可以药用

   C. 很多生物碱是含氮杂环类

   D. 生物碱都显碱性

6. 吡啶与浓硫酸发生磺化反应，该反应属于（ ）。

   A. 亲电取代反应   B. 亲核取代反应

   C. 亲电加成反应   D. 亲核加成反应

7. 下列化合物芳香性最小的是（ ）。

   A. 吡咯   B. 苯   C. 噻吩   D. 呋喃

8. 下列化合物卤代反应最快的是（ ）。

   A. 吡啶   B. 苯

   C. 氯苯   D. 吡咯

9. 呋喃蒸气遇到（ ）浸泡过的松木片显绿色。

   A. 醋酸   B. 浓盐酸

C. 浓硫酸 D. 浓硝酸

10. 化合物 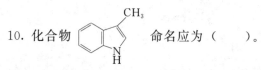 命名应为（　　）。

A. 3-甲基喹啉 B. 3-甲基吲哚

C. 6-甲基吲哚 D. 3-甲基嘌呤

三、多项选择题

1. 下列化合物中属于生物碱的是（　　）。

A. 麻黄碱 B. 吗啡

C. 烟碱 D. 咖啡因

E. 吡啶

2. 关于吡啶和吡咯，下列叙述正确的是（　　）。

A. 吡啶环比起吡咯环更稳定

B. 吡啶的碱性比吡咯强

C. 吡啶发生亲电取代反应的活性强于吡咯

D. 吡啶和吡咯分子中的氮原子都是 sp^2 杂化

E. 吡啶环上的碳原子电子云密度比吡咯环低

四、简答题

1. 按碱性强弱顺序排列下列化合物。

氨、苯胺、吡啶、吡咯、甲胺

2. 什么叫作生物碱？它们的来源是什么？有什么用途？

实训九　从茶叶中提取咖啡因

一、实训目的

1. 掌握索氏提取器的使用方法。

2. 熟悉从茶叶中提取咖啡因的实训原理和方法，了解咖啡因的结构和性质。

3. 进一步熟练掌握蒸馏、升华等基本操作。

二、实训原理及装置

1. 原理

咖啡因属于杂环化合物，是一种嘌呤衍生物，早期工业生产中就是从茶叶中提取，后变为采用合成法生产。咖啡因具有兴奋神经的作用，易溶于氯仿、水和乙醇等溶剂。含有结晶水的咖啡因呈无色针状晶体，100℃时结晶水逐渐失去，开始升华，温度达120℃以上时升华显著。

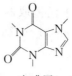

咖啡因

茶叶中含有1%～5%的咖啡因，此外还含有约10%的单宁酸（鞣酸）、0.6%的色素以及一些纤维素、蛋白质等。使用乙醇为溶剂，在索氏提取器中连续提取茶叶中的可溶物质，之后蒸去溶剂，即得到粗品咖啡因。之后再用升华法对粗品进行精制提纯。

2. 实训装置图

实训装置图见图14-3。

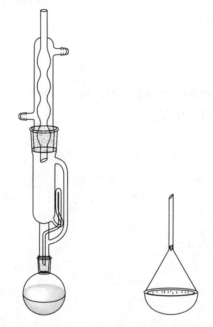

图14-3 从茶叶中提取咖啡因实训装置图

三、仪器和试剂

1. 仪器

索氏提取器（套）、圆底烧瓶、直形冷凝管、蒸馏头、温度计、尾接管、蒸发皿、漏斗、玻璃棒、电加热套、滤纸等。

2. 试剂

茶叶、95%乙醇、生石灰。

四、操作步骤

将滤纸依照索氏提取器的大小卷成开口的直筒，称取10g茶叶包入滤纸筒中，一起放入索氏提取器中，滤纸顶端不得超过虹吸管高度。于圆底烧瓶中加入100mL 95%乙醇，放入沸石两粒，圆底烧瓶上安装索氏提取器。加热至乙醇沸腾，保持沸腾一段时间，至提取器中的液体虹吸5～6次，此时虹吸的液体颜色变得较淡。最后一次虹吸完即刻停止加热。

待提取液稍微冷却后倒入蒸馏烧瓶中，搭好蒸馏装置，打开冷凝水，用蒸馏的方式除去大部分乙醇。待烧瓶中浓缩液略少于10mL时停止蒸馏。将浓缩液倒入蒸发皿中，然后加入3～4g生石灰，均匀搅拌后置于石棉网上，小火焙烧片刻，除尽水分得到灰褐色粉末。

在滤纸上刺出很多小洞后罩于蒸发皿上（孔刺朝上），取一只口径合适的玻璃漏斗倒扣于滤纸上组成升华装置，小火加热，控制温度在220℃左右。当滤纸上出现大量白色针状晶体时停止加热，小心将晶体刮下。蒸发皿中的残渣搅拌后再升华一次，合并两次升华得到的咖啡因，称重并计算产量。

五、思考题

1. 实训中用不同的茶叶会影响咖啡因的产量吗，为什么？
2. 实训中生石灰的作用是什么？

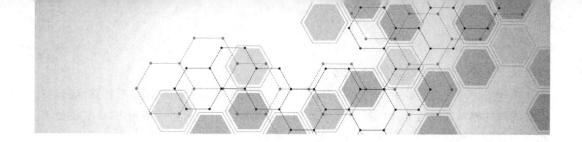

第十五章
糖类化合物

❖ 知识目标

1. 掌握：糖类化合物的分类、单糖的结构。
2. 熟悉：单糖的氧化、显色反应，重要的单糖、双糖、多糖。
3. 了解：二糖、多糖的结构及性质。

❖ 能力目标

能够区分生活中不同的糖。

❖ 素质目标

能够认识糖类化合物与健康之间的关系，形成正确的饮食观念和生活方式。

第一节 单糖

单糖是多羟基醛或多羟基酮，简称醛糖或酮糖，碳原子数量通常为3～7个。根据分子中含碳原子的数量将单糖称为丙糖、丁糖、戊糖、己糖等，天然存在的单糖中最常见的是己醛糖和戊醛糖。葡萄糖是自然界中分布最广的单糖，糖化学的研究主要是围绕葡萄糖而进行，本章也将主要以葡萄糖为例介绍单糖的结构和性质。

一、单糖的结构

1. 单糖的构型

糖化学中常用费歇尔投影式来表示链状单糖的结构。费歇尔投影式的规则为：①将碳链竖直放置，把羰基碳（醛糖）或命名时的 C_1（酮糖）放在碳链最上端。②各个碳原子沿着垂直轴转动，使所有的 C—C 键位于平面下方，而所有的水平键位于平面上方，面向观察者。"横前竖后"规则是费歇尔式最基本的硬性规定。③手性碳位于横线与竖线交叉处，用交点代表手性碳原子。

单糖的相对构型是指分子中离羰基碳最远的不对称碳原子上取代基的相对取向，并以甘油醛的相对构型为标准。投影式中单糖远端碳原子上的羟基若具有和 D-甘油醛 C_2 相同的取向，则称之为 D-型糖，反之则为 L-型糖，如：

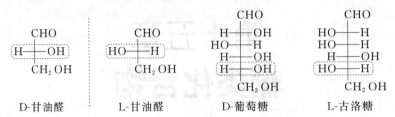

L-醛糖与其对应的 D-醛糖除了旋光性方向相反、数值相同外，其他物理化学性质几乎相同。但需要注意，糖的 D/L 构型与其旋光方向的右旋或左旋并没有一一对应的关系。单糖分子中常常含有多个手性碳原子，立体异构体总数最多为 2^n 个，为了简便起见，糖类通常以它的来源命名。葡萄糖作为一种己醛糖，分子式为 $C_6H_{12}O_6$，分子中含有 4 个手性碳，具有 $2^4=16$ 个旋光异构体。用费歇尔投影式表示糖的空间构型时，为了简便，可以省去氢原子，用一条短线来表示羟基，"△"表示醛基，"○"表示羟甲基。图 15-1 列出了全部的 8 种 D-己醛糖的费歇尔投影式和名称。

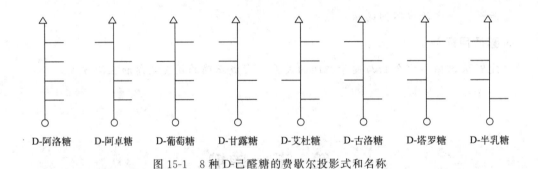

图 15-1　8 种 D-己醛糖的费歇尔投影式和名称

2. 单糖的环状结构

前面讲述了单糖的开链结构，但很快人们就发现，单糖的某些性质不能用开链的结构来解释。例如，葡萄糖的红外光谱中找不到醛基的特征峰；葡萄糖不能用亚硫酸氢钠的饱和溶液进行检测，也不能与席夫试剂反应显红色。而且，用不同的方法对葡萄糖进行结晶得到的晶体熔点和旋光度不同：从乙醇中结晶的熔点为 146℃，比旋光度为 +112°；从吡啶中结晶的熔点为 150℃，比旋光度为 +19°；但是将两者分别溶于水后比旋光度又都逐渐变为 +52.7°。这种比旋光度变化的现象之后被称为变旋现象。现代物理化学方法证明，葡萄糖分子中的醛基可以和自身的羟基发生缩合反应，生成环状的半缩醛结构，而由于羟基可以从醛基所在平面的两侧向醛基进攻，就会得到 α、β 两种异构体。这两种环状结构可以通过开链互相转变，建立起一个动态平衡体系。

$$\alpha\text{-D-葡萄糖} \rightleftharpoons \text{D-葡萄糖} \rightleftharpoons \beta\text{-D-葡萄糖}$$

使用霍沃斯透视式可以比费歇尔投影式更好地表示单糖的环状结构。霍沃斯透视式中先画一个含氧原子的六元或五元环，纸平面前方的用粗线，后方的用细线，将环上的氧原子写在右上角，碳原子按编号顺时针排列。然后将费歇尔投影式中糖碳链左边的基团写在环平面上方，右边的基团写在下方。其中，六元环状结构具有吡喃的骨架，就把糖称为吡喃糖；五元环状结构具有呋喃的骨架，就把糖称为呋喃糖。在葡萄糖平衡体系中各种结构所占的比例：吡喃糖占到了约 99%，呋喃糖占不到 1%，而开链形式只占约 0.01%。

$$\alpha\text{-D-吡喃葡萄糖} \qquad \qquad \beta\text{-D-吡喃葡萄糖}$$

$$\alpha\text{-D-呋喃葡萄糖} \qquad \qquad \beta\text{-D-呋喃葡萄糖}$$

二、单糖的化学性质

单糖都是无色晶体，易溶于水，水溶液一般有甜味。难溶于乙醚、苯等有机溶剂。由于分子中含有羟基，分子间能形成氢键，因此熔沸点较高。

单糖作为多羟基醛酮，具有醇、醛、酮的部分化学性质，易发生反应。单糖在水溶液中存在环状结构和开链结构的动态平衡，与不同试剂反应时，发生的部位和结构都会有所不同。

1. 异构化

在具有多个手性碳原子的异构体中，如果两种异构体有且仅有一个手性碳的构型不同，就将它们称为差向异构体。如果这两种异构体之间可以相互转化，那么这种异构化过程称为差向异构化。例如 D-葡萄糖在弱碱的处理下可以通过烯二醇中间体异构化，生成 D-甘露糖和 D-果糖，其中 D-甘露糖就和 D-葡萄糖是一对差向异构体。

$$\begin{array}{c}\text{CHO}\\\text{H}\!-\!\!\!-\!\text{OH}\\\text{HO}\!-\!\!\!-\!\text{H}\\\text{H}\!-\!\!\!-\!\text{OH}\\\text{H}\!-\!\!\!-\!\text{OH}\\\text{CH}_2\text{OH}\\\text{D-葡萄糖}\end{array} \xrightarrow{\text{OH}^-} \begin{array}{c}\text{CHO}\\\text{HO}\!-\!\!\!-\!\text{H}\\\text{HO}\!-\!\!\!-\!\text{H}\\\text{H}\!-\!\!\!-\!\text{OH}\\\text{H}\!-\!\!\!-\!\text{OH}\\\text{CH}_2\text{OH}\\\text{D-甘露糖}\end{array}$$

$$\xrightarrow{\text{OH}^-} \begin{array}{c}\text{CHO}\\ \parallel \\\text{HO}\!-\!\!\!-\!\text{O}\\\text{H}\!-\!\!\!-\!\text{OH}\\\text{H}\!-\!\!\!-\!\text{OH}\\\text{CH}_2\text{OH}\\\text{D-果糖}\end{array}$$

2. 氧化反应

单糖具有还原性，可以发生多种氧化反应。

（1）**与费林试剂、托伦试剂反应**　单糖能被费林试剂和托伦试剂氧化，从而生成砖红色沉淀和银镜。糖化学中常把能够与费林试剂和托伦试剂反应的糖称为还原糖，否则为非还原糖。果糖作为一种酮糖也是还原性糖，是因为在弱碱条件下果糖会发生异构化，酮糖基转化为了醛糖基。

$$\begin{array}{c}\text{CHO}\\|\\(\text{CHOH})_n\\|\\\text{CH}_2\text{OH}\end{array} + \text{Cu}^{2+} \text{ 或 } \text{Ag(NH}_3)_2^+ \xrightarrow{\text{OH}^-} \begin{array}{c}\text{COOH}\\|\\(\text{CHOH})_n\\|\\\text{CH}_2\text{OH}\end{array} + \text{CuO}_2\downarrow \text{ 或 } \text{Ag}\downarrow + \text{NH}_3\uparrow$$

（2）**与溴水反应**　溴水能够氧化醛糖，但是不能氧化酮糖，因为酸性条件不会引起单糖的异构化。可以利用这个反应区别醛糖和酮糖。葡萄糖被溴水氧化生成葡萄糖酸。

$$\begin{array}{c}\text{CHO}\\|\\(\text{CHOH})_n\\|\\\text{CH}_2\text{OH}\end{array} \xrightarrow{\text{Br}_2/\text{H}_2\text{O}} \begin{array}{c}\text{COOH}\\|\\(\text{CHOH})_n\\|\\\text{CH}_2\text{OH}\end{array}$$

（3）**与硝酸反应**　稀硝酸的氧化作用比溴水强，单糖分子中的醛基和羟甲基都被氧化成羧基，产物称为糖二酸。

$$\begin{array}{c}\text{CHO}\\|\\(\text{CHOH})_n\\|\\\text{CH}_2\text{OH}\end{array} \xrightarrow{\text{HNO}_3} \begin{array}{c}\text{COOH}\\|\\(\text{CHOH})_n\\|\\\text{COOH}\end{array}$$

（4）**与高碘酸反应**　糖类被高碘酸氧化时分子中 C—C 键发生断裂。该反应是定量进行的，每一个 C—C 键的断裂都会消耗一个高碘酸，因此可以用该反应来探究糖类的结构。

$$\begin{array}{c}\text{CHO}\\\text{H}\!-\!\!\!-\!\text{OH}\\\text{HO}\!-\!\!\!-\!\text{H}\\\text{H}\!-\!\!\!-\!\text{OH}\\\text{H}\!-\!\!\!-\!\text{OH}\\\text{CH}_2\text{OH}\end{array} + \text{HIO}_4 \longrightarrow \text{HCOOH} + \text{HCHO}$$

3. 还原反应

单糖可以加氢还原成多元醇，例如 D-葡萄糖加氢后还原成山梨醇，D-甘露醇还原成甘露醇。

$$\begin{array}{c}\text{CHO}\\ \text{H}-\text{OH}\\ \text{HO}-\text{H}\\ \text{H}-\text{OH}\\ \text{H}-\text{OH}\\ \text{CH}_2\text{OH}\end{array} \xrightarrow{\text{NaBH}_4} \begin{array}{c}\text{CH}_2\text{OH}\\ \text{H}-\text{OH}\\ \text{HO}-\text{H}\\ \text{H}-\text{OH}\\ \text{H}-\text{OH}\\ \text{CH}_2\text{OH}\end{array}$$

D-葡萄糖　　　　　山梨醇

$$\begin{array}{c}\text{CHO}\\ \text{HO}-\text{H}\\ \text{HO}-\text{H}\\ \text{H}-\text{OH}\\ \text{H}-\text{OH}\\ \text{CH}_2\text{OH}\end{array} \xrightarrow{\text{NaBH}_4} \begin{array}{c}\text{CH}_2\text{OH}\\ \text{HO}-\text{H}\\ \text{HO}-\text{H}\\ \text{H}-\text{OH}\\ \text{H}-\text{OH}\\ \text{CH}_2\text{OH}\end{array}$$

D-甘露糖　　　　　甘露醇

4. 成脎反应

单糖与苯肼反应会生成苯腙，在苯肼过量的条件下会继续反应生成一种称之为糖脎的物质。糖脎较为稳定，在热水中以黄色晶体形式析出。不同的糖发生该反应生成的糖脎晶型和熔点各异，因此可以用成脎反应来鉴别糖类。

$$\begin{array}{c}\text{CHO}\\ \text{H}-\text{OH}\\ \text{HO}-\text{H}\\ \text{H}-\text{OH}\\ \text{H}-\text{OH}\\ \text{CH}_2\text{OH}\end{array} \xrightarrow{\text{C}_6\text{H}_5\text{NHNH}_2} \begin{array}{c}\text{CH}=\text{NNHC}_6\text{H}_5\\ \text{H}-\text{OH}\\ \text{HO}-\text{H}\\ \text{H}-\text{OH}\\ \text{H}-\text{OH}\\ \text{CH}_2\text{OH}\end{array} \xrightarrow{\text{C}_6\text{H}_5\text{NHNH}_2} \begin{array}{c}\text{CH}=\text{NNHC}_6\text{H}_5\\ =\text{NNHC}_6\text{H}_5\\ \text{HO}-\text{H}\\ \text{H}-\text{OH}\\ \text{H}-\text{OH}\\ \text{CH}_2\text{OH}\end{array}$$

D-葡萄糖　　　　　D-葡萄糖苯腙　　　　　D-葡萄糖脎

5. 成苷反应

糖苷是一种缩醛，它比一般醚更易生成，但也容易分解。糖苷类化合物在自然界中分布广泛，是许多中药材中的重要活性成分。糖苷化反应也是糖化学的研究重点之一。比如，D-吡喃葡萄糖在酸性条件下与甲醇反应，糖苷化生成 α-/β-D-吡喃葡萄糖甲苷的混合物。

D-吡喃葡萄糖　　　　　α-D-吡喃葡萄糖甲苷　　　　　β-D-吡喃葡萄糖甲苷

6. 显色反应

（1）α-萘酚反应（莫立许反应）　糖在浓的无机酸（硫酸或盐酸）作用下，会脱水生成糠醛和糠醛的衍生物，而后者可以和 α-萘酚反应生成紫色物质。单糖及聚合糖都能够发生此反应，而且该反应十分灵敏，可以用于糖类的鉴别。

（2）间苯二酚反应［塞利瓦诺夫（Seliwanoff）反应］ 在酸存在时，酮糖能够与间苯二酚反应显红色。塞利瓦诺夫试剂是间苯二酚的盐酸溶液。将塞利瓦诺夫试剂加入酮糖溶液中，加热，很快会显出红色，而醛糖不会发生此反应。因此可以用于区分酮糖和醛糖。

三、重要的单糖及其衍生物

1. D-葡萄糖、D-半乳糖和D-果糖

三种糖均为甜味晶体，易溶于水。D-葡萄糖和D-半乳糖都是己醛糖，互为C_4差向异构体。D-果糖是己醛糖，以游离状态存在于水果及蜂蜜中，被广泛应用于食品工业。

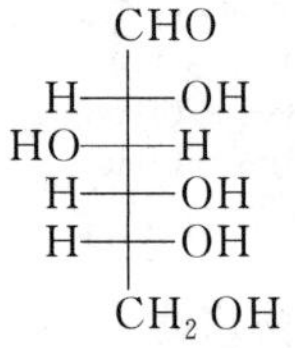

D-葡萄糖 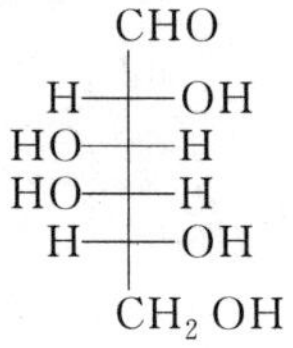　　　　D-半乳糖 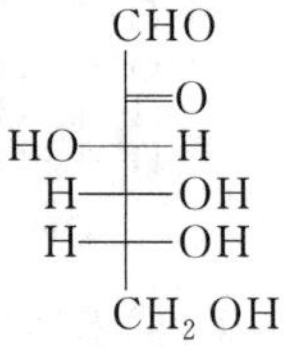　　　　D-果糖

2. D-核糖和D-2-脱氧核糖

D-核糖和D-2-脱氧核糖都是戊醛糖，是核酸中的碳水化合物组分，以呋喃糖型广泛存在于植物和动物细胞中。它们都能在C1位以β-糖苷键连接含氮杂环形成糖苷，称之为核糖核苷或脱氧核糖核苷。核苷中的戊糖C3位或C5位的羟基被磷酸酯化后得到核苷酸，核糖核苷酸是RNA的基本组成单位，脱氧核糖核苷酸是DNA的基本组成单位。核酸则是由多个核苷酸通过磷酸连接而成的高分子。同时D-核糖也是多种维生素、辅酶以及某些抗生素的组成部分。

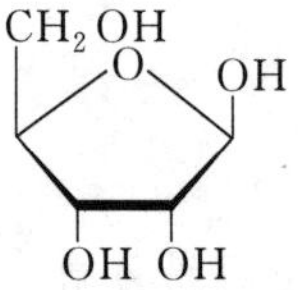

β-D-核糖　　　　β-D-2-脱氧核糖

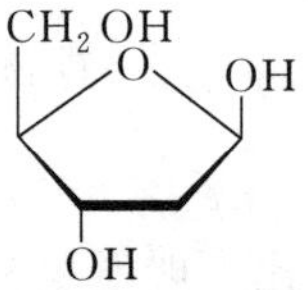

3. D-木糖醇、山梨醇和D-甘露醇

糖醇是糖分子中的羰基加氢后的产物，它们通常是很多有机体的组成部分和代谢产物。

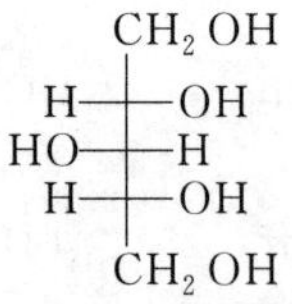

D-木糖醇 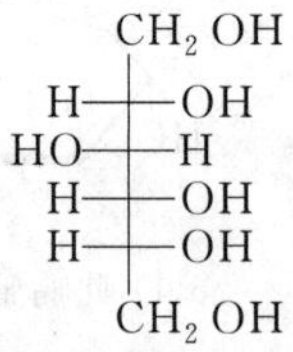　　　　山梨醇 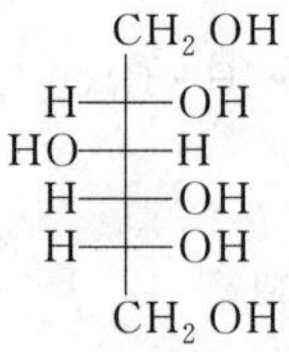　　　　D-甘露醇

D-木糖醇是从橡树、玉米芯、甘蔗渣等植物原料中提取出来的一种天然甜味剂，为白色晶体或晶体状粉末，糖度相当于蔗糖。易溶于水，溶解时会大量吸热，因此固体的木糖醇在口中会使人产生清凉的感觉。木糖醇也是人们身体正常糖类代谢的中间体，吸收时无

须胰岛素促进便可以被细胞利用，而且不会升高血糖，是适合糖尿病患者食用的食糖代替品。木糖醇与蔗糖相比还具有热量低的优势，因而也被应用于各种减肥食品中。

山梨醇又称 D-葡萄糖醇，为白色吸湿性粉末或晶状粉末，易溶于水，微溶于乙醇。有清凉的甜味，甜度约为蔗糖的一半，热值与蔗糖相近，作为甜味剂使用不会引起龋齿。山梨糖醇具有良好的保湿性能，可使食品保持一定的水分，防止糖、盐等析出结晶，保持食品的风味。

D-甘露醇是不吸湿的白色结晶粉末，进入体内后能提高血浆渗透压，使组织脱水，在临床上是良好的利尿剂，能够降低颅内压、眼内压。作为片剂的一种赋形剂，甘露醇干燥快，化学稳定性好，而且具有爽口、造粒性好等特点。

第二节　低聚糖

低聚糖又称为寡糖，是由 2～10 个单糖分子经过脱水缩合而成的低度聚合糖类物质。根据缩合的单糖分子数可以将寡糖分为二糖（双糖）、三糖直至十糖，其中最常见的是二糖。下面介绍几种与人类生活联系极为紧密的二糖。

一、蔗糖

蔗糖是重要的食品调味剂，也是常用的食用糖，主要来源于甘蔗和甜菜，由一分子 D-葡萄糖和一分子 D-果糖通过糖苷键连接而成。蔗糖分子中没有苷羟基，是一种非还原性糖。

蔗糖 [2-O-(α-D-吡喃葡萄糖基)-β-D-呋喃果糖]

蔗糖是白色晶体，熔点为 186℃，易溶于水难溶于乙醇。分子式为 $C_{12}H_{22}O_{11}$，在 160～180℃时持续加热会分解为葡萄糖及脱水果糖，若温度再升高至 190～220℃则会脱水缩合成焦糖，焦糖常作为食品和饮料着色剂。常见的蔗糖制品种类有白糖、红糖、黑糖、冰糖等。蔗糖的热量较高，每克能产生约 17kJ 的热量，长期大量摄入容易导致肥胖等健康问题。

在医药行业中，蔗糖主要作矫味剂，也可以用于配制糖浆剂。20% 以上的蔗糖高渗溶液能够抑制细菌的生长，因此还可以作防腐剂使用。

二、乳糖

乳糖是哺乳动物乳汁中特有的二糖，因此而得名。工业上牛乳制干酪时，乳糖会成为副产物被产生,而牛乳变酸则是因为乳糖在乳酸菌的作用下变成乳酸。一分子的乳糖水解得到一分子 D-葡萄糖和一分子 β-D-半乳糖。乳糖分子中含有游离的苷羟基,存在变旋现象,是一种还原性糖。

麦芽糖 [4-O-(α-D-吡喃葡萄糖基)-D-吡喃葡萄糖]

乳糖可用于制造糖果、人造奶油等,医药中常用作固体制剂的填充剂、黏合剂、赋形剂等,也可作矫味剂。

三、麦芽糖

麦芽糖是一种无色晶体,熔点 160～165℃,常含有一分子的结晶水,易溶于水,主要存在于发芽的谷物中。麦芽糖的甜度约为蔗糖的一半,味道爽口,不刺激胃黏膜,因此我国从商朝就开始制取以麦芽糖为主要成分的饴糖。传统的生产工艺是用麦芽汁内的水解酶来降解糯米或碎米中的淀粉,得到糊精和麦芽糖的混合物。一分子麦芽糖在麦芽糖酶的作用下水解成为两分子的 D-葡萄糖,麦芽糖酶专一性水解 σ-葡萄糖苷键。

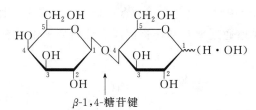

乳糖 [4-O-(β-D-吡喃半乳糖基)-D-吡喃葡萄糖]

麦芽糖也是还原性糖,易于发生美拉德反应而变为焦黄色,可以用于食物的上色。麦芽糖浆有良好的发酵性能,因此大量用于面点、啤酒的生产加工过程。在医药应用方面,由于麦芽糖在人体代谢中不需要胰岛素参与就能被机体吸收,因此可以作为糖尿病患者的保健食品的甜味剂。

第三节 多糖

多糖是自然界中存在量极大的天然高分子糖类物质,通常由成百上千乃至数千的单糖残基经糖苷键连接而成。由于多糖分子中的苷羟基几乎都被结合成了糖苷键,因此失去了还原性,为非还原性糖。多糖种类繁多,按组成分类,由相同单糖组成的多糖称为均多糖,如淀粉、纤维素、糖原等;由两种或以上单糖组成的多糖则称为杂(异)多糖,如透明质酸、阿拉伯胶等。也可以按照来源分类,将多糖分为植物多糖、动物多糖等。

多糖由于结构聚合度高,整体化学性质也与单糖差别较大。多糖没有甜味,不能生成糖脎,也没有变旋现象。随着聚合度的增加,多糖的水溶性也逐渐降低,黏性相应增强,一些多糖在水中能够发生凝结或胶化。

多糖分子的结构往往十分复杂,既有直链结构也有支链结构。直链结构一般以 α-(1,4)-糖苷键或 β-(1,4)-糖苷键连接,而支链结构通常以 α-(1,6)-糖苷键连接。如此复杂的结构使得多糖分子在一级结构上还发展出了高级结构,即空间构象。活性多糖的空间构象有可拉伸带状、卷曲螺旋状、不规则卷曲状等等。

一、淀粉

淀粉是植物体中贮存的养分,各类植物中的淀粉含量都较高,主要贮存在种子和块茎或块根中。淀粉是无臭无味的颗粒状固体,由 α-D-葡萄糖聚合而成,浸泡在热水中时溶解的部分为直链淀粉,不溶解的部分为支链淀粉或胶状淀粉。

直链淀粉是由 100 个以上 α-(1,4)-糖苷键连接的 D-吡喃葡萄糖单元组成的长链线型分子。由于分子内氢键的作用,直链淀粉分子会在 α-糖苷键处盘绕成螺旋状,每圈螺旋由 6 个葡萄糖单元构成。这种螺旋结构的中心很适合碘分子进入,而碘分子又可以和葡萄糖上游离的羟基形成深蓝色的淀粉-碘配合物,因此可以用单质碘来鉴别淀粉。

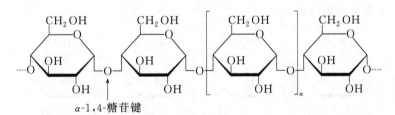

直链淀粉

支链淀粉的主链也是 α-(1,4)-糖苷键连接的 D-吡喃葡萄糖单元,支链部分则是由 α-(1,6)-糖苷键连接而成。支链淀粉每条支链都含有 20～30 个葡萄糖单元,且支链错综复杂,因此所含的葡萄糖单元一般较多,分子量也大大高于直链淀粉。支链淀粉遇碘显紫红色。

支链淀粉

淀粉是制药工业中最常用的填充剂和赋形剂，各式的变性淀粉例如预糊化淀粉、酸变性淀粉、交联淀粉、抗性淀粉等在各工业中也充当着重要的角色。

二、糖原

糖原是动物和细菌用于贮存能量的多糖，完全由 α-D-葡萄糖组成。在人体内，糖原种类有肝糖原、肌糖原、脑糖原等，可以在酶的作用下进行分解和合成来维持血糖的正常水平。当食物被消化吸收，血液中血糖浓度升高，葡萄糖被运送至肝脏，在糖原合成酶的作用下生成肝糖原储存于肝脏内；而当血糖浓度降低，促肾上腺素和胰高血糖素分泌，又会促进肝糖原分解为葡萄糖释放入血液，从而保证血糖水平。

糖原的结构与支链淀粉相似，葡萄糖残基由 α-(1,4)-糖苷键和 α-(1,6)-糖苷键连接，溶于热水时形成透明胶体溶液，遇碘显紫红色。

三、纤维素

纤维素是由 β-D-葡萄糖组成的，它不溶于水和大部分有机溶剂，是自然界中分布极广、含量极多的多糖。纤维素是植物细胞壁的主要成分，木材中纤维素含量为 50%～60%，棉花是天然的极纯纤维素来源，含量接近 100%。纤维素中葡萄糖由 β-(1,4)-糖苷键连接成长链，一般少分支，氢键的存在使得纤维素的多条长链相互靠近缠绕成绳索状。天然纤维素为无臭白色丝状物。

纤维素

人体内缺少能够分解 β-(1,4)-糖苷键的酶，因此不能代谢纤维素，但食物中保持一定量的纤维素可以吸附水分，促进肠道蠕动，加快排便，减少有毒物质在肠道内的停留，预防肠癌发生。膳食纤维也被称为第七种营养素。

纤维素在日常生活中用途很多，可用于制衣、造纸、作无热量的食品添加剂、制薄层色谱和柱色谱填料等。医药行业中，纤维素加工后常用作片剂的黏合剂、崩解剂、填充剂，如甲基纤维素、羟丙甲纤维素、纤维素乙酸酯等。

知识拓展

糖衣片

糖衣片是指衣层以蔗糖为主的药剂包衣片，是应用最早、最广泛的包衣片类型。糖衣片作用很多，如一定的防潮、隔绝空气作用；掩盖药物的不良气味；改善外观并易于吞服，提升患者依从性；对片剂崩解影响小。但糖衣片工艺流程长，片重增加多，且使用蔗糖不适合糖尿病患者。糖衣片多应用在中成药上，一般由以下几个部分组成。

① 隔离层：起保护片芯、隔离的作用，防止包衣溶液中的水分透入片芯。常用材料：丙烯酸树脂、玉米朊以及明胶。

② 粉衣层：将片心包圆，起消除片心边缘棱角的作用。常用材料：滑石粉、蔗糖粉、明胶、阿拉伯胶或蔗糖的水溶液。

③ 糖衣层：在粉衣层外包一层蔗糖衣，使其表面光滑、细腻。常用材料：蔗糖水溶液。

④ 色糖衣层：在已包完糖衣层的片剂外，选用适宜的食用色素加入蔗糖水溶液中，润湿黏附于表面形成。

⑤ 光亮层：糖衣外涂上极薄的蜡层，以增加其光泽。

知识框架 >>>

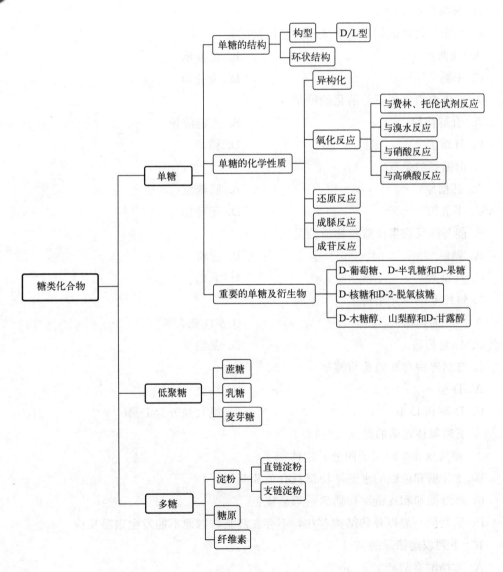

练习思考

一、单项选择题

1. 下列说法正确的是（　　）。
   A. 糖主要指单糖
   B. 糖都含有碳氢氧元素
   C. 糖都具有还原性
   D. 糖都符合碳水化合物的通式 $C_m(H_2O)_n$

2. 关于葡萄糖下列说法错误的是（　　）。
   A. 葡萄糖是分子量最低的糖
   B. 葡萄糖是还原性糖
   C. 蔗糖的水解产物中含有葡萄糖
   D. 葡萄糖有甜味

3. 不能与费林试剂反应生成砖红色沉淀的是（　　）。
   A. 蔗糖　　　　　　　　　　B. 葡萄糖
   C. 果糖　　　　　　　　　　D. 麦芽糖

4. 人体内消化酶不能消化的糖是（　　）。
   A. 直链淀粉　　　　　　　　B. 支链淀粉
   C. 纤维素　　　　　　　　　D. 糖原

5. 血糖指的是（　　）。
   A. 肝糖原　　　　　　　　　B. 肌糖原
   C. 半乳糖　　　　　　　　　D. 葡萄糖

6. 能与碘反应生成蓝色物质的是（　　）。
   A. 糖原　　　　　　　　　　B. 淀粉
   C. 纤维素　　　　　　　　　D. 乳糖

7. 纤维素的单元结构是（　　）。
   A. α-D-葡萄糖　　　　　　B. β-D-葡萄糖
   C. L-葡萄糖　　　　　　　　D. 蔗糖

8. 自然界中存在的葡萄糖是（　　）。
   A. D-型　　　　　　　　　　B. L-型
   C. D-型和 L-型　　　　　　 D. 绝大部分为 D-型

9. 下列叙述正确的是（　　）。
   A. 葡萄糖和果糖属于同分异构体
   B. 麦芽糖和蔗糖的水解产物都只有葡萄糖
   C. 直链淀粉和支链淀粉遇碘后都显蓝色
   D. 葡萄糖一般以环状结构存在，不存在醛基，因此不能发生银镜反应

10. 下列叙述错误的是（　　）。
    A. 木糖醇有甜味

B. 甘露醇可以作为利尿剂使用

C. 纤维素不能被人体消化

D. 核糖核苷酸是 DNA 的基本组成单位

二、多项选择题

1. 蔗糖水解后生成的产物有（　　）。

A. 葡萄糖　　　　B. 半乳糖　　　　C. 果糖　　　　D. 乳糖

E. 麦芽糖

2. 下列属于还原性糖的是（　　）。

A. 蔗糖　　　　B. 葡萄糖　　　　C. 果糖　　　　D. 淀粉

E. 麦芽糖

3. 下列结构中属于 D-型糖的是（　　）。

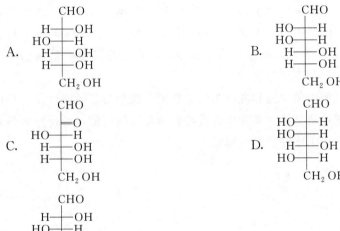

4. 支链淀粉中所含有的糖苷键有（　　）。

A. α-(1,2)-糖苷键　　　　　　　　B. α-(1,4)-糖苷键

C. β-(1,2)-糖苷键　　　　　　　　D. β-(1,4)-糖苷键

E. α-(1,6)-糖苷键

5. 糖原的种类有（　　）。

A. 肝糖原　　　　　　　　　　B. 脑糖原

C. 心糖原　　　　　　　　　　D. 肌糖原

E. 肾糖原

三、简答题

1. 用简单的化学方法区分下列糖类化合物。

（1）葡萄糖、果糖、蔗糖

（2）淀粉和纤维素

2. 单糖的还原性从何而来？果糖作为一种酮糖，为什么也有还原性？

3. 寡糖的定义是什么？有哪些常见的寡糖，分别有什么用途？

实训十　糖的性质

一、实训目的

1. 学会鉴别不同种类的糖，熟练掌握相应操作。
2. 学习糖类鉴别的原理。

二、实训原理

糖类化合物是多羟基醛/酮及能够水解成多羟基醛/酮的物质。溴水能够氧化醛糖，但是不能氧化酮糖，因此醛糖能够使溴水褪色而酮糖不能。酮糖能与间苯二酚反应显红色，发生塞利瓦诺夫反应，而醛糖不发生反应。但不管是醛糖还是酮糖都能发生莫立许反应，即在浓酸条件下与 α-萘酚生成紫色物质。多糖中，直链淀粉遇碘显蓝色，而支链淀粉会显出红色，纤维素等则不会显色。

单糖均为还原性糖；二糖中麦芽糖和乳糖为还原性糖，蔗糖为非还原性糖；多糖均为非还原性糖。还原性糖能被费林试剂氧化生成砖红色氧化亚铜沉淀，被托伦试剂氧化生成银镜，也能发生成脎反应生成棕黄色糖脎晶体。

三、仪器和试剂

1. 仪器

试管、水浴锅、酒精灯、点滴板、滴管、玻璃棒等。

2. 试剂

5％葡萄糖溶液、5％果糖溶液、5％蔗糖溶液、5％麦芽糖溶液、2％淀粉溶液、碘试剂、浓盐酸、浓硫酸、莫立许试剂、塞利瓦诺夫试剂、费林试剂、托伦试剂。

四、操作步骤

1. 糖的颜色反应

（1）**莫立许反应（α-萘酚反应）**　在5支试管中分别加入1mL的5％葡萄糖溶液、5％果糖溶液、5％蔗糖溶液、5％麦芽糖溶液和2％淀粉溶液，再各滴入两滴莫立许试剂。稍微倾斜试管，沿试管壁缓慢加入浓硫酸1mL，之后观察浓硫酸（下层）与糖溶液（上层）界面的颜色变化。

（2）**塞利瓦诺夫反应（间苯二酚反应）**　在5支试管中分别加入1mL的塞利瓦诺夫试剂，再分别滴入5滴5％葡萄糖溶液、5％果糖溶液、5％蔗糖溶液、5％麦芽糖溶液和2％淀粉溶液。轻轻摇匀后，将试管置于沸水浴中2min左右，观察溶液的颜色变化。

（3）**淀粉与碘的反应**　取1支试管，加入1mL 2％淀粉溶液，蒸馏水稀释至4mL，滴入 1 滴碘试剂，观察颜色。从该试管中取出 1mL 液体稀释至浅色，水浴加热后冷却，观察颜色的变化。

另取 1 支试管，同样加入 1mL 2%淀粉溶液，蒸馏水稀释至 2mL，滴入 3 滴浓盐酸，摇匀后置于沸水浴中加热 10min。取 1 滴于白瓷点滴板上，与碘试剂混合，若仍显色则继续加热，直到碘试剂检验不变色为止。思考并解释两个试管得到的不同现象。

2. 糖的还原性

（1）与费林试剂反应　　取费林试剂 A（氢氧化钠溶液）和 B（硫酸铜溶液）各 5mL，混合均匀后分装于 5 支试管中，每支试管分别滴入 5 滴 5%葡萄糖溶液、5%果糖溶液、5%蔗糖溶液、5%麦芽糖溶液和 2%淀粉溶液，轻微振荡后置于沸水浴中约 3min。观察颜色和现象变化。

（2）与托伦试剂反应　　取 5 支试管，各加入 2mL 新鲜配制的托伦试剂（银氨溶液），再分别滴入 5 滴 5%葡萄糖溶液、5%果糖溶液、5%蔗糖溶液、5%麦芽糖溶液和 2%淀粉溶液。轻微振荡后置于 50～60℃ 热水浴中约 5min。观察颜色和现象变化。

五、思考题

1. 莫立许试剂可以与糖发生颜色反应，那么与莫立许试剂发生颜色反应的都确定是糖吗？
2. 托伦试剂为什么必须是新鲜配制的？
3. 单糖中既有醛糖又有酮糖，为什么都能够被弱氧化剂氧化？

参考文献

[1] 张雪昀，董会钰，俞晨秀. 基础化学 [M]. 北京：中国医药科技出版社，2019.
[2] 孙彦坪. 有机化学基础 [M]. 北京：人民卫生出版社，2019.
[3] 张欣荣，阎芳. 基础化学 [M]. 4版. 北京：高等教育出版社，2021.
[4] 李森，袁志江. 化学基础与分析技术 [M]. 2版. 北京：中国医药科技出版社，2021.
[5] 蒋文，石宝珏. 无机化学 [M]. 4版. 北京：中国医药科技出版社，2021.
[6] 华彤文，王颖霞，卞江，等. 普通化学原理 [M]. 4版. 北京：北京大学出版社，2013.
[7] 北京师范大学，华中师范大学，南京师范大学. 无机化学（上册）[M]. 5版. 北京：高等教育出版社，2020.
[8] 刘斌，卫月琴. 有机化学 [M]. 3版. 北京：人民卫生出版社，2018.
[9] 牛秀明，林珍. 无机化学 [M]. 3版. 北京：人民卫生出版社，2018.
[10] 刘睿，朱红军. 有机化学 [M]. 2版. 北京：化学工业出版社，2022.
[11] 马祥志. 有机化学 [M]. 4版. 北京：中国医药科技出版社，2014.
[12] 王俊茹，张茂美，向亚林. 有机化学 [M]. 2版. 北京：化学工业出版社，2020.
[13] 马军营，郭进武. 有机化学 [M]. 2版. 北京：化学工业出版社，2016.
[14] 刘雅茹，李晓娜. 有机化学 [M]. 上海：上海科学技术出版社，2020.
[15] 段希焱，刘坤. 有机化学基础 [M]. 北京：中国原子能出版社，2020.
[16] 章耀武. 药用基础化学 [M]. 北京：人民军医出版社，2012.
[17] 齐敏. 卤代烃与环境 [J]. 氯碱工业，1994，30（1）：38-44.
[18] 金漫漫，乌凤岐. 卤代烃命名探究 [J]. 辽宁师专学报（自然科学版），2007，9（2）：16.
[19] 许胜，任玉杰. 卤代烃的系统命名问题辨析 [J]. 化工高等教育，2009，26（3）：82-84.
[20] 刘鸿勋. 卤代烃的取代反应和消去反应 [J]. 甘肃教育，1982，0（9）：43-44.
[21] 张文雯，张良军，杨怡. 有机化学基础 [M]. 2版. 北京：化学工业出版社，2021.
[22] 李吉海，刘金庭. 基础化学实验（Ⅱ）——有机化学实验 [M]. 2版. 北京：化学工业出版社，2007.
[23] 张雪昀，王广珠，申杨帆，等. 有机化学 [M]. 4版. 北京：中国医药科技出版社，2021.
[24] 王志江，刘建升. 有机化学 [M]. 2版. 北京：中国医药科技出版社，2019.
[25] 王志江，曾琦斐. 无机化学 [M]. 广州：世界图书出版公司，2020.
[26] 王志江，陈东林. 有机化学 [M]. 4版. 北京：人民卫生出版社，2018.
[27] 何兰. 有机化学 [M]. 北京：科学出版社，2011.
[28] 高职高专化学教材编写组. 有机化学 [M]. 5版. 北京：高等教育出版社，2019.

元素周期表